U0265454

从DNA到中医

（第三版）

李 岭 著

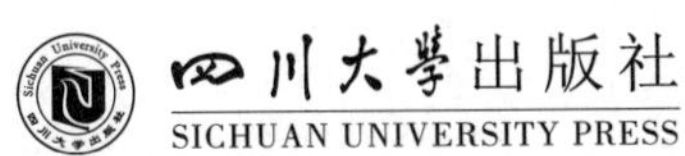

图书在版编目（CIP）数据

从 DNA 到中医 / 李岭著. -- 3 版. -- 成都 : 四川大学出版社, 2024. 7. -- (新医科丛书 / 张伟总主编).
ISBN 978-7-5690-7121-4

Ⅰ. R2-031

中国国家版本馆 CIP 数据核字第 2024502YA1 号

书　　名：从 DNA 到中医（第三版）
　　　　　Cong DNA dao Zhongyi (Di-san Ban)
著　　者：李　岭
丛 书 名：新医科丛书
总 主 编：张　伟

出 版 人：侯宏虹
总 策 划：张宏辉
丛书策划：侯宏虹　张宏辉
选题策划：许　奕
责任编辑：许　奕
责任校对：倪德君
装帧设计：墨创文化
责任印制：李金兰

出版发行：四川大学出版社有限责任公司
　　　　　地址：成都市一环路南一段 24 号（610065）
　　　　　电话：（028）85408311（发行部）、85400276（总编室）
　　　　　电子邮箱：scupress@vip.163.com
　　　　　网址：https://press.scu.edu.cn
印前制作：四川胜翔数码印务设计有限公司
印刷装订：四川省平轩印务有限公司

成品尺寸：185mm×260mm
印　　张：17
字　　数：419 千字

版　　次：2024 年 11 月 第 3 版
印　　次：2024 年 11 月 第 1 次印刷
定　　价：89.00 元

扫码获取数字资源

四川大学出版社
微信公众号

序

基因的发现与分子生物学“DNA－RNA－蛋白质”中心法则的确立使许多人以为，既然蛋白质是生命活动的基础，上述法则就可以自然而然地延伸到各种疾病。换句话说，在每种疾病背后都隐藏着某种基因变异。然而，随着研究的不断深入，人们逐渐意识到，大多数疾病都可能受多个基因的影响。此外，正所谓“橘生淮南则为橘，生于淮北则为枳”，携带相同基因变异的个体，乃至于同卵双胞胎，亦可能具有不一致的表型。

作为一类特殊的疾病，先天综合征（Congenital Syndromes）可能为阐释基因与发育之间的联系提供重要的线索。22q11.2 缺失综合征是笔者长期关注的一个问题。在过去的几十年中，国内外学者围绕该缺失及其相关疾病开展了大量的研究。与其他遗传变异相比，22q11.2 缺失具有以下特点：①范围适中，既未涉及整条染色体，又不局限于某一个基因；②相对常见；③内容丰富，其表型涵盖了先天性心脏病、唇腭裂、泌尿道畸形、免疫缺陷、智力障碍、精神异常等近 200 种病症；④涉及基因组的变异热点区域。因此，该综合征为深入了解人类基因组的功能、基因型与表型的对应关系以及许多重要疾病的发育遗传学机制提供了理想的素材。

从历史的角度看，人类对于人体与疾病的认识经历了从宏观到微观的巨大转变，但后者也造成了一种“越微观，越深刻”的观点。事实上，微观、孤立、静止、片面正是目前的分子生物学研究所具有的普遍特点。必须认识到，我们所面对的是一个由大量的基因、蛋白质以及其间错综复杂的联系所构成的功能网络。想要弄清楚每个基因的功能，并借此推测各种基因组合或者网络的表型效应十分困难并且不可靠。此外，整体并不等于局部之和。一些研究者业已认识到，大多数生命现象均具有复杂系统的性质，对其的简化往往并不等于正确的归纳。目前有大量围绕各种基因及其产物的研究，而绝大多数这类研究各执一词，相互矛盾，在不断造成误导的同时，也在浪费大量的人力和物力。从方法论看，曾经帮助现代医学取得巨大成功的还原论的“矛”，正在遭遇分子功能网络这个难破的“盾”。单凭技术大炮的猛轰，未必能够破解科学的难题。

笔者 1993 年毕业于华西医科大学（现四川大学），之后赴英国留学并从事遗传病研究。在撰写博士论文期间，率先发现先天综合征的发病特点与中医的经络及藏象理论存在惊人的相似性。在本书中，笔者引用中医理论对 22q11.2 缺失的相关症状进行了系统的解释。二者之间的完整对应关系，证明中医理论符合人体胚胎发育学规律。将中医理论与微观的基因知识相结合，有可能使我们“窥一斑而知全豹”，不仅从全新的角度去观察人体，还可望实现对于疾病发生机制认识的飞跃。与此同时，对于上述问题的探讨，也将有助于阐明经络与藏象的物质基础，推进中医的科学化与现代化。

从最初的观察与思考，到形成系统而清晰的思想，笔者花费了十余年的时间。2012年和2013年，本书的第一版和第二版在科学出版社出版。在第三版中，笔者根据最新的文献对全书进行了增订，并增加了“1　关键问题”“6　综合征学及相关推定”“7　基于中医理论的人类表型组”。在强化背景知识介绍的同时，通过提供更多的证据，加强了对于中医理论的论证。此外，“8　证明的思路”探讨了现有研究的短板和盲区，更是将进化的证据与胚胎发育和遗传调控结合起来，试图建立从分子到生物表型的“统一场”理论。笔者确信，由本书所引申的跨解剖学系统的人体观、基因型与表型的复杂对应关系、特定器官在胚胎发育中的联系及其进化起源，以及经络与藏象理论的分子基础等，均属于医学与生物学领域亟待解决的关键问题，而以系统测量为特色的组学技术与借助于计算机的生物信息学研究则有望为解决表型比对、分子网络预测、疾病的分子谱、疗效鉴定以及中药的系统开发等方面的重要问题提供帮助。

从大量的证据来看，中医理论是对人类基因组功能的正确概括。本书因此也为阐明中医的作用机制找到了新的突破口。笔者认为，唯有将东西方医学的大量发现有机地整合起来，才有可能获得对疾病发生机制的深刻理解，并找到有效的防治之道，切实推动医学的进步。

笔者由衷地感谢笔者在英国的导师John Burn爵士，笔者的启蒙老师Gerald Corney博士（已故）与李海教授。感谢Janet Tawn博士、Paul Daniel博士、Miles Irving爵士、郭碧松医生，笔者在清华大学的博士后合作导师李衍达院士，四川大学的丁显平教授、段磊教授，四川大学华西医院的杨志明教授、解慧琪研究员，四川大学华西第二医院的张林教授、王和研究员、刘珊玲研究员，《中华医学遗传学杂志》的李秀普主任，四川大学出版社等所给予的支持和帮助。

本书的部分研究和出版得到了国家自然科学基金（项目号：60574040，81072899）以及四川大学华西医院卓越发展1·3·5工程项目（项目号：ZYGD23037）的资助。

最后还要感谢我的家人以及给予我长期支持的朋友们。

2024年春于华西坝

目　录

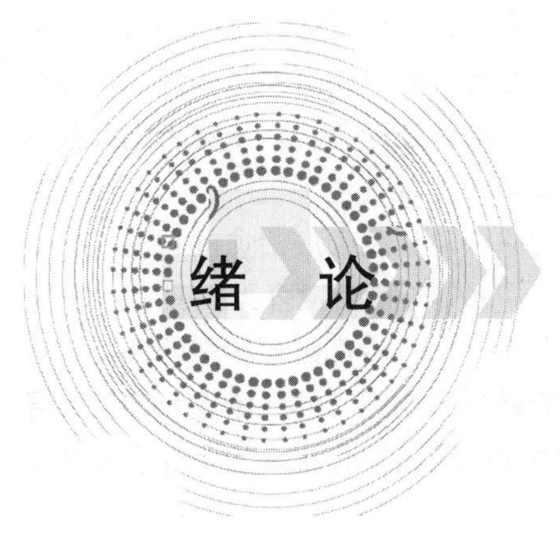

绪论

在人类文明发展的长河中，东方和西方有两种不同的思维方式。西方重视对细节的剖析，以求对事物本质的了解；东方则注重归纳与抽象，以求从整体上对事物进行把握。

在世间万物中，人类最感兴趣的还是自身。对于人体的构造和功能的观察和研究，贯穿了整个人类文明史。生老病死是医学所关注的永恒主题。对于人体的观察，东西方的医学采取了截然不同的视角。

西医大体上起源于对尸体的解剖以及对人体各部分功能的阐释。根据解剖结构以及功能的相关性，人体被划分为呼吸、循环、消化、泌尿、神经、骨骼、生殖、内分泌、皮肤、血液等若干系统，并以此奠定了现代临床分科的基础。生理实验以及显微镜的发明，促进了病理学的发展，而细胞和各种亚细胞结构的发现，又推动了医学研究进一步向分子水平迈进。

19 世纪中叶，达尔文在前人的基础上提出了进化论，总结了地球生命的演化规律。几乎与此同时，孟德尔通过豌豆杂交实验首次阐明了遗传规律。随后，研究者陆续发现了核酸、染色体等物质，并最终证明脱氧核糖核酸（DNA）是大多数生物的遗传物质。1953 年，沃森与克里克率先推断出 DNA 双螺旋结构，间接地导致基因（Gene）的发现以及测序技术的诞生。21 世纪初，以美国牵头的人类基因组计划（Human Genome Project，HGP）最终实现了对全部人类 DNA 的解码。至此，研究者已到达生命现象的最底层，再进一步，将是毫无生气的无机小分子与原子！上述成就无疑具有划时代的意义。DNA 序列是生命的蓝图，通过解读这一序列，有望阐明各种生命活动的物质基础，并为根治各种遗传病找到线索！

同西医的突飞猛进相比，中医显得陈旧、保守，并且长期裹足不前。从大体上看，中医有关人体结构与功能的描述不外乎经络和藏象。然而，经络究竟是什么？尽管存在许多物理学的发现，但解剖学证据的缺乏，使大多数学者对其嗤之以鼻，或将其归结于神经现象。至于藏象，中医事实上对于五脏六腑并无清晰的定义。在结构尚不能说清楚的情况下，遑论对其功能的探讨！近年来，将中医贬低为“伪科学”的声音不绝于耳。

许多年轻人对其丧失了信心，中医的地位日渐衰落。

回到西医这边，基因是具有功能的DNA序列，而基因变异则是进化的动力，抑或疾病的原因。在过去三十年中，人类DNA的逐步解码掀起了搜寻基因的热潮。与症状诊断相比，从基因水平阐明疾病的根本原因是激动人心的。迄今为止，研究者已经找到了数千种疾病背后的基因变异。许多人相信，正如细菌的发现催生了抗生素，基因变异的发现也将催生基因治疗，从而在根本上消除疾病的原因，达到彻底治愈的目的。

人体由一个受精卵发育而成。作为生命的蓝图，DNA与胚胎发育无疑具有十分密切的联系。具体来说，从一个细胞发育成为复杂的人体，每一步都需要精细的调控，而众多的基因正是这些调控信号的发出者。许多基因变异将影响正常的胚胎发育，从而导致某种人体结构的缺陷，可能呈现为不同的疾病。因此，胚胎发育将是阐明许多疾病遗传学病因的必经之路。

在众多的人类疾病中，先天综合征（Congenital Syndromes）是一类特殊的疾病，患者常常表现为某种症状的组合。与孤立的疾病表现相比，先天综合征可以在一定程度上反映胚胎发育的机制。然而，这些综合征的表型又往往不局限于某个解剖学或生理学系统。从实验数据看，绝大多数基因在人体内的表达亦具有跨系统的特征。这就传达了一个重要的信息，即西医对于人体系统的划分并不符合基因的表达规律以及胚胎发育的机制。在实际的研究中，上述问题已经造成了大量的混淆和困惑。

在研究先天综合征相关基因的工作中，笔者率先发现许多综合征同中医所描述的经络存在惊人的对应关系，进一步的研究则提示，这种对应关系具有系统性。此外，中医的藏象理论也能够从大量的综合征中找到证据！上述发现强烈提示中医对于人体的描述实际上符合胚胎发育的机制，并很可能正确总结了人类基因组的功能。毫无疑问，无论是对于遗传学研究还是对于揭示中医的原理，上述发现都具有十分重要的意义！

在以下的章节中，笔者将详细介绍这一具有见微知著性质的发现，其主要的观点包括：

（1）各种基因变异与环境因素共同影响特定的胚胎发育途径，殊途同归地导致畸形；二者的种类和形式可能多种多样，但胚胎发育的途径却是明确而有序的。

（2）先天综合征的症状能够在一定程度上反映胚胎发育的途径，但却未得到充分的重视，部分原因是这些综合征难以用西医所划分的人体系统来解释。

（3）中医的经络和藏象理论能够更好地解释先天综合征的发病特点，因此是对人体特定部位在胚胎发育时期的联系的正确总结。

（4）人体特定部位在胚胎发育时期的联系很可能保持至出生后乃至成年，这种联系更可能是基因和蛋白质层面的。

（5）经络与藏象符合人体特定部位之间在进化、胚胎发育以及基因表达方面存在的联系。

（6）肾是人体发育的轴心——“肾藏精”“肾主骨”，与肾相连的经脉覆盖了人体的发育学中线。

（7）经络所构成的网络明显区别于神经和心血管系统，因此经络是独立于神经和血管系统的结构。

(8) 藏象理论很可能具有分子基础，这对于指导药物开发和临床应用具有重要的意义。

(9) 基因表达研究可以作为阐明中医理论的实质以及验证中医疗效的工具。

(10) 中医理论可以为研究分子网络的功能提供线索。拘泥于现有的西医框架，无视胚胎的发育学机制，则可能陷入错综复杂的联系中，无法得出可靠的结论。

(11) 与西医的解剖学和生理学相比，中医的经络和藏象理论更着重强调机体的运行规律以及疾病症状之间的联系，因此是非常重要的医学知识，必须被整合至医学教科书中。

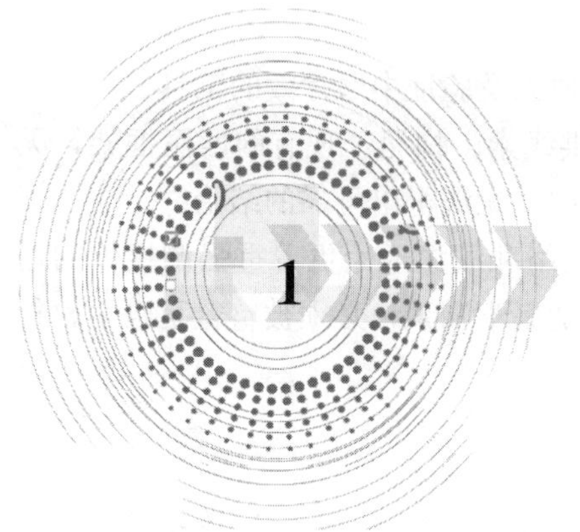

关键问题

生存和繁衍是地球上所有生命活动的实质内容。对于各种各样的生命现象，人类似乎具有一种出于本能的强烈兴趣。“又像，又不像——为什么，有什么规律?”是催生出现代遗传学的初始问题。正是这一问题，导致达尔文通过对加拉帕戈斯群岛上的物种进行细致的观察，进而提出了进化论；也是这一问题，驱使孟德尔在布尔诺修道院中对杂交豌豆进行了细致的观察，从而总结出二倍体生物性状的遗传规律。值得一提的是，在达尔文和孟德尔的年代，人们尚不了解遗传现象的物质基础，二人仅仅是依靠对生物表型的观察。在其后的一个多世纪里，科学家借助显微镜和生理实验大致阐明了染色体和基因，并测定了整个人类基因组。他们接下来的任务，一方面是找出决定生物体各种性状的基因，另一方面则是弄清楚每个基因在生物体内的功能。换而言之，其研究的核心问题是表型与基因型之间的对应关系。需要强调的是，围绕基因和蛋白质的分子研究尽管精彩，但对基因功能的了解仍需借助对表型的观察。对于人类的各种遗传现象来说，“又像，又不像——为什么，有什么规律?”这一问题仍然适用。

那么，沿用达尔文和孟德尔的眼光来观察包括遗传病在内的各种人类表型，我们可能总结出什么规律来呢?

1.1　遗传学最核心的问题

生命是宇宙的奇迹。生老病死、新陈代谢、繁衍生息，是人类所关注的恒久话题。从古至今，围绕生命是什么，先后诞生了以苏格拉底（Socrates）和亚里士多德（Aristotle）为代表的“活力论”（认为灵魂是生命的本质，是灵魂在驱动身体的活动，死亡就是灵魂离开了身体），以及与之相抗衡的“机械论”（现代医学理论认为，人体就像是一台机器，衰老或者生病就是各种零件松了或坏了）。

似乎是出于本能，对于各种生命现象，人类具有一种持久而强烈的兴趣。近代以来，科学家不断努力，力图阐明隐藏在这些现象背后的原理和规律。

在生命繁衍和物种进化中的遗传现象尤其令人瞩目。亲代与子代之间，乃至于具有共同祖先的物种之间，普遍存在“又像（遗传），又不像（变异）”的现象，“为什么，有什么规律?”是催生出现代遗传学的初始问题。

在遗传学乃至于整个生物史上，查尔斯·罗伯特·达尔文（Charles Robert Darwin）和格雷戈尔·约翰·孟德尔（Gregor Johann Mendel）具有崇高的地位（图 1.1）。作为生活在同一时代的人，达尔文通过对加拉帕戈斯群岛上的海鬣蜥、嘲鸫鸟、象龟等动物的形态进行观察，正确地推测出了物种进化的规律，即物竞天择、优胜劣汰。而孟德尔则在布尔诺修道院中对豌豆的遗传性状进行着年复一年的观察，正确地推断出了二倍体生物性状的遗传规律（图 1.2、图 1.3）。

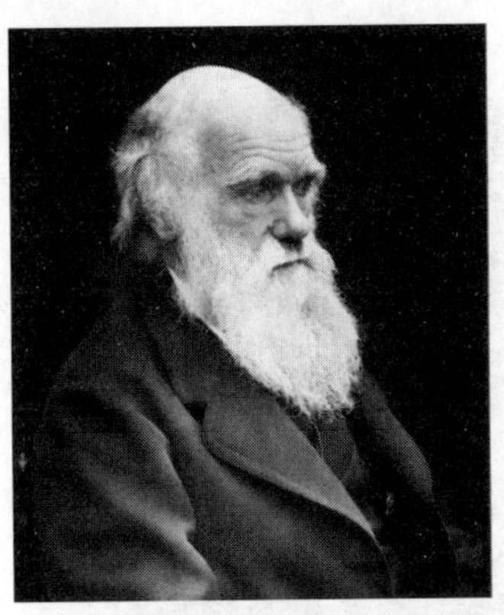

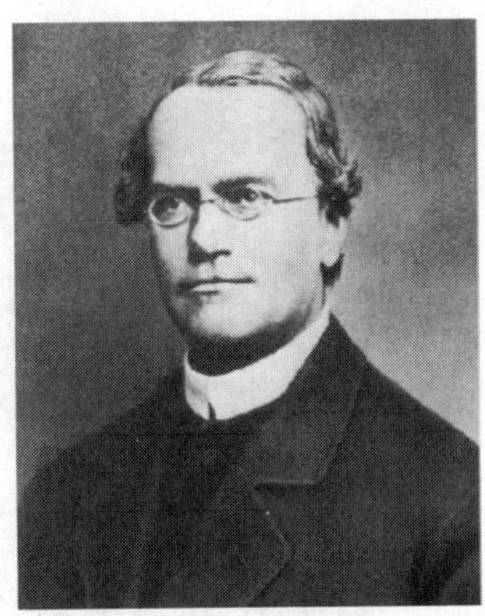

图 1.1　查尔斯·罗伯特·达尔文（Charles Robert Darwin，1809—1882）
与格雷戈尔·约翰·孟德尔（Gregor Johann Mendel，1822—1884）

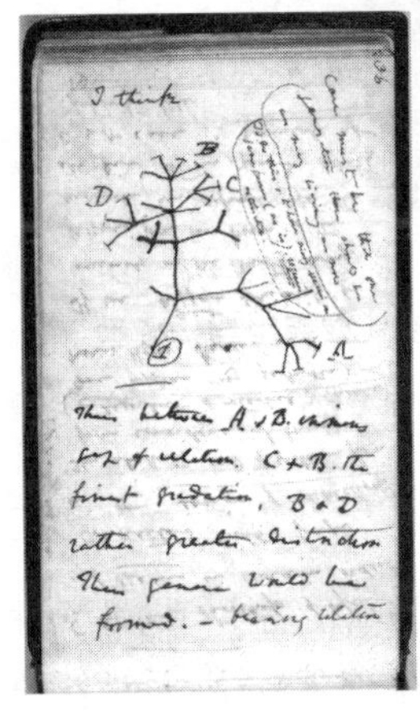

图 1.2　达尔文于 1837 年绘制的“生命之树”草图（剑桥大学图书馆）

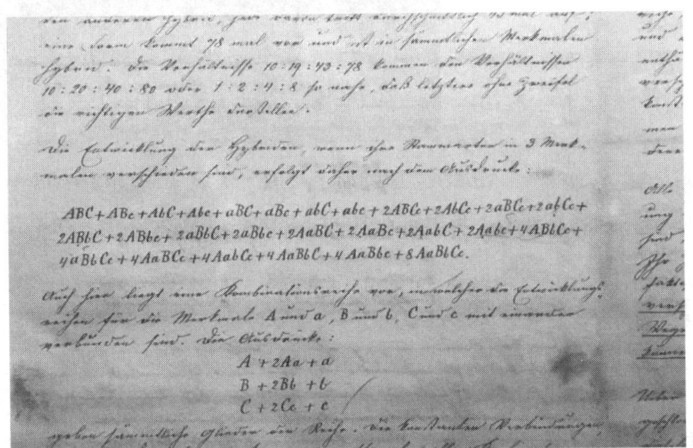
ABC+ABc+AbC+Abc+aBC+aBc+abC+abc+2ABCc+2AbCc+2aBCc+2abCc+
2ABbC+2ABbc+2aBbC+2aBbc+2AaBC+2AaBc+2AabC+2Aabc+4ABbCc+
4aBbCc+4AaBCc+4AabCc+4AaBbC+4AaBbc+8AaBbCc.

A+2Aa+a
B+2Bb+b
C+2Cc+c

图 1.3　孟德尔《豌豆杂交实验》论文手稿（源自饶毅《孟德尔传》）

达尔文与孟德尔的伟大之处在于，二人都是利用有限的样本和观察数据，正确地推导出了重要的规律。达尔文所关注的是物种发生变异和进化的原因，而孟德尔关注的则是物种的性状遗传给后代的概率。二者都是对生物的表型进行观察和研究，而未涉及具体的遗传物质（在当时尚属未知）。

在达尔文与孟德尔之后的一个多世纪里，遗传学家通过实验研究，先后做出了以下发现：

——遗传现象的物质基础，包括核酸和染色体的发现、染色体的构成、染色体与基因的关系等。

——细胞遗传的机制，包括细胞分裂的过程、细胞周期、染色体的行为等。

——遗传信息的复制、传递和使用（分子生物学中心法则），包括 DNA 双螺旋结构（图 1.4）、碱基序列（三联密码子）与氨基酸序列的对应关系、基因的转录与翻译、蛋白质在翻译后的修饰与转运、信号转导通路等。

——基因的结构，包括对原核生物与真核生物基因的认识、基因表达调控机制的发现等。

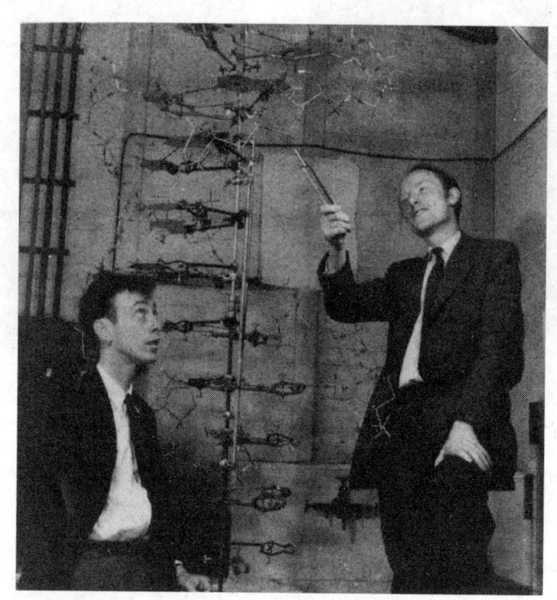

图 1.4　詹姆斯·杜威·沃森（James Dewey Watson，1928—）
与弗朗西斯·克里克（Francis Crick，1916—2004）**及其搭建的** DNA **双螺旋结构模型**

1.2　当医学走进分子时代

现代医学大致起源于中世纪欧洲的文艺复兴时期。人们通过尸体解剖，获得了对人体结构的了解（解剖学），并开始对这些结构的功能进行研究（生理学），继而对各种疾病的发生机制进行探讨（病理生理学）。显微镜的发明，使人们认识到人体是由大量的细胞构成的。对于各种正常和异常细胞的观察，又诞生了组织病理学。

19 世纪末，伴随对细胞结构的认识以及生物化学的发展，科学家对生命现象的了解深入到了细胞器乃至分子水平。

根据发生机制，人类疾病可以划分为外因性疾病（外伤、感染等）、生理性疾病（妊娠、衰老等）以及内因性疾病（发育缺陷、精神疾病、肿瘤、遗传病等）。在过去的几个世纪里，科学家通过对病因进行阐明，进而发明了各种具有针对性的治疗方法。

1949 年，莱纳斯·鲍林（Linus Pauling）及其同事在 *Science*（《科学》）杂志上发表了一项题为“镰状细胞贫血，一种分子疾病”的研究。在这项已成为经典的研究中，他们发现镰状细胞贫血患者的血红蛋白具有不同于健康人的电荷，首次证明异常的蛋白质可能与疾病存在因果关系。1956 年，人类染色体的正确数目被确定为 46 条。之后，越来越多的染色体病被识别出来，从而拉开了医学遗传学研究的大幕。

医学遗传学主要研究人类疾病与遗传的关系，包括遗传病的发生机制、传递规律、诊断、治疗和预防等，其目的包括识别疾病的遗传方式、确定致病基因、明确疾病的诊断，以及阐明疾病发生的分子机制等。基因组是生命的蓝本。医学遗传学最终的使命是要阐明基因与发育的关系，即个体是如何在基因组表达的驱动下，从一个受精卵发育为具有各种奇妙功能的人体的。

医学遗传学对于疾病的研究思路，符合于现代医学“先有诊断、再有治疗”的发展逻辑。围绕人类基因及其功能的研究，正在使许多疾病的发生机制得以被揭示，同时使其从症状诊断或病理学诊断过渡到遗传学诊断。继解剖刀、显微镜之后，分子生物学已成为被用来认识生命的又一重要工具。随着 DNA 测序能力的快速提高以及对基因组了解的不断深入，研究者提出了基于基因检测和靶向治疗的精准医疗概念。通过从基因水平诊断疾病，一方面能够为针对病因的治疗提供线索，另一方面也可以为患病家庭的后续生育提供指导。医学遗传学知识的应用和普及，正在使西医的重心从“治已病”（对症治疗）向“治预病”（产前诊断）和“治未病”（胚胎筛选）转移。

1.3 DNA 测序与基因组计划

如何测定蛋白质的氨基酸序列以及 DNA 的核苷酸序列，曾经是现代生物学的两大难题。1955 年，英国科学家弗雷德里克·桑格（Frederick Sanger）（图 1.5）测定了第一种蛋白质（牛胰岛素）的序列和结构，并于三年后获得诺贝尔化学奖。1977 年，桑格又发明了一种快速测定 DNA 序列的巧妙方法，三年后再次获得诺贝尔化学奖。

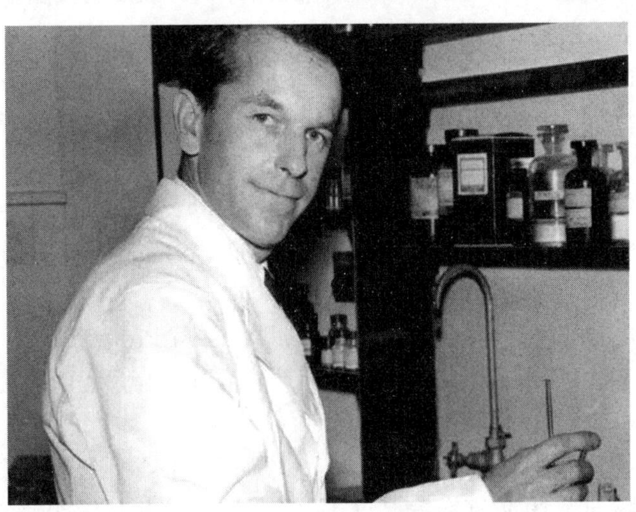

图 1.5 弗雷德里克·桑格（Frederick Sanger，1918—2013）

桑格与同事阿兰·考尔森（Alan Coulson）所发明的链终止法，后来成为人类基因组计划等研究得以开展的关键技术之一。

1984 年，美国国立卫生研究院（NIH）提出了测定整个人类基因组的构想，旨在解析人类基因组的组成和结构，揭示人类基因的功能，为人类疾病的预防、诊断和治疗提供科学依据。1986 年，*Science* 杂志上刊登了一篇由诺贝尔生理学或医学奖得主雷纳托·杜尔贝科（Renato Dulbecco）撰写的文章。他认为，癌症研究已经来到一个关键的节点：要么零碎地挖掘一些关键的癌症基因，要么测定一个特定物种完整的基因组。而想要攻克人类的癌症，测定人的基因组、了解参与关键的生理学和病理学过程的各个基因是必不可少的。同年，杜尔贝科和其他科学家联合发起了人类基因组计划（Human Genome Project，HGP）。1990 年，该计划正式启动，由美国和英国共同领导，共有 6 个国家参与，被誉为生命科学领域的“登月计划”。

2004 年，首个人类基因组测序结果被公布。历经十多年的艰苦探索和科学攻关，人类基因组计划成为人类历史上最大规模的科学研究项目之一。在这十多年中，科学家采用了多种先进的技术手段，如聚合酶链反应、DNA 芯片技术、高通量测序技术等，对人类基因组进行了深入的研究和测定。

人类基因组测序的完成，并不意味着对人类基因组研究的结束。相反，它为后续的项目开辟了新的领域和方向。以下是一些重要的后续项目：

——国际单核苷酸多态性图谱项目（International HapMap Project）：旨在鉴定全球各种族群体中常见的单核苷酸多态性（Single Nucleotide Polymorphism，SNP）位点，并构建其连锁不平衡图谱（HapMap），以便于寻找与复杂疾病相关联的遗传变异。

——国际人类基因组结构变异计划（International Human Genome Structural Variation Project）：旨在鉴定人类基因组中的结构变异，包括插入、缺失、倒位、拷贝数变异等，及其与疾病和表型的关联。

——国际千人基因组计划（International 1000 Genomes Project）：旨在测定具有不同地理和种族背景的至少 1000 名个体的全基因组序列，以发现人类基因组中所有类型和频率的遗传变异，为疾病相关基因的发现提供参考。

——国际癌症基因组计划（International Cancer Genome Project）：旨在测定 50 种常见癌症的全基因组序列，以揭示癌症的分子机制，为癌症诊断、治疗和预防提供新的靶点和策略。

——国际人类表观组计划（International Human Epigenome Project）：旨在测定不同细胞类型和状态下的人类表观组，即 DNA 甲基化、组蛋白修饰等对基因表达的调控机制，以及其与环境、发育和疾病的关系。

——国际人类蛋白质组计划（International Human Proteome Project）：旨在鉴定和定量人类所有蛋白质及其相互作用，以揭示蛋白质在生命过程中的功能，为生物医学研究提供新的信息和资源。

在 2022 年 4 月 1 日出版的 *Science* 杂志（图 1.6）上，一个名为“端粒到端粒”联盟（T2T）的国际研究团队宣布完成了最新的人类参考基因组（被命名为 T2T-CHM13），包括所有 22 条常染色体和 X 染色体的无缝组装，其序列包含 30.55 亿对碱基，不仅在过去的基础上增加了近 2 亿对碱基的遗传信息——相当于一条人类染色体所包含的信息，还纠正了过往基因组序列上的许多错误，并解析了人类基因组中结构最为复杂的一些区域。

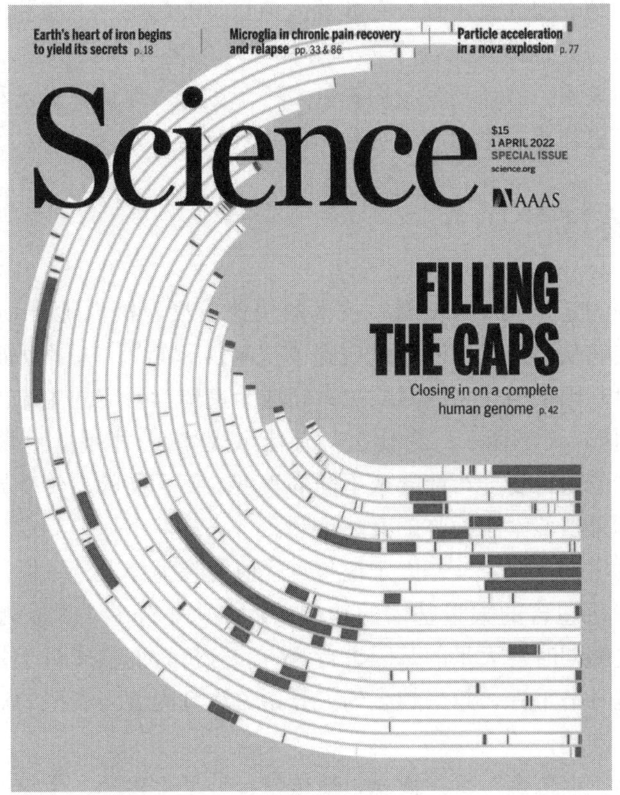

图 1.6　2022 年 4 月 1 日出版的 *Science* 杂志以封面故事的形式报道了对人类参考基因组的无缝组装

美国国家基因组研究所主任艾瑞克・格林（Eric Green）博士评论说："生成真正完整的人类基因组序列代表了一项令人难以置信的科学成就，为我们的 DNA 蓝图提供了第一份全面视图。"而 *Science* 杂志的专题则这样总结：最新的人类参考基因组代表着"重要的一步，表明可以组装代表所有人类的模型，这将更好地支持个体化医疗、人群基因组分析和基因组编辑"。

人类基因组计划将人类带入了一个新时代。从生命科学的角度看，这个时代是以 DNA 序列为基础、以生物信息学为主导的生物科学和技术的新时代。人类基因组计划揭示了人类基因组的框架图谱，所蕴藏的价值远远不止于基因本身，而是在医学、农业、工业、环境、能源等领域均存在巨大的潜力，可能引发新的科技革命，并有可能从根本上解决世界人口、粮食、环境、能源等方面影响人类生存与发展的重大问题。

在医学领域，人类基因组计划也带来了巨大的突破和革新。以基因工程、细胞工程、生物芯片等技术为基础，新兴的生物技术在医学领域的广泛应用不仅极大地改变了传统的医药产业，还使得医疗技术从末端的疾病治疗逐步走向上游的基因诊断和预防，从而打开了个体化医疗、精准医疗的大门。

在经济领域，人类基因组计划带来了巨大的效益，有望提升公众的健康水平，创造工作岗位，并推动医疗卫生产业发生革命性的变化。

在社会领域，人类基因组计划也带来了巨大的挑战和机遇。人类基因组计划不仅是一项科学工程，也是一项社会工程。它涉及人类自身的起源、本质和未来，以及与其他物种和环境的关系。它也涉及人类个体和群体之间的差异和相似性，以及与伦理、法律、文化等方面的关系。该计划为我们提供了一个更深入地认识自己和他人的机会，也为我们提出了一个更加尊重生命和保护隐私的要求。

1.4 难点与盲区

人类基因组的测定以及 DNA 测序技术的快速发展，极大地推动了医学遗传学研究，同时使许多疾病从“症状诊断”进展到了“基因诊断”。基因也被大多数人理解为“基本原因”，探讨基因型与表型的对应关系已成为遗传学研究的主流内容。然而，站在历史的高度，“又像，又不像——为什么，有什么规律?”才是遗传学的初始问题，而“异质性”（即相同的遗传变异可能导致不同的表型，而不同的遗传变异又可能导致相似的表型）问题，则是遗传学家面临的又一难题。

人类基因组测序的完成，使基因定位与克隆研究在大体上告一段落。接下来，研究者将试图阐明其中所包含的大量基因的功能。近年来，随着 DNA 测序能力的快速提升，研究者已经能够同时对大量的基因进行测定和分析，而临床对于各种遗传变异所导致的“基因病”也日益重视，越来越多的人开始关注基因型与表型的对应关系，并思考这一遗传学的核心问题。

近年来，围绕“遗传病”这一概念，遗传学、分子生物学、生物信息学、医学检验以及临床医学等学科正在形成交叉，试图揭示这类疾病的发生机制。鉴于基因与发育之间的密切关系，这类研究也有助于最终阐明受精卵是如何在基因表达的驱动下发育成为具有各种神奇功能的人体的。

由于伦理学以及实验条件的限制，研究者似乎将很难弄清楚某个基因在从生到死的整个生命过程中的表达变化和功能。因此，借助临床对患者的观察来推测基因变异的影响，已成为医学遗传学研究的一个关键环节。

人们通常将“遗传病”理解为某种疾病症状在家族中的传递现象，但实际的情况却不尽如此。例如，Vergaelen 等（2015）曾报道一个三代家系。在该家系中，一名女童及其父亲、伯父和祖父均被发现携带 22q11.2 缺失。祖父表现为银屑病关节炎、血小板减少症和右侧主动脉弓，但智力正常；伯父具有严重智力障碍、轻微面容异常、心室间隔缺损和马蹄内翻足；父亲患有法洛四联征，无智力障碍，轻微面容异常；女童则具有中度智力障碍、鼻音、拇指重复、语言发育迟缓以及明显的面容异常，并被诊断为多动症（图 1.7）。

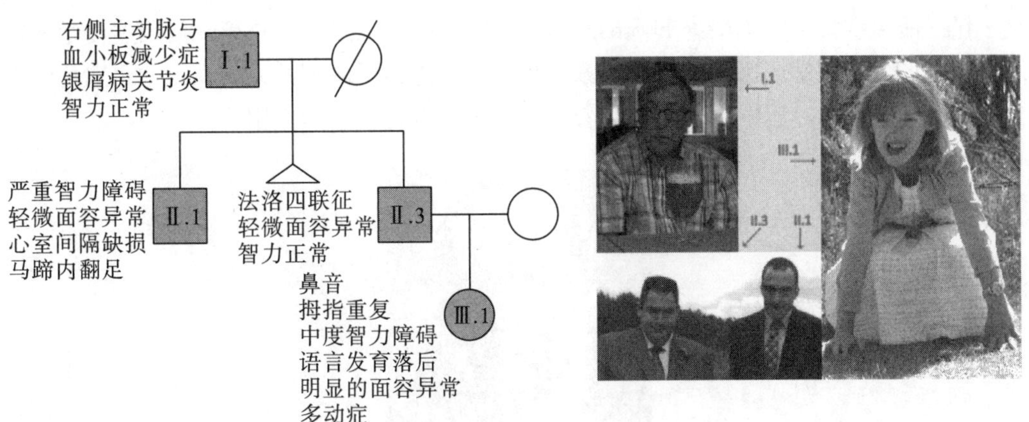

图 1.7 Vergaelen 等（2015）报道的一个 22q11.2 缺失的三代家系

相同的遗传缺陷（22q11.2 缺失）在上述家系的四名个体中导致了明显不同的表现。如何来解读其基因型与表型的对应关系，向遗传学家提出了严峻的挑战。事实上，异质性问题已经成为遗传学研究的普遍难题。

研究者对于人类遗传表型的认识，正在由过去的单一且固定不变转变为综合征性质和个体化。而既往提出的“外显不全（Incomplete Penetrance，即修饰基因或环境因素的影响，使某个基因的预期性状没有表现出来，导致外显率降低）”“表现度差异（Variable Expressivity，即在不同遗传背景和环境因素的影响下，相同基因型的个体在性状或疾病的表现程度上出现差异）”等理论，也正在随着全基因组范围的检测而得到不断修正和完善。

尽管目前已完成了对整个人类基因组的测定，并且基因检测的价格也越来越便宜，但医学遗传学目前仍面临不少的难题，诸如：

——能否找出藏在每个疾病背后的基因？

——能否阐明每个基因在整个生命过程中的表达规律？

——能否精确刻画和预测基因功能网络？

——能否建立基因型与表型的对应关系，并准确地预测表型？

——如何解决遗传异质性与表型异质性问题？

——如何解释综合征？

对于表型的观察和分析，仍然是推测基因功能及其变异效应最关键的线索，其挑战在于，众多的基因通过在结构和功能上的联系，形成了一个极为庞大的网络，并具有复杂网络的性质，诸如非线性、代偿性和涌现性等。用传统的方式对单个基因进行孤立的研究，将难以阐明分子网络的结构并准确预测最终的表型。

1.5 需要重新审视的表型

在遗传学上，表型是指特定的基因型所对应（或决定）的生物学表现。从严格意义上讲，所有的生物学现象都可以被称为表型。

托马斯·亨特·摩尔根（Thomas Hunt Morgan）（图 1.8）是第一位因遗传学成就而获得诺贝尔生理学或医学奖的科学家，也是细胞遗传学的创始人。在孟德尔遗传学向分子遗传学发展的过程中，摩尔根起着承上启下、继往开来的作用。

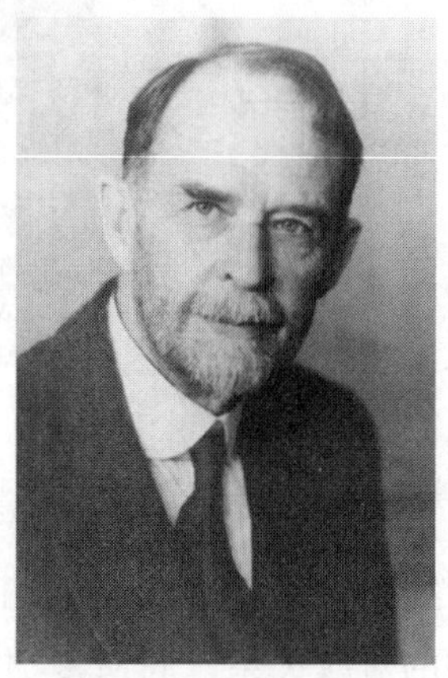

图 1.8 **托马斯·亨特·摩尔根**（Thomas Hunt Morgan，1866—1945）

20 世纪初，摩尔根和他的学生以果蝇为实验材料，取得了一系列的遗传学研究成果（图 1.9）：证实了孟德尔定律的可靠性；揭示了连锁互换律；证明了基因是存在于染色体上实实在在的物质，并且呈线性排列。此外，他们还证明了生物的性别决定于染色体，发现了染色体的重复、缺失、易位、倒位、三体性、三倍性和并连 X 染色体，发现了位置效应、基因多效性、复等位基因以及受复等位基因影响的单一性状等。1926 年，摩尔根总结自己 20 余年来研究果蝇遗传学的成果，出版了集染色体遗传学之大成的名著《基因论》（*The Theory of The Gene*），系统地阐述了遗传学在细胞水平上的基因理论，丰富和发展了孟德尔的学说，使遗传学获得了前所未有的大发展。

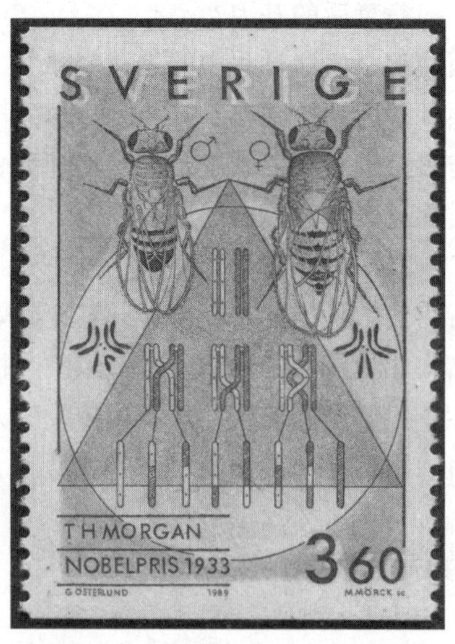

图 1.9 **瑞典邮票**：1933 **年诺贝尔生理学或医学奖获奖成果**

注：票图为摩尔根实验用的果蝇和染色体遗传基因的连锁与互换示意图。

摩尔根及其学生所进行的实验，证明可以将果蝇的性状，包括眼睛的颜色、翅膀和刚毛的形状等的遗传决定因子（基因）定位到特定的染色体上。这一思路后来也被应用于人类遗传学研究。研究者借助各种遗传标志物，通过连锁分析来定位和鉴定与特定遗传性状有关的基因。

20 世纪 70 年代之后，随着 DNA 重组技术的诞生以及越来越多的基因被克隆，研究者又发明了转基因动物，通过小鼠实验来观察将特定基因敲入、敲除、敲倒后所导致的表型变化，并借此来推断基因的功能。

在人类基因组测序完成之后，“表型组”（Phenome）的概念很快被提上了议事日程。2012 年 11 月，在旧金山举行的第 62 届美国人类遗传学年会即以“为人类表型组计划做好准备”（Getting Ready for the Human Phenome Project）为主题，指出对于罕见的单基因遗传病以及更为复杂的常见病的遗传学基础的理解，均需要整合许多领域的研究努力以及定义更为准确的表型。

2013 年，英国启动了“英格兰基因组”（Genomics England）计划，准备测量 10 万名患者的全基因组，重点关注罕见病、常见癌症与传染病，以奠定基因组医学的基础。2015 年，美国亦启动了精准医学“我们所有人”（All of US）计划，计划招募超过 100 万名志愿者，通过建立健康数据库促进精准预防与医疗的发展。

2008 年，我国完成了首个黄种人的全基因组测序——“炎黄一号”计划。2017 年，上海复旦大学组建了人类表型组研究院，牵头发起“国际人类表型组计划”，建立起全球首个跨尺度、多维度的人类表型组精密测量中心，包括国际领先的分子表型蛋白质组平台和代谢组平台、人体功能表型测量平台以及组学质量控制参比实验室等，并开展了多项大型人群队列研究，通过对全周期、全方位、全组学的人类表型进行精密测量，精细解构基因与环境影响人类表型的内在机制和相互作用网络，着力绘制破解健康密码的“导航图”。

从遗传学的角度看，表型的变化可以为了解基因的功能及其变异效应提供关键的信息，而对人体表型的观察则大多来自医生。遗憾的是，由于医生所关注的往往是患者的主要症状和体征，遗传学表型与临床记录之间可能存在一定的差距。至于说实验动物，人们对其表型的观察很可能还赶不上对人类自身。举例来说，许多先天综合征患者都具有面容异常的症状，涉及五官的位置和形态，那么动物呢？

值得注意的是，大多数人类遗传病均表现为某种先天综合征，即并存的多种结构或功能异常。那么，通过对人类遗传病的表型进行观察，我们可能发现什么规律呢？

1.6 22q11.2 缺失作为一扇重要的窗口

1987—1993 年，笔者在华西医科大学（现四川大学）学医。1994 年，在李海教授和杰拉德·柯尼（Gerald Corney）博士的帮助下，笔者获得了约翰·伯恩（John Burn）教授的邀请，前往英国纽卡斯尔大学（University of Newcastle upon Tyne）留学，攻读医学遗传学博士（图 1.10）。笔者的研究涉及 22q11.2 缺失（图 1.11）。

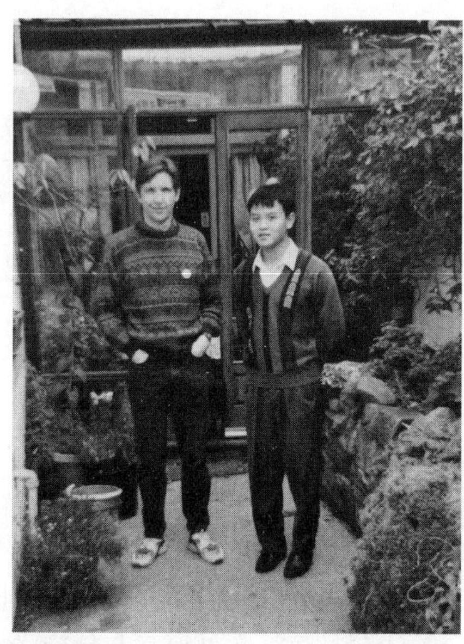

图 1.10　笔者与导师约翰·伯恩（Sir John Burn）教授

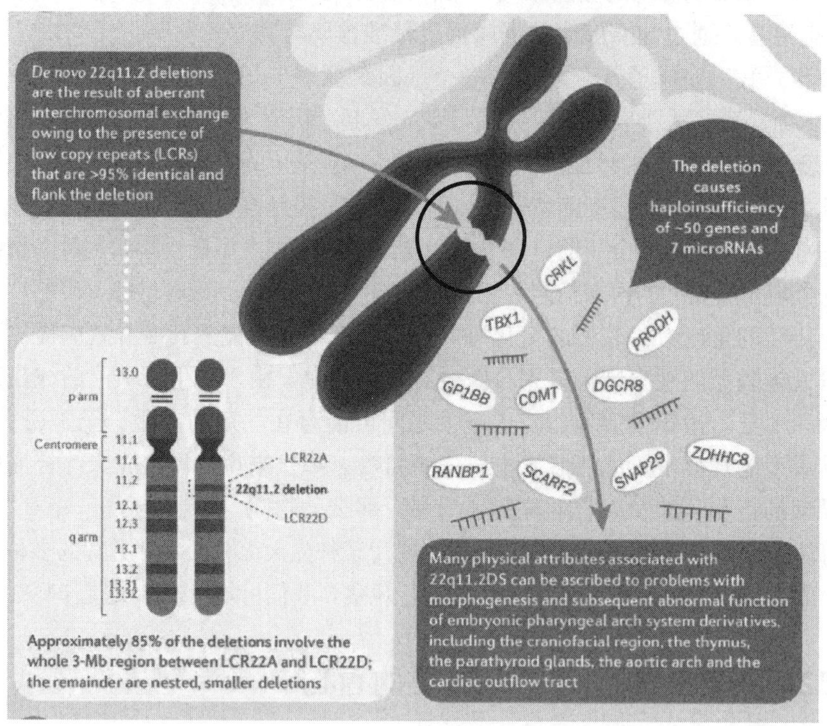

图 1.11　22q11.2 缺失指发生在 22 号染色体长臂近端的 DNA 序列丢失（圆圈部分）

伯恩教授安排笔者研究 22q11.2 缺失在新生儿以及先天性心脏病患儿中的发生率。这个看似简单的课题，却成为笔者深入了解遗传病的一扇窗口。

在过去的 20 年里，22q11.2 缺失综合征（22q11.2DS）已被证实为人类最常见的基因组疾病。2018 年 10 月，美国费城儿童医院的 Donna M. McDonald－McGinn 教授以"22q11.2 缺失综合征：由小见大"（22q11.2 Deletion Syndrome：A Tiny Piece Leading to A Big Picture）为题，总结了对 22q11.2 缺失相关疾病的研究发现。

作为人类最常见的微缺失综合征，22q11.2 缺失综合征（OMIM ♯188400）的患病率在新生儿中为 1/6000～1/2000，在胎儿中为 1/1000。根据 2010 年美国人口普查的数据，采用 1/2000 的患病率，全美即有大约 15 万人罹患此病，其中包括 3.5 万名儿童与青少年。这就引出了一个问题——这些人在哪里？是否还在等待确诊，包括在围产期？

值得注意的是，22q11.2 缺失综合征已成为整个生命周期中一种重要的致病和致死因素。该综合征的特点之一是其巨大的表型变异性，这使其成为表现度可变和不完全外显的综合征的经典例子。作为一种复杂的多器官疾病，22q11.2 缺失综合征通常表现为多发畸形，包括心室流出道缺陷、胸腺发育不全、甲状旁腺功能不足、面部畸形等。随着时间的推移，可能出现的其他问题还包括自身免疫性疾病、肾功能不全、发育迟缓、恶性肿瘤和精神分裂症等。

Wahrmann 等（2023）总结了 100 例芬兰的 22q11.2 缺失综合征患儿的情况：累积死亡率为 7.1%，73.8%患有先天性心脏病，21.8%患有腭裂，13.6%患有低钙血症，7.2%患有免疫缺陷。此外，在随访期间，29.6%的患儿被诊断患有自身免疫性疾病，92.9%存在感染，93.2%患有神经精神和发育问题，2.1%发生了恶性肿瘤。

作为一种诊断不足的疾病，每个 22q11.2 缺失综合征患者可能具有 180 余种症状的不同组合，其表型涵盖了先天畸形、儿科疾病以及成人疾病。此外，不同种族的患者存在各异的特征，这使得诊断更加困难。“作为遗传综合征的一个例子，22q11.2 缺失综合征在诊断、咨询和处理的各个阶段都不易对付。”（Karbarz，2020）

大多数 22q11.2 缺失综合征患者的两条 22 号染色体之一均存在近 300 万对碱基的丢失，造成上百个基因的丢失（单倍剂量不足）。除编码蛋白质的基因外，还包括编码 RNA 和非编码 RNA 的基因和假基因。从基因与发育的角度看，22q11.2 缺失综合征已成为了解先天畸形、疾病状态、精神和发育障碍的模型，同时也为缺失者和普通人群中具有这类特征的患者提供了终身的机会参与转化医学试验。

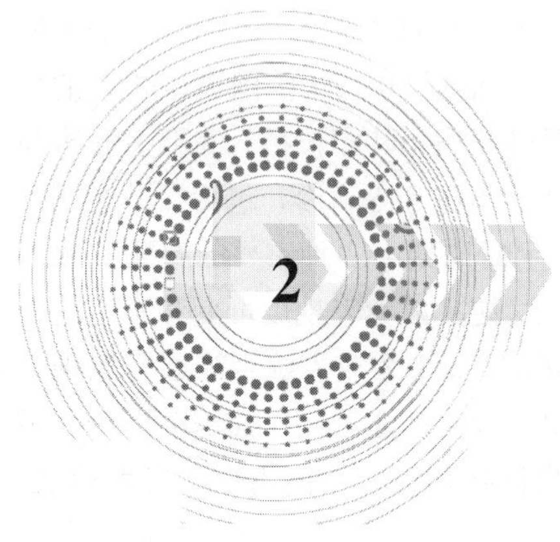

22q11.2 缺失

DNA 是生命的主要遗传物质。DNA 盘绕在组蛋白上形成染色体。随着细胞的分裂，染色体不断地复制、配对和交换，之后均匀地分配到子细胞中。上述过程若出现错误，将导致染色体的数目或结构异常。

22q11.2 缺失是一种在显微镜下不易发现的染色体异常，涉及 22 号染色体上一大段 DNA 序列的丢失。研究者发现，一些特殊的重复序列是导致 22q11.2 缺失和其他几种染色体结构异常的原因。

22q11.2 缺失已被证实与心血管畸形、泌尿系统异常、唇腭裂、免疫缺陷、智力障碍、精神分裂症等一系列疾病密切相关。涉及 22q11.2 区的其他染色体异常也是导致先天畸形、白血病和多种实体肿瘤的重要原因。上述发现，为我们了解人类基因组的结构与功能、阐明多种疾病的发生机制提供了一扇重要的窗口。

2.1 DNA、染色体以及人类基因组

人类基因组（Human Genome）是指人类遗传物质的总和，又分为细胞核基因组和线粒体基因组两个部分。细胞核基因组共包含 23 对（46 条）染色体，每条染色体都是由一条 DNA 长链在特定的蛋白质（组蛋白）上紧密盘绕而成。在显微镜下，染色体通常包括着丝粒、短臂、长臂、端粒等结构（图 2.1、图 2.2）。线粒体基因组很小，存在于细胞质中，仅包含 37 个基因，其中一部分也与疾病相关。（图 2.3）

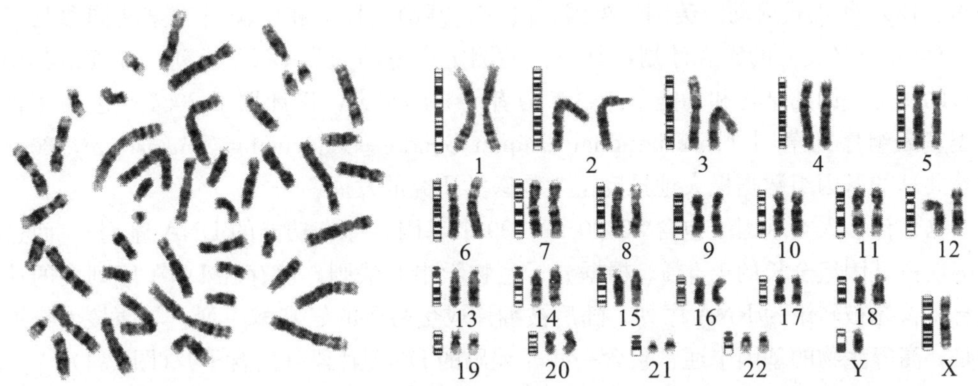

图 2.1 由 23 对染色体构成的人类细胞核基因组（左），每对染色体可以通过显带进行比较（右）

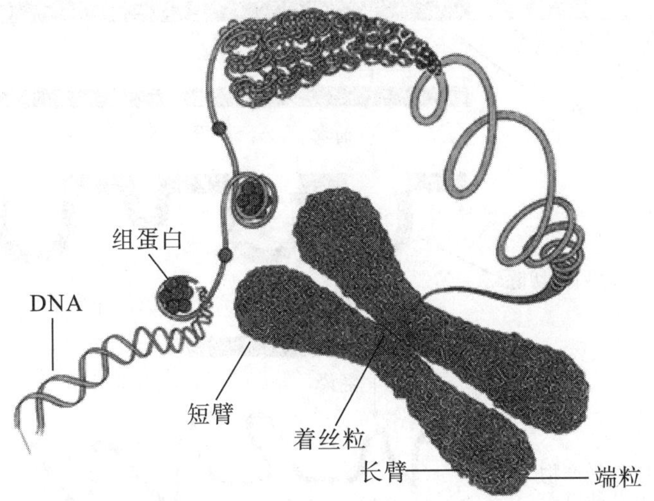

图 2.2 染色体的结构

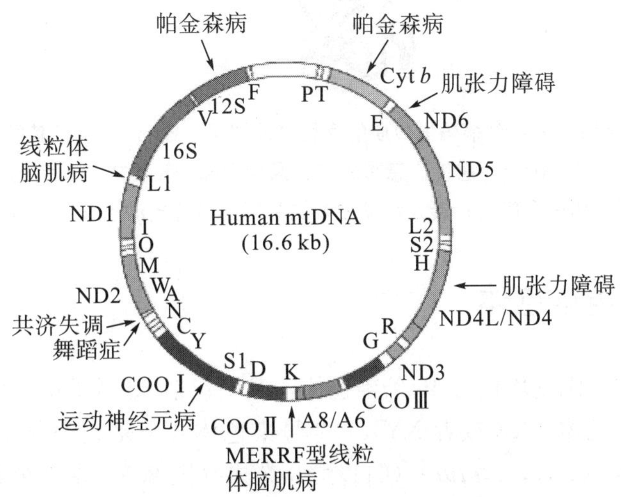

图 2.3 人类线粒体基因组中的一部分基因与疾病相关

人类基因组大约包含 30 亿对 DNA 碱基。人类基因组计划由美国科学家于 1984 年提出、1990 年正式启动。美国、英国、法国、德国、日本和中国科学家共同参与了这一预算达 30 亿美元的宏大计划，其目标为测定完整的人类 DNA 序列，并确定其中所包含的所有基因的结构和功能。经过参与者的共同努力，该计划于 2004 年公布了首个人类基因组序列草图（International Human Genome Sequencing Consortium，2004），免费共享的基因组数据极大地推动了生物医学研究的发展。

据估计，人类基因组包含 20000～25000 个基因（即有功能的 DNA 序列），而这些基因仅占基因组全长的 1.5%。根据分子生物学中心法则，储存在 DNA 序列中的遗传信息将首先被转录为 RNA 序列，随后被翻译成蛋白质的氨基酸序列。与原核生物不同的是，高等生物的基因中通常包含一些非编码的 DNA 片段（内含子）（图 2.4）。

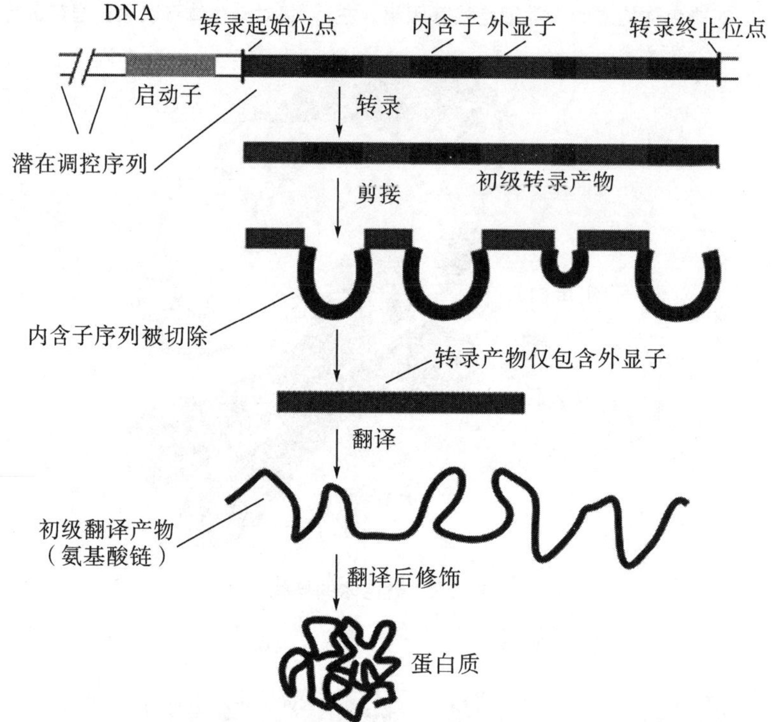

图 2.4　人类基因通常包含编码蛋白质的序列（外显子，Exons）以及其间的非编码序列（内含子，Introns）；遗传信息首先被转录到 RNA 序列中，随后经过剪接，再被翻译为蛋白质序列；转录活动主要由基因上游的启动子（Promoter）控制

2.2　22 号人类染色体

人体的绝大部分细胞均包含 46 条染色体，其中包括 22 对常染色体（1～22 号染色体）以及两条性染色体（XX 或者 XY）。22 号染色体几乎是人类最小的染色体，仅比 21 号略大。1999 年 12 月，*Nature*（《自然》）杂志（图 2.5）率先公布了 22 号染色体的全长序列（Dunham et al.，1999），其大约包含 5200 万对 DNA 碱基。作为第一条被完全测序的人类染色体，该成果被视为人类基因组计划的重要里程碑。

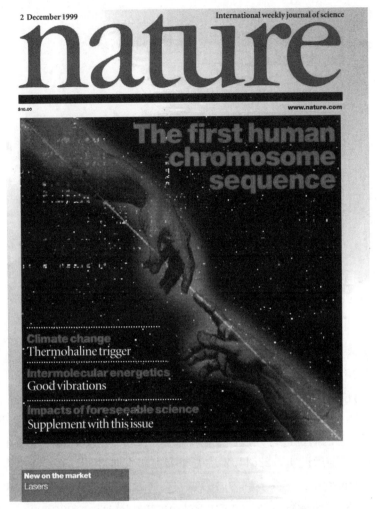

图 2.5 1999 年 12 月 2 日出版的 *Nature* 杂志以封面故事的形式报道了人类 22 号染色体测序的完成

对 22 号染色体 DNA 序列的初步分析显示，其短臂（22p）内仅包含一系列重复序列，主要编码核糖体 rRNA，长臂（22q）内则至少包含 545 个基因和 134 个假基因。研究者预测，对 22 号染色体所包含的涉及肿瘤、先天畸形（唇腭裂、心脏缺陷等）以及神经性疾病（10 型脊髓小脑共济失调）等的基因进行研究将具有重要的意义（Dunham et al.，1999）。

2.3 22q11.2 缺失的发现

22q11.2 缺失（图 2.6）又称 22q11.2 单体（Monosomy）、单倍性不足（Haploinsufficiency）或半合性（Hemizygosity），是指细胞内两条 22 号染色体中的一条在长臂根部发生的部分丢失。在文献中，对 22q11.2 缺失最准确的表示为 del（22）（q11.2−q11.2），其他较为简略的表示则包括 del（22q）、del（22q11）、del22q11.2、

22qdel、22qDS、22q11DS、22q11.2DS 等。

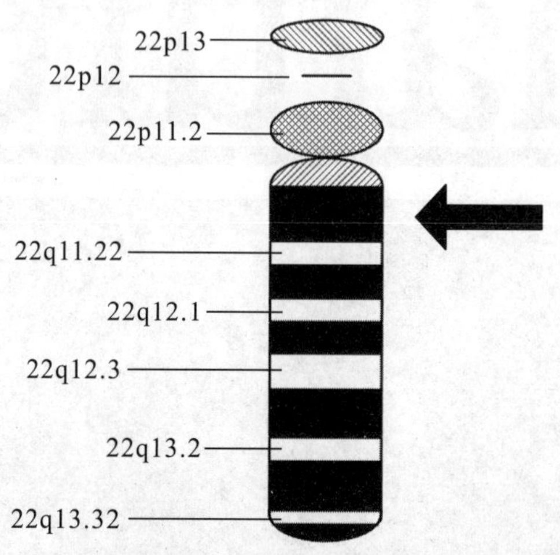

图 2.6 经 Giemsa 染色的人类 22 号染色体呈现出黑白相间的条纹

注：箭头所示为 22q11.2 缺失的位置。

20 世纪 80 年代初，22q11.2 缺失被首次发现。1981 年，法国的 de La Chapelle 等在一个 DiGeorge 综合征（DiGeorge Syndrome，主要表现为胸腺/甲状旁腺异常以及心血管畸形）家系中发现了非平衡的 t（20；22）（q11；q11）染色体易位，尽管当时尚不清楚究竟是易位造成的 20 号染色体重复，还是 22 号染色体的断裂导致了上述疾病。这一疑问次年即被 Kelley 等澄清。通过对 3 名具有 DiGeorge 综合征并携带涉及 22pter－q11 区易位的病例进行分析，他们确信是 22 号染色体上的一个微小缺失导致了疾病。其他研究者随后证实，22q11.2 缺失亦存在于大多数腭－心－面综合征（Velo－cardio－facial Syndrome，主要表现为唇腭裂、心血管畸形、面容异常以及智力/精神障碍）以及锥干异常－面综合征（Conotruncal Anomaly Face Syndrome，表现与前者相似）的病例中（Driscoll et al.，1992；Matsuoka et al.，1994）。

随着聚合酶链反应（Polymerase Chain Reaction，PCR）、荧光原位杂交（Fluorescence *In Situ* Hybridization，FISH）（图 2.7）等遗传检测技术的普及，研究者发现 22q11.2 缺失在上述综合征的患者中远较预期普遍。大规模的研究显示，22q11.2 缺失在疑似病例中的检出率为 DiGeorge 综合征约 90%、腭－心－面综合征约 75%、锥干异常－面综合征约 90%。研究者推测，22q11.2 缺失很可能是人类最常见的染色体微缺失，其发生率介于 1/4000～1/2000（Wilson et al.，1993；McDonald－McGinn et al.，2013）。此外，不断被发现的非典型病例则提示，22q11.2 缺失的实际发生率很可能更高。

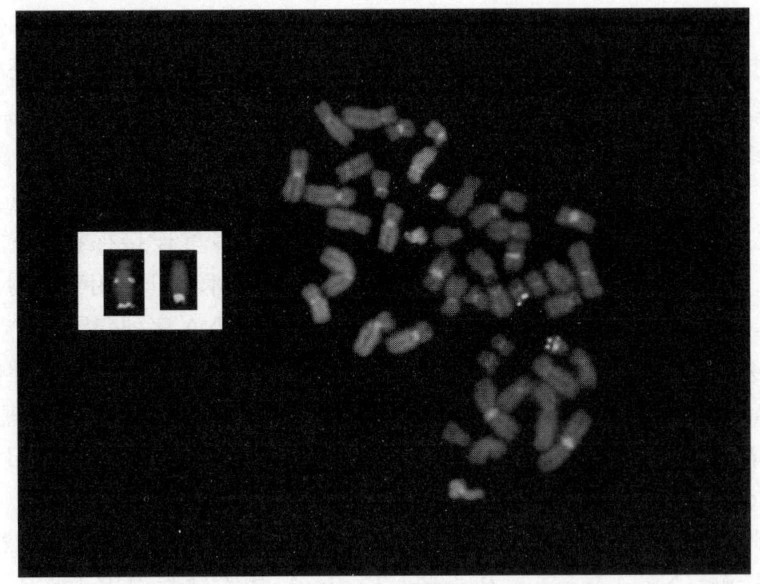

图 2.7　由 FISH 技术显示的 22q11.2 缺失

注：小图中右侧的 22 号染色体中部未见红色荧光信号，提示存在部分 DNA 序列的缺失。

22q11.2 缺失的发现，为阐明许多疾病的发病机制提供了重要的线索。与之密切相关的疾病包括先天性心脏病、精神分裂症、内分泌腺发育异常、免疫缺陷、面部畸形等。据估计，5%～30%的先天性心脏病患者携带 22q11.2 缺失。对于腭裂、腭咽部机能不全以及特殊类型的心血管畸形如法洛四联征、B 型主动脉弓离断等来说，22q11.2 缺失很可能是最常见的原因。此外，大约 2%的精神分裂症患者携带 22q11.2 缺失（Yamagishi，2002）。

与许多遗传缺陷不同的是，22q11.2 缺失的遗传性较强。携带者通常有生育能力，并有 50%的概率将其遗传给后代。因此，及早发现携带者，并通过羊水穿刺对其进行产前诊断具有十分重要的意义。

2.4　22q11.2 缺失的检测

遗传变异可以被大致划分为碱基变异和拷贝数变异两大类。随着遗传学技术的快速发展，对于 22q11.2 缺失的检测亦经历了从粗糙（用肉眼观察染色体）到逐渐精细（分子水平的分析）的过程。在过去 30 多年里，研究者针对 22q11.2 缺失开发出了多种检测方法，其原理和性能也各有千秋。

染色体核型分析是最早用于发现 22q11.2 缺失的方法。然而，由于其尺寸微小，22q11.2 缺失在显微镜下极易漏诊。因此，染色体核型分析目前仅被用于排除大片段的染色体结构异常（某些可能合并 22q11.2 缺失）。

由于操作简便和直观，FISH 曾长期被作为诊断 22q11.2 缺失的主要技术。然而，该技术具有检测范围局限、容易漏诊嵌套型缺失和其他基因组区域的拷贝数异常、无法检测 DNA 序列变异等缺点。

光学基因组定位（Optical Genome Mapping，OGM）是一种新型的高分辨率细胞遗传学分析技术，能够利用单个 DNA 分子的限制性内切酶图谱快速生成高分辨率、有序的全基因组图谱。该技术提供了一种全面了解基因组结构的方法，而无需进行耗时、耗力的基因组测序。

定量 PCR 能够利用扩增曲线的特征，反过来推算 DNA 模板的起始量，进而判断是否存在缺失。利用这一原理，多重定量 PCR 以及多重连接探针扩增（Multiple Ligation-dependent Probe Amplification，MLPA）等技术被开发用于检测 22q11.2 缺失及其范围。然而，这类技术仍然容易漏检绝大多数的 DNA 序列变异。

随着人类基因组测序的完成以及测序成本的不断下降，近年来，染色体微阵列分析[Chromosomal Microarray Analysis（CMA），包括基于微阵列的比较基因组杂交(aCGH)]、高通量二代测序，乃至长片段的三代测序技术已逐步取代 FISH 和 MLPA，成为检测 22q11.2 缺失的主流方法。

孕妇的外周血中包含微量的胎儿游离 DNA。2014 年之后，针对胎儿 22q11.2 缺失的无创产前检测（Non-Invasive Prenatal Testing）技术被尝试用于临床（Vora and O'Brien，2014；Gross et al.，2015；Cheung et al.，2018）。最新的研究显示，无创产前检测可以从孕 10 周开始。对于大多数的 22q11.2 微缺失，其检出率可达 70%~83%，阳性预测率为 40%~50%（Blagowidow et al.，2023）。然而，无创产前检测亦存在漏筛（Cheung et al.，2018）以及由局限性胎盘嵌合（Confined Placental Mosaicism）造成的筛查假阳性的情况。此外，基于数字 PCR 以及质谱的检测方法也被开发出来，能够对 22q11.2 缺失进行准确的诊断和精细定位，并具有较高的性价比（Hwang et al.，2014；Kobrynski et al.，2016；Pretto et al.，2015）。

2.5　22q11.2 缺失的分子遗传学研究

根据染色体分析的结果，研究者推测 22q11.2 位点包含一个 DiGeorge 综合征关键区（DiGeorge Syndrome Critical Region，DGCRⅠ）。该区域一旦缺失，就可能导致相关的疾病。利用分子标记，研究者将 DGCRⅠ的范围确定为 150 万对至 300 万对 DNA 碱基（1.5~3 Mb）（Fibison et al.，1990）。有趣的是，不同患者所携带的 22q11.2 缺失具有相似的边界。超过 90%的缺失范围达 3 Mb。其余大部分缺失的范围则为 1.5 Mb，仅少数缺失具有独特的范围（Carlson et al.，1997）（图 2.8）。上述发现，连同 22q11.2 缺失的高发病率，提示缺失断端附近的 DNA 序列具有诱发染色体重组的能力。

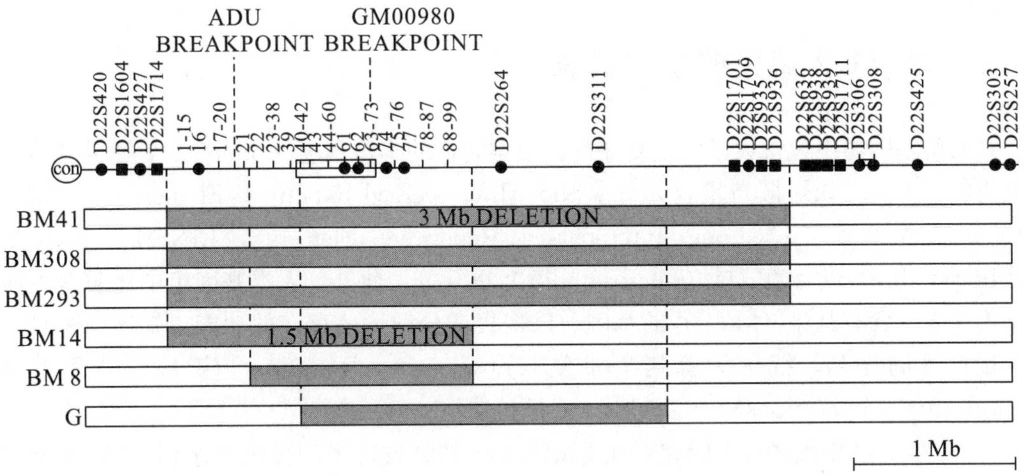

图 2.8 对于 22q11.2 缺失断端的确定

注：灰色部分表示缺失的范围，虚线表示染色体断裂的位置。方框内为缺失的关键区。图片源自 Carlson et al.，1997。

为确定相关疾病的致病基因，研究者试图通过比较不同范围的 22q11.2 缺失来尽量缩小共同的缺失区域，即最短重叠区（Shortest Region of Overlap，SRO）（Halford et al.，1993；Lindsay et al.，1995）。其曾一度被缩短至数十万对碱基。然而，随着越来越多的非典型缺失被发现，提示可能存在不止一个 SRO。Amati 等（1999）系统比较了非典型 22q11.2 缺失，发现在 DGCR Ⅰ 内存在至少 5 个 SRO。

大约 10％的 22q11.2 缺失为家族性，即患者的双亲之一携带相同的缺失。因此，绝大多数 22q11.2 缺失均属于亲代产生生殖细胞时发生的新生突变（*de novo* Mutation）。Hatchwell（1998）曾报道一个家系，其中母亲的同一条 22 号染色体被遗传给了三名子女，其中两人具有 22q11.2 缺失突变，另一人则正常。值得注意的是，22q11.2 缺失不但可能发生在形成生殖细胞的减数分裂期，还可能发生在受精卵形成后的个体发育阶段，即有丝分裂期。Kasprzak 等（1998）报道了一个家系，其中的两名男孩皆携带 22q11.2 缺失，一人表现为 DiGeorge 综合征，另一人则仅具有多指等轻微异常。对其母亲的检查仅在少量细胞中发现了同样的缺失，提示其为体细胞嵌合体（Somatic Mosaicism）。Halder 等（2008）亦发现了两例体细胞嵌合体 22q11.2 缺失。Chen 等（2019）报道了一名曾两次怀孕的女性。其第一胎患有肺动脉闭锁，第二胎则患有法洛四联征。染色体微阵列分析发现后者携带 22q11.2 缺失，该女性则通过间期 FISH 证实为 22q11.2 缺失的体细胞嵌合体。实验室检查发现其为低钙血症，CD4＋T 细胞占比较低。

Consevage 等（1996）报道了一名具有轻微面容异常以及左心发育不全的患者，其携带的 22q11.2 缺失仅见于心肌组织。Prabhu 等（2015）亦报道了一例表现为法洛四联征、肺动脉瓣缺如的嵌合体 22q11.2 缺失综合征患者，FISH 显示其 66％的外周血细胞核中存在 22q11.2 缺失。微阵列分析证实其范围为 1.66 Mb。除心血管畸形外，该患儿并无 22q11.2 缺失的其他常见表现。

2.6 22q11.2 缺失的发生机制

人类基因组中包含大量的重复序列。根据它们的丰富程度及序列特征，研究者将其分为若干大类，如短散布重复元件（Short Interspersed Repetitive Elements，SINE）、长散布重复元件（Long Interspersed Repetitive Elements，LINE）、小卫星（Minisatellite）以及微卫星（Microsatellite）重复等。此外，人类基因组中还包含一些基因家族、含有基序（Motif）的基因、以聚集或分散形式存在的功能未知序列等具有少量重复的序列，统称为寡拷贝重复（Low－copy Repeats，LCR）或节段重复（Segmental Duplications）。

20 世纪 80 年代之后，研究者在 22q11.2 区陆续发现了许多重复序列。Sharkey 等（1992）在来源于 22q11.2 区的 DNA 标记中发现了 LCR。Halford 等（1993）随后证实在 DGCR Ⅰ 区的侧翼存在类似的重复，并推测后者可能通过诱发染色体不等交换（Unequal Crossover）导致 22q11.2 缺失。Lindsay 等（1995）在 DGCR Ⅰ 区内发现了两组 LCR，并将其定位至两个涉及 22q11.2 区的染色体易位断端附近。这些 LCR 随后被证实为更大尺寸（>10 万对碱基）的染色体特异性 DNA 重复序列的成分。

Edelmann 等（1999）在 22q11.2 缺失区内发现了多组 LCR，并将其命名为 LCR22。通过 DNA 测序，他们共发现了 4 组 LCR22，即 LCR－A、LCR－B、LCR－C 以及 LCR－D（图 2.9）。这些 LCR 均位于不同长度的 22q11.2 缺失的断端附近，并且包含许多重复模块。尽管重复模块在内容及排列方式上存在差异，所包含的序列却具有高达 97%～98%的一致性。最常见的 3 Mb 22q11.2 缺失由最长的两组 LCR 介导，二者拥有似乎经过复杂组合、长达 250 Kb 的共同模块。长度为 1.5～2.0 Mb 的缺失则由 LCR－A 与 LCR－B 或 LCR－C介导，两组 LCR 分别拥有长度为 135 Kb 及小于 15 Kb 的共同模块。独特范围的缺失则由 LCR－C 与 LCR－D 或其他更小的重复模块介导。

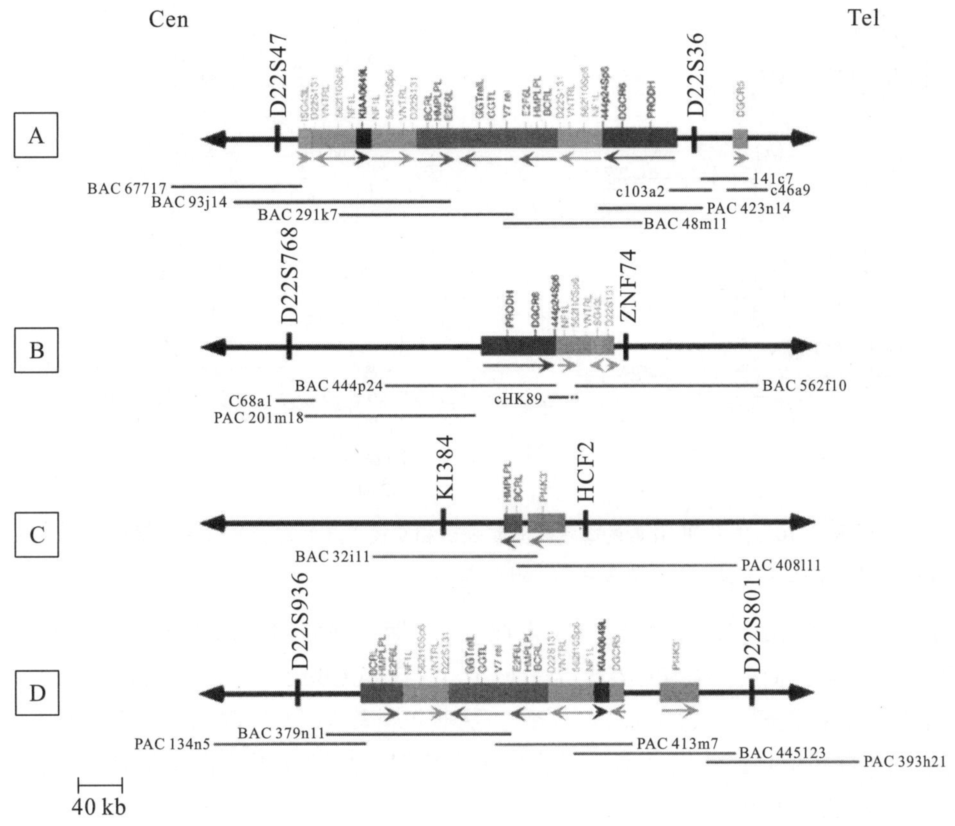

图 2.9　22q11.2 区 LCR 的结构

注：LCR 内的重复模块由不同颜色的方块表示。方块的大小与模块的尺寸成正比。方块下方的箭头表示所含序列的相对方向。图片源自 Shaikh et al.，2000。

根据 LCR22 所含的共同模块的排列方向，研究者提出了 22q11.2 缺失发生的两种模式（图 2.10）。染色体间模式涉及减数分裂Ⅰ期两条 22 号染色体的错配(Misalignment)，由两条染色体上非对应的 LCR 内同向排列的重复模块所介导。随后发生的交换将形成对应的染色体缺失与重复。染色体内模式由同一染色体上反向排列的重复模块所介导，形成一种“茎－环结构”（Stem－loop Structure），重复模块的断裂和重组将造成环状结构的丢失，从而导致 22q11.2 缺失。实验证明，大部分 22q11.2 缺失是由 LCR22 介导的减数分裂期同源染色体的不等交换所致（Shaikh et al.，2000）。Carelle－Calmels 等（2009）对一例 22q11.2 缺失的亲代起源进行了追溯，发现患儿的父亲（表型正常）的一条 22 号染色体发生了 22q11.2 缺失，另一条则存在范围相似的 22q11.2 重复。Alkalay 等（2011）和 Demaerel 等（2016）亦报道了类似的病例。因此，LCR22 介导的染色体不等交换也可能发生在受精卵形成后的有丝分裂期。然而，上述理论似乎仍不足以解释 Blennow 等（2008）所报道的一例同时携带 22q11.2 缺失和 22q11.2 重复的患者，其缺失涉及 DGCRⅠ区，但仅见于一部分细胞中，而重复的范围则并未涉及 DGCRⅠ。

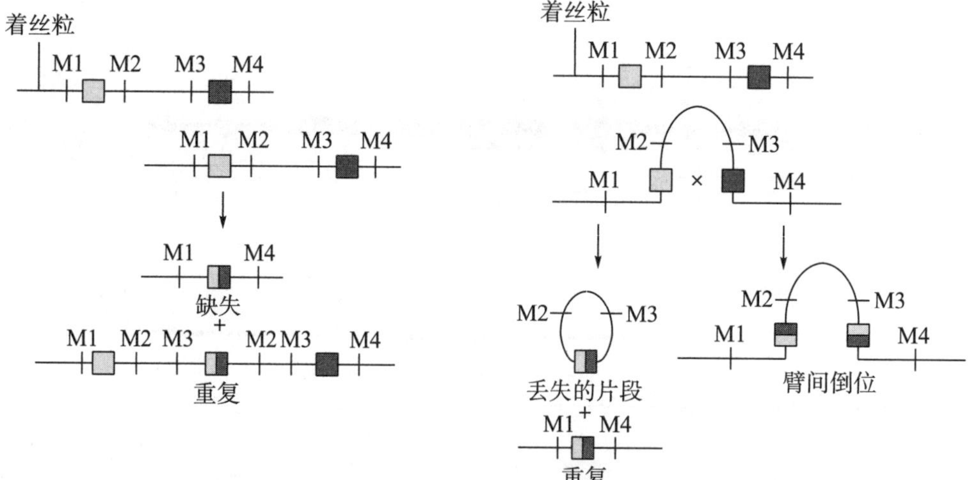

图 2.10 由 LCR 介导的染色体异常配对和交换将产生对应的缺失与重复

注：左图为染色体间模式，右图为染色体内模式。

Puliti 等（2010）在 LCR22－A 中发现了一个早－晚复制的过渡区，其特点为非同步的 DNA 复制。此外，在 LCR22－A、LCR22－B、LCR22－D 中亦发现了与 DNA 复制异常相关的折叠峰（Flexibility Peaks）。这些折叠峰与 LCR 内的重复单元以及染色体易位的边界相重合。他们推测，与脆性位点相似，复制受干扰以及折叠峰可能介导 DNA 链的断裂及重组。

值得注意的是，研究者还在上述 3 Mb 22q11.2 缺失的远侧发现了 4 组 LCR（LCR22－E～LCR22－H），其范围涵盖了与白血病相关的 BCR 区。携带由这些 LCR 所介导的微缺失的个体表现各异，常见的症状包括发育迟缓和语言障碍，以及肌张力低下、面容异常、先天性心脏病、学习困难、行为异常等。随着越来越多的携带者被发现，研究者提议将其作为一种新的综合征（Mikhail et al.，2007；Rødningen et al.，2008；Descartes et al.，2008；Wincent et al.，2010；Fagerberg et al.，2013）。

Campbell 等（2018）回顾了美国费城儿童医院 1992 年至 2018 年诊断的 1421 例 22q11.2 缺失综合征患者的资料。85％的患者具有典型的 LCR22－A～LCR22－D 缺失，而其中仅 7％遗传自亲代。此外，6％的个体携带传统的 FISH 技术无法检测的嵌合体缺失，因此需要更为灵敏的技术进行诊断。

已经明确的是，占人类基因组总长 5％的 LCR 是进化过程中 DNA 重组较为剧烈的区域。对 LCR22 所包含的 DNA 序列的深入研究表明，这些 LCR 具有复杂的结构，并且很可能起源于 4000 多万年前、新大陆猿猴发生分化之前（Shaikh et al.，2001）。

2.7 其他涉及 22q11.2 区域的染色体疾病

除 DiGeorge 综合征、腭－心－面综合征外，许多其他的先天综合征亦被发现涉及 22q11.2 区的重组。

22q11.2 重复（22q11.2 Duplication）是由染色体不等交换所产生的另一种异常。

Edelmann 等（1999）报道了一个携带 22q11.2 重复的三代家系，其重复区域恰好是大多数 22q11.2 缺失所涉及的 3 Mb 区域。二者的断端相同并且位于两段 LCR22 内。随后的研究证实，22q11.2 重复存在于大约 1%表现为发育迟缓或疑似为 DiGeorge 综合征、腭-心-面综合征或脆性 X 综合征的病例中，其范围介于 3~6 Mb。携带者具有从完全正常到行为异常乃至多发性缺陷的广泛表现，但仅部分症状与 22q11.2 缺失类似。值得注意的是，长度为 4~6 Mb 以及两条染色体同时发生 22q11.2 缺失的病例均未见于报道。研究者推测，大范围与纯合型的 22q11.2 缺失很可能因为导致胚胎早期死亡而难以发现（Portnoï，2009）。Bi 等（2012）在来自 3 个家系的 5 名个体中发现了纯合型的 22q11.2 重复，且其中 1 人携带的重复属于新突变，从而充分证实了 22q11.2 区的高重组率。

有趣的是，研究者还发现了一些并非完全由较短的 LCR22 介导产生的非典型 22q11.2 重复，其重复范围与表型同样缺乏对应关系（Nogueira et al.，2008；Liewluck et al.，2011；Shimojima et al.，2011；Pebrel－Richard et al.，2012；Weisfeld－Adams et al.，2012）。

猫眼综合征（Cat Eye Syndrome）的典型症状包括眼球缺损、宽眼距、眼裂下斜、耳前小凹、肾脏畸形、轻度智力障碍、法洛四联征、肺静脉回流异常、肛门闭锁等。20 世纪 80 年代初，研究者发现其病因为染色体 22pter－q11 区的倒置重复（图 2.11）。McTaggart 等（1998）将猫眼综合征的染色体断端定位至与 3 Mb 22q11.2 缺失重合的间隔中，从而证明 LCR22 也是该病的原因（图 2.12）。

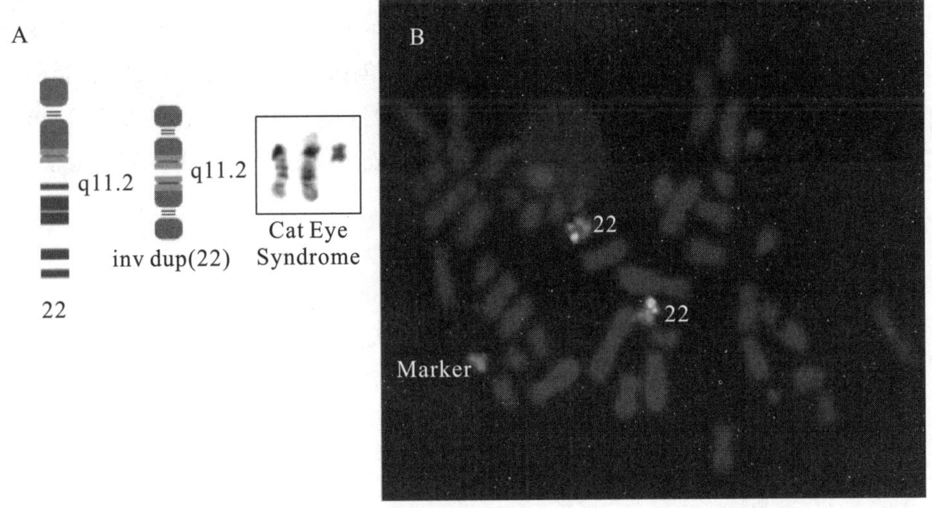

图 2.11 猫眼综合征相关的染色体异常（22q11.2 区倒置重复）

注：A，正常 22 号染色体的结构和显带（左）与 22pter－q11 区的倒置重复（中）。方框为后者的真实照片。B，FISH 显示的猫眼综合征染色体。除两条正常的 22 号染色体（红、绿色信号所示）外，一条由倒置重复构成的标记染色体（Marker）被显示为红色。图片源自 McTaggart et al.，1998。

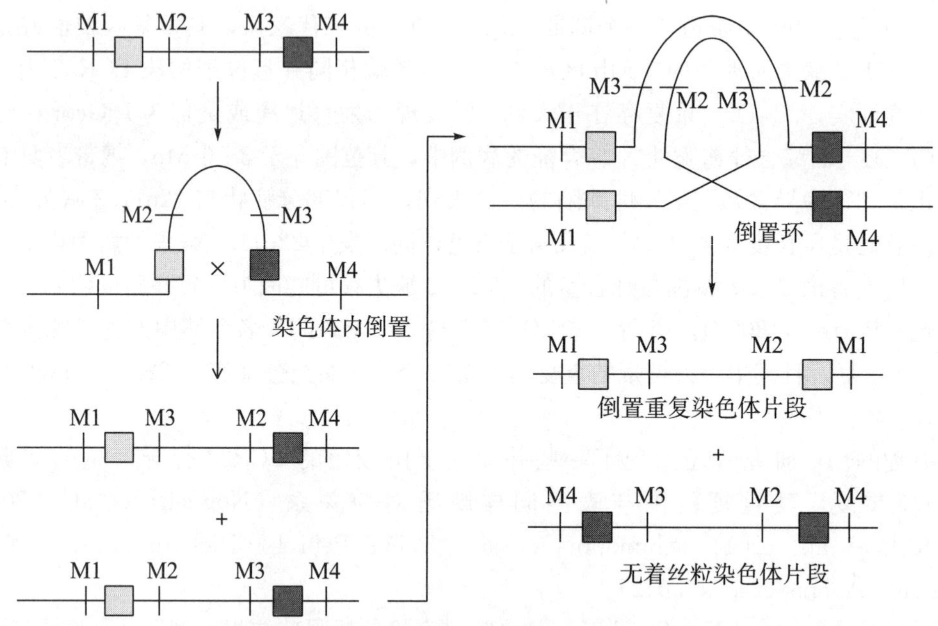

图 2.12　猫眼综合征异常染色体的产生机制

注：LCR（方块所示）首先介导染色体内发生倒置，倒置的染色体与正常染色体随后的配对交换将产生一条无着丝粒的染色体以及一条倒置重复的染色体。

der（22）衍生染色体来源于 t（11；22）（q23；q11）易位的异常分配，而后者则是最常见的染色体易位之一。携带平衡型 t（11；22）（q23；q11）易位者通常外观正常，却具有产生携带 der（22）衍生染色体后代的风险。非平衡型 der（22）是由 t（11；22）（q23；q11）易位在减数分裂期发生染色体错分（Mal-segregation）而产生的，其中的冗余染色体涉及 22q 的近侧及 11q 的远侧（图 2.13、图 2.14）。在临床上，患者常表现为发育迟缓、腭裂、外耳畸形、后缩小颌、严重智力障碍、心脏锥干缺陷、房间隔缺损等（Zackai and Emanuel，1980）。

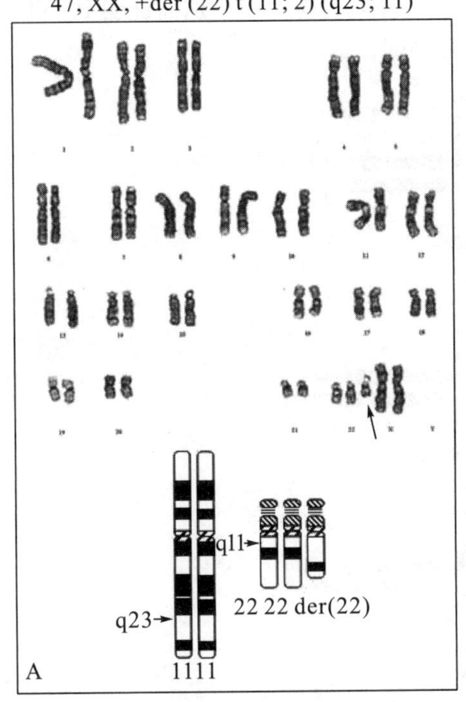

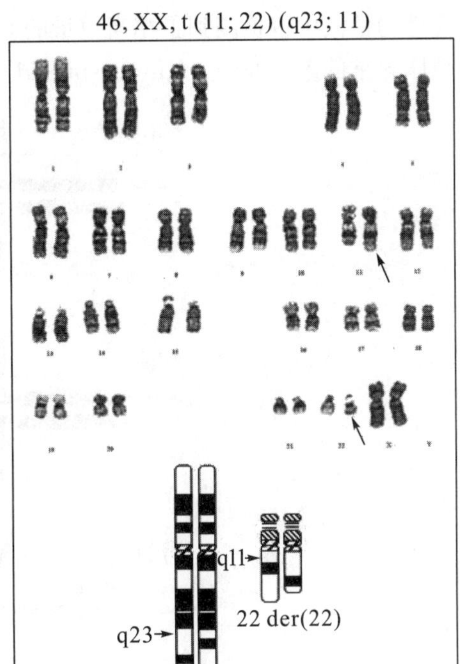

图 2.13 两名个体的核型分别涉及 der（22）（左图）以及 11 号和 22 号染色体之间的平衡易位（右图）

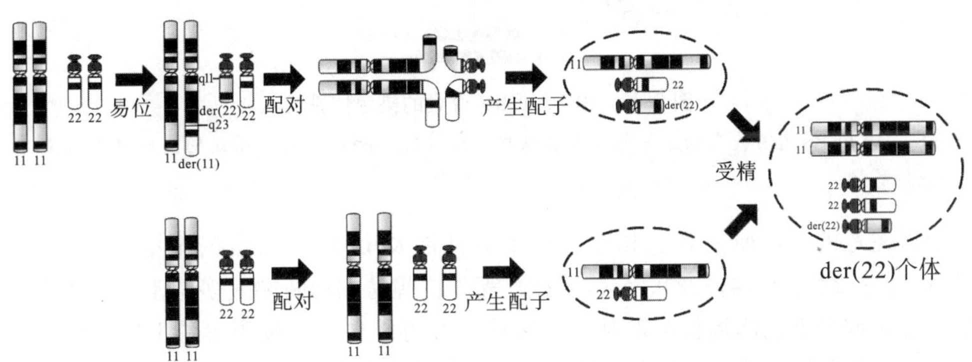

图 2.14 der（22）染色体来源于减数分裂期染色体的异常分配

注：两条易位染色体与两条正常染色体配对形成四射体，后者在两个子细胞中的 3∶1 分配将导致 der（22）综合征。

研究表明，der（22）所涉及的区域与猫眼综合征以及 DiGeorge 综合征、腭－心－面综合征相关的染色体重复或缺失区存在重叠。研究者推测，11q23 区可能包含与 LCR22 相似的 LCR 序列，二者可能通过介导非同源染色体之间的重组而导致易位。Edelmann 等（1999）在 der（22）所涉及的 11q23 和 22q11.2 区分别发现了一段富含 AT 碱基重复的回文序列（Palindromic AT－rich Repeats，PATRRs）。测序分析提示，PATRRs 能够在单链 DNA 内形成一个近乎完美的发夹（Hairpin）结构，随后发生的 DNA 双链断裂将诱发 11 号与 22 号染色体易位（图 2.15）。值得注意的是，研究者在正常男性的精液中也检测到了相当数量的t（11；22）易位突变，从而证明PATRRs也是染色体异常的重要原因（Kurahashi and Emanuel，2001）。

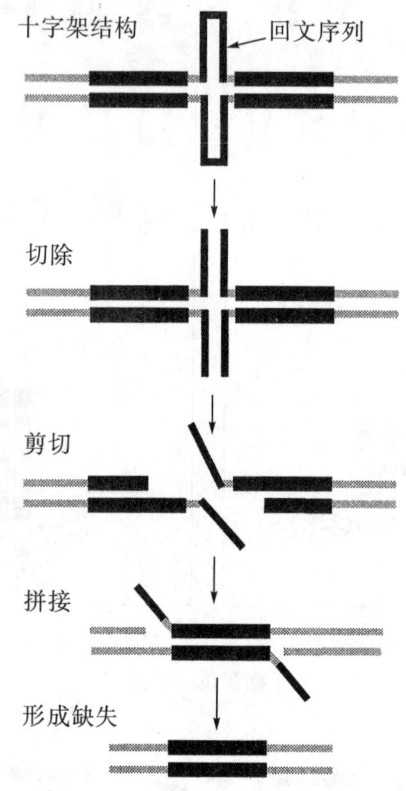

图2.15　由PATRRs介导的染色体易位

注：PATRRs将首先形成十字架或发夹结构，被特定的酶切断后，错误的拼接将形成染色体易位。

值得注意的是，研究者已相继发现了其他涉及LCR22的染色体易位，如t（X；22）、t（17；22）、t（4；22）、t（1；22）等。这些易位的断端大多位于基因组内高度活跃的区域或者染色体端粒区的独特序列中，并可能包含长度不等的PATRRs。研究者推测，这些区域易于发生染色体断裂，对其的错误修复则将造成染色体易位。此外，PATRRs本身的特征也可能影响其形成发夹结构的能力，进而影响染色体易位的发生频率（Debeer et al.，2002；Kurahashi et al.，2003；Misawa et al.，2004；Tong et al.，2010；Kato et al.，2012）。

基因组的不稳定性导致了各种具有潜在破坏性的疾病，包括基于DNA的重排。双链形式的断裂增加了DNA损伤、突变和易位的可能性。已知某些人类DNA区域参与复现性易位，例如在几种复现性易位，如t（11；22）（q23；q11）、t（17；22）和t（8；22）的断裂点处鉴定的回文序列介导的重排。Mishra等（2014）分析了复现性易位t（8；22）（q24.13；q11.21）的断裂点，发现其易位总是出现在对称的PATRRs等位基因上，在对称中心存在断点。易位的连接通常伴随两个PATRRs中心的对称性缺失，而易位伴侣之间的同源性很低。值得注意的是，对于der（8）和der（22）序列的比较显示，二者具有相同的断点连接，提示易位可能是基于经典模型的两个独立事件的产物。Correll－Tash 等（2021）通过实验证明，PATRRs 区域双链断裂的发生率偏高，表明包含 PATRRs 的 DNA 的结构可能在多种细胞环境中导致断裂的增加。

20 世纪 80 年代以来，研究者在 DiGeorge 综合征、腭－心－面综合征患者中陆续发现了一些合并 22q11.2 缺失的非平衡型易位（Greenberg et al.，1988）。研究者提议，那些看似“平衡”的易位亦可能合并 22q11.2 缺失。Dasouki 等（1997）报道了一例同时涉及 22q11.2 及 10p 区的非平衡型易位，二者均与 DiGeorge 综合征、腭－心－面综合征密切相关。

在发生机制上，染色体易位、缺失以及重复之间似乎存在密切的关系。超过 1%的 22q11.2 缺失为非平衡型易位的结果，涉及 22 号和另一条染色体。Portnoi 等（1998）曾报道一例起源于父源性 t（11；22）（q23；q11）易位的 22q11.2 缺失。Kosaki 等（2009）则报道了一名携带 t（15；22）（q13；q11.2）易位的女性，其子女分别具有典型的 DiGeorge 综合征（22q11.2 缺失）和 Angelman 综合征（15q11 缺失）。McGoey 与 Lacassie（2009）亦在一名婴儿中发现了起源于父源性 t（9；22）（q34.3；q11.2）平衡易位的 9q 亚端粒区缺失和 22q11.2 缺失。Fernández 等（2012）则报道了一个家系，其中母亲携带涉及 22q11.2 区的罕见易位，子女中则同时包括 22q11.2 缺失与 22q11.2 重复的携带者。在部分病例中，22q11.2 缺失也可能同时合并染色体易位。Gug 等（2018）报道了一例男婴，表现为腭裂伴进食困难、呼吸道感染、畸形面容（杏眼、长阔鼻、低置小耳）、法洛四联征、隐睾和马蹄内翻足等。其染色体核型为 45，XY，－22，der（15），t（15；22）（q26.2；q12），FISH 证实存在 22q11.2 缺失。

除先天畸形外，涉及 22q11.2 区的染色体重组亦被证实与多种肿瘤相关，其中较常见者包括白血病相关的 t（9；22）易位、Burkitt's 淋巴瘤相关的 t（8；22）易位、Ewing's 肉瘤相关的 t（11；22）易位等。此外，研究者亦在多种神经系统肿瘤中发现了 22 号染色体的整体或部分缺失以及重组（Sévenet et al.，1999）。Naderi（2010）报道了两例涉及家族型非综合征性基底细胞癌的 22q11.2 缺失。有证据表明，DGCR Ⅰ远侧的序列是肿瘤频繁涉及的染色体区域。由易位、缺失、点突变所导致的癌基因形成（白血病中的 *ABL－BCR* 融合基因）或抑癌基因失活（横纹肌样瘤等肿瘤中的 *SMARCB1/hSNF5/INI1* 基因缺失或突变）是这些肿瘤发生的重要原因（Versteege et al.，1998）（图 2.16、图 2.17）。与 22q11.2 缺失相似，研究者在相关的染色体断端附近亦发现了多种重复序列。值得注意的是，已发现了多例同时罹患 DiGeorge 综合征以及横纹肌样瘤的患者，其携带的非典型 22q11.2 缺失则涉及 LCR22 以及其他类型的串联重复（Wieser et al.，2005；Jackson et al.，2007；Lafay－Cousin et al.，2009；Beddow et al.，2011；Toth et al.，2011）。

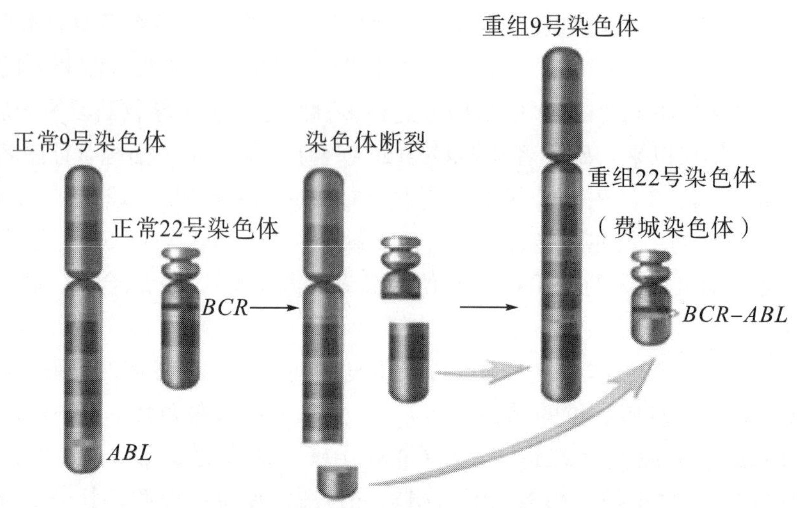

图 2.16　见于慢性髓系白血病中的费城染色体（Ph[1]）

注：9 号和 22 号染色体的易位产生了两条异常的染色体，其中之一包含 *ABL*－*BCR* 融合基因，其蛋白质产物可能诱发淋巴细胞的异常增殖，从而导致白血病。

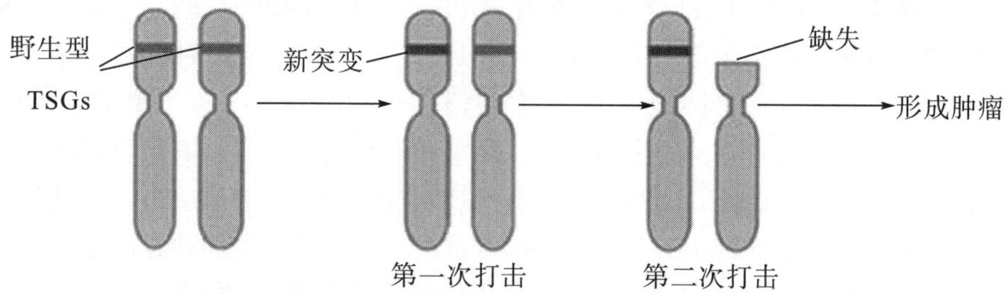

A　正常细胞中的TSG突变，导致散发型肿瘤

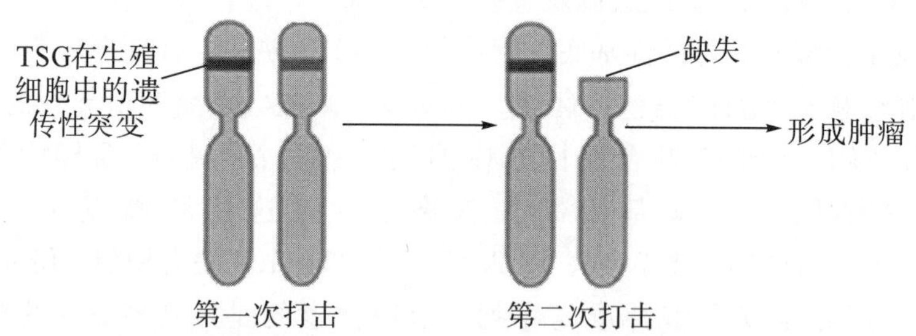

B　生殖细胞中的TSG突变，导致家族型肿瘤

图 2.17　Knudson 于 1971 年提出的“二次打击”学说，即肿瘤的发生需要一对抑癌基因（TSG）**同时发生突变**

注：散发型肿瘤需要两次独立的突变（A），而家族型肿瘤则仅需一次突变（B），其原因为一个突变已来自亲代的遗传。

随着病例的积累，研究者发现，除易位外，22q11.2 缺失还可能伴发其他类型的染色体结构异常。Guilherme 等（2014）曾报道一例合并 22q11.2 缺失的环状 22 号染色体。Molck 等（2015）则发现了一例同时携带 22q11.21 区（LCR－A～LCR－D 之间）2.5 Mb 新发缺失以及远端 22q11.23 区（LCR－F～LCR－H 之间）1.3 Mb 重复（母源性）的患儿。Nur 等（2015）报道了一名女婴，表现为面容异常、小头畸形、腭裂、后鼻孔闭锁、抽搐、低钙血症、全前脑畸形以及超声心动图异常。基因检测提示患儿同时具有 22q11.2 缺失和 18p 缺失，二者均起源于母亲携带的 t（18；22）（p11.2；q11.2）易位。Vittas 等（2019）报道了一例新生女婴，表现出 DiGeorge 综合征、腭－心－面综合征的一些常见症状，包括低钙血症、房间隔缺损和主动脉缩窄等。基因检测提示其具有 22q11.1q11.2 缺失，涉及从猫眼综合征区域到 DGS/VCFS 典型缺失区 3.2 Mb 的范围，其染色体核型为 45，XX，der（1）t（1；22）（p36.3；q11.2）dn，－22。患儿父母的核型均未见异常。FISH 分析显示患儿的 22q11.2 缺失发生在 der（1）中，而正常的 1 号染色体则未见明显的片段缺失或重复。

染色体 22q11.2 区富含 AT 的重复序列与再现性的 t（11；22）（q23；q11.2）易位有关。这种易位的不等分离已在数百个家族中被发现，但仅在 8 个家族中发现了新的易位事件，且所有易位均起源于父亲性腺的染色体中。值得注意的是，研究者在健康男性的精液中也检测到了新发的 t（11；22）易位，因此推测其发生在产生精子的减数分裂期的某个环节。Correll－Tash 等（2018）报道了一名女性，外周血染色体核型分析显示其为 t（11；22）易位的嵌合体。测序证实后者具有典型的断点，提示其发生在受精卵形成后的有丝分裂期。

Dantas 等（2016）报道了一例通过体外受精诞生的患者，其 45 条染色体构成的核型涉及 6 号和 22 号染色体之间的不平衡易位。22q11.2 区缺失了 3.3 Mb，6p 区缺失了 0.4 Mb。他们推测上述重排缘于胚胎操作，抑或属于偶发事件。Pastor 等（2022）报道了一名曾生育 22q11.2 缺失综合征患儿、同时携带 t（11；22）（q23；q11）易位的男性。光学基因组定位提示其后代的缺失起源于该男性衍生的 22 号染色体与正常 22 号染色体之间的非等位同源重组（Non－allelic Homologous Recombination，NAHR），另一名后代则遗传了正常的 22 号染色体。上述发现证实涉及 22 号染色体重组的结构也参与了导致 22q11.2 缺失的 NAHR。

22q11.2 区域的染色体重组也可能同时导致先天缺陷和肿瘤。Bosse 等（2014）报道了一例具有自闭症谱系障碍，同时罹患膀胱恶性横纹肌样肿瘤、口腔内皮样囊肿和大脑额叶神经节胶质瘤的 14 岁男性。患儿被发现携带 22q11.2 区远端的 3 Mb 新发缺失（LCR22－D～LCR22－G 之间），涉及 *SMARCB 1* 基因。基因检测证实其膀胱肿瘤组织中同时存在 *SMARCB 1* 基因第 3 外显子的 c.250delC（p.Leu84＊）新发无义变异。该病例进一步支持了横纹肌样肿瘤发生的模型。在该模型中，*SMARCB 1* 的杂合缺失将导致具有完整 *SMARCB 1* 表达的初始肿瘤的形成，随后另一个 *SMARCB 1* 等位基因的失活将导致其转化为更恶性的病变。Haruta 等（2021）则发现，肾脏横纹肌样肿瘤中 22q11.1 或 11.2 片段重复局部缺失区域中的频繁断点和单亲二体提示了一种独特的肿瘤发生机制。

越来越多的证据提示，22q11.2 区具有极高的突变率，而该区域所包含的大量重复序列则是造成不稳定性的重要原因，后者可能介导缺失、重复、易位、倒置等多种染色体异常。值得注意的是，其他染色体区域的 LCR 序列亦被证实与 Kallman 综合征、Rud/眼球震颤综合征以及点状软骨发育不良－矮小－智力障碍综合征相关的染色体异常有关。此外，研究者亦在 17p11.2 缺失（Smith－Magenis 综合征）、7q11.23 缺失（Williams－Beuren 综合征）、15q11－13 缺失（Prader－Willi/ Angelman 综合征）的断端附近发现了类似的序列（Lupski，2007）。因此，由 LCR 序列介导的非等位同源重组是染色体异常的一种重要机制。Balci 等（2009）在一例产前超声发现的异常胎儿中发现了并存的 22q11.2 缺失和 21 三体，而后者则属于最常见的染色体异常，发生机制为减数分裂期同源染色体的不分离（Non－disjunction）。Molina 等（2011）通过检测健康男性的精液样本，证实 LCR 序列可通过介导 NAHR 而造成缺失和重复。

Delio 等（2013）总结发现，57％的 22q11.2 缺失起源于母亲，43％起源于父亲。有趣的是，22q11.2 区在女性中的重组率为男性的 1.6～1.7 倍，这可能与该区域在减数分裂期重组率较高以及其他尚未确定的特征有关。

值得注意的是，并非所有的 22q11.2 缺失均与 LCR 有关。研究者已发现数例与 DGCRⅠ仅部分重叠的较大范围的 22q11.2 缺失，其断端序列并不在已知的 LCR22 中，而是彼此具有高度的同源性（Ogilvie et al.，2009；Anastasio et al.，2010；Breckpot et al.，2012）。

鉴于 DiGeorge 综合征、腭－心－面综合征、der（22）综合征/22q11.2 重复、猫眼综合征分别涉及 22q11.2 区的单倍体、三倍体以及四倍体，研究者推测 22q11.2 区很可能包含剂量敏感基因（Dosage Sensitive Genes）（图 2.18）。上述疾病共享一段长约 1.5 Mb、包含至少 24 个基因的染色体区域（Funke et al.，2001）。研究者认为，对这些基因进行探索将有望揭示上述疾病的分子基础。

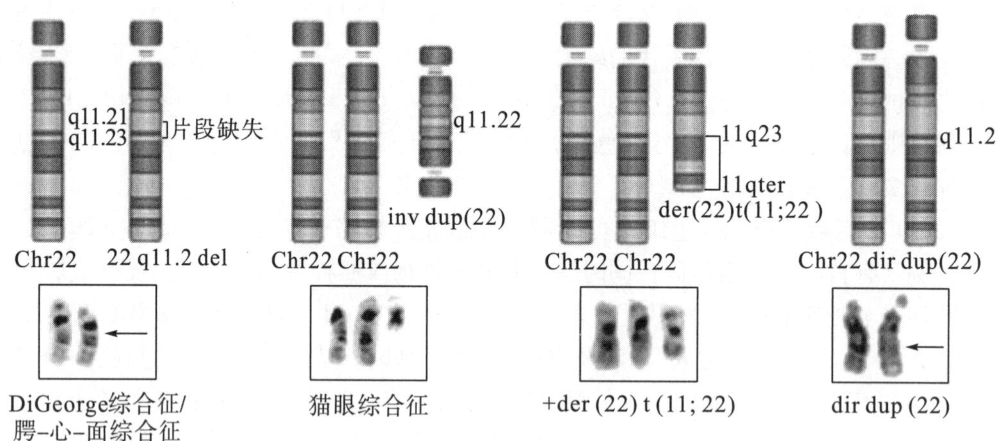

图 2.18 涉及 22q11.2 区的染色体异常

注：与 22q11.2 缺失类似，这些异常均与 LCR 介导的染色体异常配对和交换有关。

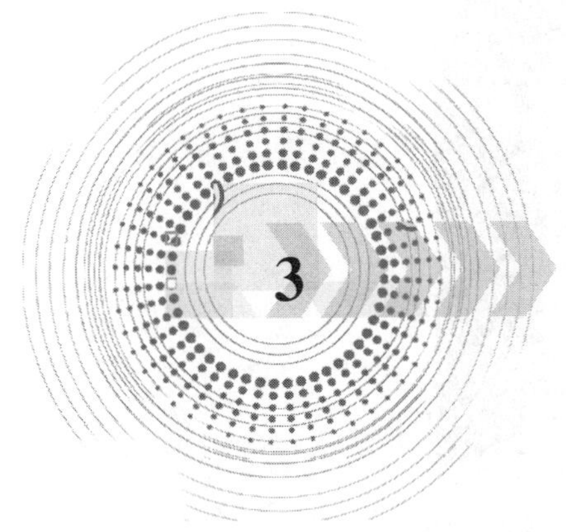

22q11.2 缺失综合征

临床上，许多先天性疾病均以多发畸形（综合征）的形式出现，而医生对于这些综合征的描述则产生了各种各样的名称。

20 世纪 90 年代初，DiGeorge 综合征、腭一心一面综合征、锥干异常一面综合征等疾病被先后证实与 22q11.2 缺失密切相关。在一些表现为其他综合征的患者中，研究者亦发现了 22q11.2 缺失。上述发现使人们重新思考该如何来定义这些疾病——是基于其临床表现，还是基于实验室的发现?

3.1 什么是综合征?

人们通常认为，疾病是指某种单一的症状，如高血压、瘫痪或唇腭裂等。然而，临床的实际情况往往并非如此。许多疾病均具有一系列的异常表现，其中一些具有相对固定的模式，被称为“综合症”。在先天性疾病中，患者的部分表现本身并不造成任何不适或功能障碍，故又称为“综合征”（Syndrome）。在医学文献中，许多先天综合征均以率先描述它们的医生的名字或突出的特征来命名。临床上，这些综合征往往具有广泛的表现而不易确诊。为了帮助诊断，美国约翰霍普金斯大学的 Victor A. McKusick 教授自 20 世纪 60 年代起即开始对这类疾病的资料进行整理，并逐步将其扩展为在线孟德尔人类遗传病分类数据库（OMIM，http:// www. ncbi. nlm. nih. gov/omim），该数据库为人类先天综合征的权威信息资源。

3.2 DiGeorge 综合征、腭一心一面综合征与锥干异常一面综合征

在 1965 年举行的一次免疫学会议上，美国儿科医师 Angelo M. DiGeorge 报道了一名患有甲状旁腺功能减退和反复感染的儿童，并预测对其的病理检查将会发现甲状旁腺与胸腺的缺如。其他研究者随后将这一范围扩大到心血管畸形与异常面容等，称之为 DiGeorge 综合征（DiGeorge Syndrome，图 3.1）

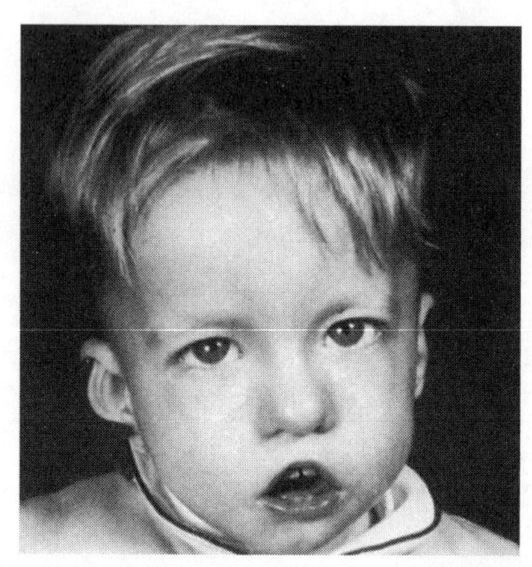

图 3.1　DiGeorge 综合征患儿的典型面容

注：外耳畸形、宽眼距、鼻根粗大、鼻头圆钝、小下颌、浅人中沟等。图片源自 http://www.picturesdepot.com/medical/13897/digeorge+syndrome.html。

1955 年，捷克的 Eva Sedlacková 在 48 名患儿中观察到并存的腭帆部发生不良、腭裂、鼻音、异常面容、尖指、心脏畸形以及智力障碍，并称之为腭－面发生不良（Velofacial Hypoplasia，又称 Sedlacková 综合征）。20 世纪 70 年代末，美国整形外科医生 Robert Shprintzen 报道了一系列具有异常面容、浓重鼻音以及心脏畸形的患者，确立了腭－心－面综合征（Velo－cardio－facial Syndrome，又称 Shprintzen 综合征）（Shprintzen et al.，1978，1981）（图 3.2）。随后，研究者又在这类患者中发现了许多生理、心理以及行为等方面的异常。据估计，多达 8%的腭裂患者具有腭－心－面综合征。Shprintzen 认为，腭－心－面综合征的范围已涵盖了 DiGeorge 综合征、腭－面发生不良、Robin 序列征（胚胎发育早期发生的单一局部缺陷，将导致一系列继发缺陷而造成多发畸形）、Potter 序列征以及 Strong 综合征等。因此，“更多符合该综合征的报道只是被贴上了其他标签”（Shprintzen，1994）。

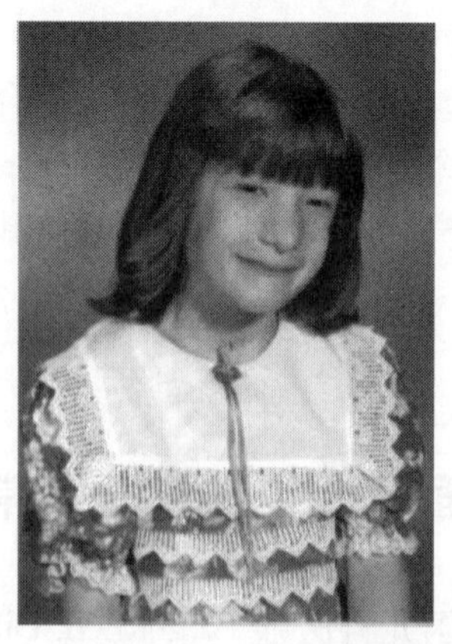
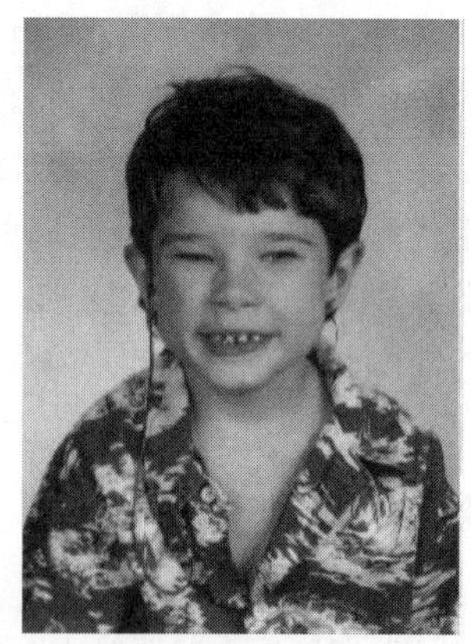

图 3.2　两名诊断为腭－心－面综合征的患儿

注：细微的面容异常包括小眼裂、外耳畸形以及浅人中沟等。图片源自 http://www.cardiogenetics.org/del22q11 _ guide _ layout.asp。

20 世纪 70 年代，几位日本心脏病学家亦描述了并存的异常面容、心室流出道（锥干）畸形以及智力障碍，并称之为锥干异常－面综合征（Conotruncal Anomaly Face Syndrome，又称 Takao 综合征）（Kinouchi et al.，1976）（图 3.3）。随着 22q11.2 缺失研究的进展，研究者很快确定该综合征与腭－心－面综合征实际上是同一疾病。

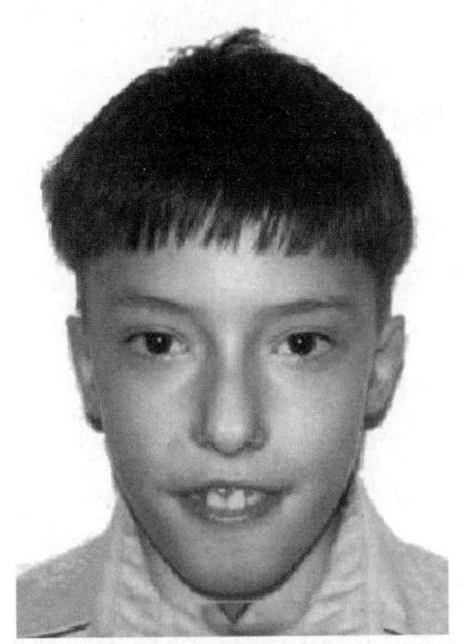

图 3.3　一名诊断为锥干异常－面综合征的日本患者

注：表现为斜眼裂、外耳异常、鼻根粗大、鼻头圆钝、浅人中沟等。图片源自 Digilio et al.，2005。

20 世纪 80 年代末，一些研究者注意到 DiGeorge 综合征与腭－心－面综合征具有某些共同的特征，并在两种疾病的患者中均发现了 22q11.2 缺失（Greenberg et al.，1988；Scambler et al.，1992）。随着大多数诊断为 DiGeorge 综合征、腭－心－面综合征以及锥干异常－面综合征的患者被证实携带大致相同的 22q11.2 缺失，人们意识到这些疾病实际上属于同一范畴。Wilson 等（1993）提议用一个缩写"CATCH22"来概括上述综合征的主要症状，即心脏畸形（Cardiac Abnormalities）、异常面容（Abnormal Facies）、T 细胞减少或胸腺发生不良（T－cell Deficit or Thymic Hypoplasia）、腭裂（Cleft Palate）、低血钙（Hypocalcemia）、缺失的 22 号染色体（Deleted Chromosome 22）。

尽管"CATCH22"能够取代既往分散的名称来强调这些疾病的单一属性，但它却因为得名于美国作家约瑟夫·海勒（Joseph Heller）的著名反战小说 *CATCH 22*（《第二十二条军规》）而具有负面含义。在该小说中，海勒用这一缩写来描述一种"疯狂状态可以作为免于参加空战的理由，但只要还有能力提出免于参加空战，就说明还没有疯狂"的悖论（Heller，1961）。在英文辞典中，CATCH22 被定义为"法律、规定或工作中存在的使人左右为难的困境，即'无胜机'（No Win）"。基于上述原因，许多医生认为在遗传咨询时使用该缩写并不妥当。

3.3 22q11.2缺失综合征的命名

近年来，许多并不具备经典症状的患者亦被发现携带22q11.2缺失，因此一些研究者提议用“22q11.2缺失综合征”来概括这类疾病（Wulfsberg et al.，1996）。严格地说，DiGeorge综合征、腭－心－面综合征与22q11.2缺失综合征并不完全等同，因为一些合乎诊断的患者并未携带22q11.2缺失，反过来，许多与缺失相关的症状也并不属于经典的DiGeorge综合征、腭－心－面综合征范畴。有趣的是，许多学者仍在争论合适的病名。2001年，*Lancet*（《柳叶刀》）杂志曾以“腭－心－面综合征还是DiGeorge综合征?”为题报道了一名38岁女性。患者由胃肠道不适、腹泻导致的意识模糊、激惹和疲乏入院，既往曾接受心脏修补手术，检查发现其具有腭裂、严重低血钙以及精神症状。遗传学检查发现其携带22q11.2缺失（Buchanan et al.，2001）。显然，对于这类患者来说，何种病名并不重要，更重要的是识别22q11.2缺失的全部表现。

研究者还发现，在一些家系中，携带相同22q11.2缺失的个体可能分别表现为DiGeorge综合征与腭－心－面综合征。此外，部分携带者则兼具两种综合征的表现。22q11.2缺失研究的迅速进展使人们认识到，只存在一个与DGCRⅠ缺失相关、广泛而又多变的表型。回顾过去几十年对于相关疾病的探索，研究者将其比喻为“盲人摸象”（Wulfsberg et al.，1996）。显然，在明确某种综合征的遗传学病因之前，确定其症状范围往往存在较大的困难。

据估计，DiGeorge综合征、腭－心－面综合征在人群中的发生率约为1/3000，而22q11.2缺失的发生率则介于1/6000～1/4000（Wilson et al.，1993）。值得注意的是，研究者还在许多表现为其他综合征的患者中发现了22q11.2缺失（附表1）。在这些综合征中，一些强调了某种特殊体征（如肺动脉瓣膜缺如综合征、Bernard－Soulier综合征、Fahr综合征等），另一些则强调了某种特定的症状组合（如颅－小脑－心综合征、CHARGE联合征、眼－耳－脊椎畸形谱等）。

3.4 22q11.2缺失综合征的典型表现

近年来，DiGeorge综合征、腭－心－面综合征已经从晦涩的概念转变为最受人关注的疾病之一。研究者对上千例22q11.2缺失携带者的临床表型进行了总结。由附表2可见，许多常见的症状，如智力及精神异常、泌尿生殖系统畸形、骨骼畸形、眼球异常以及发育迟缓等并不属于DiGeorge综合征、腭－心－面综合征的经典表现或“CATCH22”所概括的范畴。

一名2岁的男孩因反复鼻窦炎、肺部感染被转诊。在出生后不久，患儿因B型主动脉弓离断而被确诊为22q11.2缺失综合征，但未出现低钙血症，心脏修复后恢复顺利。患儿存在喂养困难，体重增长缓慢，但在1岁前未出现其他异常。15个月时，患儿开始罹患严重的中耳炎和支气管炎。在18个月时曾因肺炎住院一次，此后从未停用抗生素超过1周。——Maggadottir等（2013）

与上述病例相似，既往大多数 22q11.2 缺失被确诊于婴儿期。这类患儿几乎均具有心血管畸形，其他的就诊原因则包括呼吸困难、进食或吮吸困难等。在 2 岁之后被确诊的病例中，仅 54%具有心血管畸形，大多数则具有发音及语言缺陷、发育迟缓、学习障碍以及反复感染等。其他诊断线索还包括鼻音、精神症状、面容异常、细长手指等。

研究者发现，尽管其表型各异，但几乎所有的患儿均具有包括面容异常等在内的症状组合。22q11.2 缺失在孤立发生的腭裂或心血管畸形中甚为少见。特征性的面容在新生儿或婴儿期可能较难辨认，无心血管畸形的患儿亦可能漏诊。因此，了解携带者的表型对于遗传咨询非常重要。此外，有必要对携带者进行长期随访，因为并非所有的问题在初诊时即存在（Oskarsdóttir et al.，2005）。

Campbell 等（2018）回顾了美国费城儿童医院 1992 年至 2018 年确诊的 1421 例 22q11.2 缺失综合征患者的医疗记录，主要的症状包括免疫功能障碍或过敏（77%）、腭异常（67%）、先天性心脏病（64%）、胃肠道异常（65%）、内分泌功能障碍（>50%）、脊柱侧弯（50%）、肾脏异常（16%）和气道异常等。患儿的中位全面智商为 76，患和未患先天性心脏病或低钙血症的个体之间无显著差异。大多数患儿具有典型的面部畸形，但其皮肤纹理与正常对照相似。

除儿童患者外，研究者近年来也在越来越多的胎儿和成年人中发现了 22q11.2 缺失。在产前确诊的病例中，绝大多数是缘于超声发现的心脏缺陷。在胎儿尸检中，心脏缺陷也是最常见的特征，而胸腺、肾脏异常和面部畸形也见于报道（Besseau－Ayasse et al.，2014）。Noël 等（2014）总结了 74 例 22q11.2 缺失胎儿（66 例终止妊娠，8 例胎死宫内）的表型。心脏锥干缺陷是最常见的畸形（65 例），其次为胸腺发育不全（62 例）和泌尿道畸形（25 例）。该研究还发现了一些很少描述的异常和严重的特征。10 例胎儿存在神经异常，其中 7 例具有神经管缺陷，5 例具有颅内畸形。致命性的畸形还包括两例左心发育不全综合征、两例双肾发育不全和一例气管发育不全。Sivrikoz 等（2022）则发现，22q11.2 缺失胎儿最常见的心外异常为骨骼系统异常（25%），其中以马蹄内翻足最为常见（20.8%）。羊水过多的发生率为 31%，并且其中 6.6%为孤立发现。Schindewolf 等（2018）总结了 42 例携带 22q11.2 缺失的胎儿的表型，其中 95%在产前被诊断为先天性心脏病，90%的病例具有心外表现，分别涉及中枢神经系统（38%）、胃肠道（14%）、泌尿生殖系统（16.6%）、肺部（7%）、骨骼系统（19%）、面部畸形（21%）、胸腺小/发育不全（26%）和羊水过多（30%）（附表 3）。其他与 22q11.2 缺失相关的胎儿表型还包括唇腭裂、透明隔腔扩张、宫内生长受限等（Blagowidow et al.，2023）。

大多数成年 22q11.2 缺失携带者都是通过对重症患儿的追溯被发现的，这类个体往往仅具有轻微的表现。此外，少数缺失者也可能因低钙血症造成的抽搐、痉挛、癫痫、晕厥以及特殊面容、鼻音、认知缺陷、精神异常等被确诊。Vogels（2014）总结了 62 例在成年期确诊的患者的情况，并将其按症状分为七组，即家族性疾病、智力障碍、心脏异常、腭部异常、面部畸形特征、精神障碍和其他（包括与 22q11.2 缺失相关的所有其他特征）。各组在诊断时的症状和年龄方面有所不同。成年后被转诊至遗传门诊者主要是由于家族性疾病、心脏异常和精神障碍，而在智力障碍机构诊断的成年人则主要表现为中重度智力障碍和精神障碍。在智力障碍及精神科被诊断的成年人则具有各种精神障碍，但无一具有其他的躯体特征。这提示即使在缺乏明显躯体特征的情况下，也需要对出现的症状保持警惕，如心脏锥干缺陷、中重度智力障碍以及精神异常。值得注意的是，即使到了晚年，22q11.2 缺失综合征的确诊也会对患者及其亲属产生重要的遗传、医学和情感影响。

由于尚无研究者对 22q11.2 缺失开展大规模的人群筛查，其完全的“表型”尚不清楚。由于其广泛的表现以及临床诊疗方面的挑战，22q11.2 缺失综合征已成为一种具有代表性的重要疾病。美国费城儿童医院于 20 世纪 90 年代创立了“22q 和你中心”（22q and You Center）。这是一个针对受染色体 22q11.2 变异影响的个人和家庭的开创性整体护理计划，该计划至今仍是该领域的开拓者。在其建立并定期维护的 GeneReviews© (Internet) 网页上，Donna McDonald-McGinn 教授团队对 22q11.2 缺失综合征的临床信息提供的摘录如下：

临床特征：患有 22q11.2 缺失综合征的个体可能表现出一系列高度可变的特征，甚至在同一家系中也是如此。22q11.2 缺失综合征的主要临床表现包括先天性心脏病，尤其是锥干畸形（室间隔缺损、法洛四联征、主动脉弓离断和永存动脉干）、腭异常（腭咽闭合不全、黏膜下腭裂、悬雍垂裂以及腭裂）、免疫缺陷、特征性的面部特征、学习困难等。听力损失可能为感觉神经性和（或）传导性。喉、气管、食管、胃肠、眼部、中枢神经系统、骨骼和泌尿生殖系统也可能出现异常。精神疾病和自身免疫性疾病在 22q11.2 缺失综合征患者中更为常见。

诊断/检测：22q11.2 缺失综合征的诊断通过用染色体微阵列分析或其他基因组分析来鉴定染色体 22q11.2 区的杂合缺失来确定。

管理（对症治疗）：心脏异常应按照心脏病专家的建议进行治疗；耳鼻喉科医生建议的腭畸形修复术；喂食问题可通过调整勺子的位置来处理；胃食管反流和胃肠动力障碍可进行常规治疗；免疫缺陷需要积极治疗感染，很少需要预防性使用抗生素、静脉注射免疫球蛋白或胸腺移植；建议使用经辐照的血液制品，直到能够确认免疫系统正常化；按照免疫学家的要求治疗自身免疫性疾病；若需要长期补充钙，则会增加患肾结石的风险，因此需要转诊给内分泌和肾病专家；对于生长激素缺乏症的标准治疗；对于眼部异常的标准治疗；助听器可能有助于听力损失；职业、物理和言语治疗，在 1 岁之前应引入手语、教育和行为治疗；对精神疾病的支持和治疗；骨科医生针对颈椎异常建议的活动限制；泌尿科医生建议的肾脏手术和治疗；考虑使用封闭剂的常规牙科治疗。

监测：对于语言出现后的鼻音进行质量评估；评估血清转化的抗体研究；在接种减毒活疫苗之前重新评估患儿的免疫状态；每年进行全血细胞计数和分项检测；婴儿期每 3~6 个月、儿童期每 5 年、此后每 1~2 年一次；在术前和术后以及怀孕期间定期检测血清游离钙；每年检测促甲状腺激素以及游离甲状腺素水平；1~3 岁或根据指示进行眼科评估；婴幼儿、学龄前儿童和学龄儿童进行听力评估；每年进行发育评估、脊柱侧弯的临床监测；每 6 个月进行一次牙科检查。

应避免的因素/情况：淋巴细胞异常的婴幼儿不应接种减毒活疫苗（如口服脊髓灰质炎疫苗、麻疹疫苗、腮腺炎疫苗和风疹疫苗等）。碳酸饮料和饮酒可能会加重低钙血症。摄入咖啡因可能会导致或加重焦虑。

遗传咨询：22q11.2 缺失综合征是一种常染色体显性遗传的邻接基因缺失综合征。在由 3.0（2.54）Mb缺失导致的 22q11.2 缺失综合征中，90%以上的个体属于新发缺失，约 10%的个体遗传自亲代。在由嵌合体 22q11.2 缺失导致的 22q11.2 缺失综合征患者中，60%的缺失遗传自受累的亲代。患者的后代有 50%的机会继承 22q11.2 缺失。一旦在受累的家系成员中发现了 22q11.2 缺失，就可以使用 FISH、多重连接探针扩增或微阵列分析对风险妊娠进行产前诊断，并进行植入前遗传学检测。

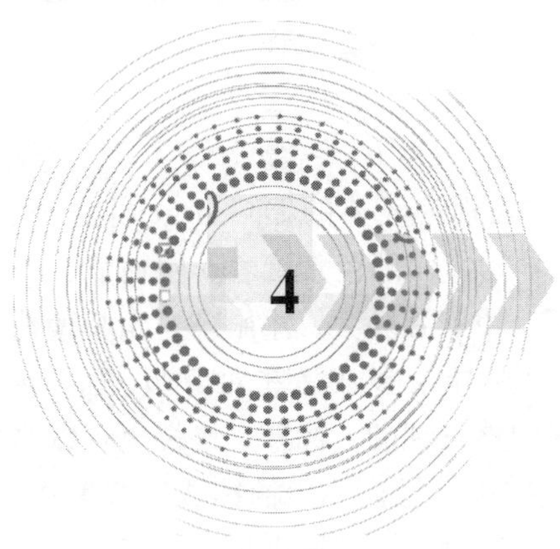

4 围绕 22q11.2 缺失的谜团

随着越来越多的 22q11.2 缺失被发现，研究者发现与之相关的缺陷遍布全身，表现多样且因人而异。大量的非典型病例提示，较难通过临床表型来预测缺失的存在，反过来，也很难预测缺失携带者最终的表型。甚至在携带相同缺失的同卵双胞胎之间，也可能存在相当大的差异。

尽管如此，鉴于 22q11.2 缺失与许多重要疾病的相关性，研究者还是围绕寻找这些疾病的致病基因开展了大量的探索，其主要发现包括：①22q11.2 缺失区内的许多基因确实参与胚胎发育的调控，其突变可能导致动物身体特定结构的发育缺陷；②非缺失区的许多其他基因也参与上述调控过程；③在非缺失的患者中也发现了相关基因的突变。

胚胎学研究的诸多发现，不仅证明基因与发育之间存在密切的联系，也为解释先天综合征的发生机制提供了重要的线索。然而，仍有一些难题需要解答，包括：①基因型与表型之间缺乏对应关系；②难以将所有的问题都归咎到一个基因上；③相距遥远且属于不同系统的畸形是如何发生的。

4.1 22q11.2 缺失的广泛表现

随着越来越多的病例被发现，研究者认识到 22q11.2 缺失涉及的异常远远超出了 DiGeorge 综合征、腭−心−面综合征的范畴。除经典症状外，智力/精神障碍、泌尿生殖道畸形、骨骼异常、神经/肌肉异常、眼部异常以及发育迟缓均很常见。突出的临床症状还包括构音及语言障碍、心血管畸形、反复感染、学习与行为异常、甲状旁腺功能减退、轻度运动障碍以及特征性面容等。尽管具体的症状因人而异，但由于患者通常具有多种异常，累加起来的病情往往相当严重。

最初发现于个别患者中的症状，如泌尿系统畸形、骨髓发育不良、脑结构异常、淋巴组织细胞增多症、肺畸形、身材矮小、肥胖等，随后被证实存在于相当比例的患者中。此外，研究者还通过尸检发现了许多隐匿的异常，如气管−食管畸形、脾脏发生不全、内脏异位、膈疝等（附表 4）。

一个小小的缺失如何能够导致如此广泛的异常？这是让许多研究者感到困惑的问题。

4.2 22q11.2 缺失的非典型症状

在已发现的22q11.2缺失病例中，仅有不到一半表现为经典的DiGeorge综合征、腭—心—面综合征，许多则具有罕见的症状，如心房异构、面部色素沉着、银屑病、扩张型心肌病、肠旋转不良、巨结肠、膈疝、颈椎压缩、甲状腺肿大、小眼球、角膜葡萄肿等（Oncel et al.，2013；Tarlan et al.，2014）。上述异常多数是在对呼吸窘迫/喘鸣、便秘、吞咽困难等症状进行追溯或影像学检查时偶然发现的。此外，许多患者以非典型症状就诊，如精神分裂症、自身免疫性全血细胞减少、低血钙、抽搐或癫痫发作、面容异常、腭咽部功能不全、语言阙如、发育迟缓、大脑钙化、泌尿系统畸形等。

许多具有单一症状的患者亦被发现携带22q11.2缺失。具体的例子包括孤立的心血管畸形、甲状旁腺功能减退、精神障碍、学习障碍、腭裂、面容异常、生长激素缺乏、青少年类风湿关节炎等。Wang等（1998）报道了3名携带22q11.2缺失的儿童，其症状均仅限于发育范畴。更极端的情况则是，部分携带者甚至被诊断为其他综合征。例如，Nagasaki等（2011）曾报道两例22q11.2缺失，表现为直肠肛门畸形以及发育迟缓。Kunishima等（2013）评估了两名患有Bernard—Soulier综合征（又称巨血小板综合征）的婴儿。DNA测序显示，二人均同时携带*GPIbβ*基因的半合子变异（分别为p.Trp148X和p.Leu97Phe）以及经典的3 Mb 22q11.2缺失，但均缺乏22q11.2缺失综合征的典型特征，包括发育迟缓、心脏缺陷、面部畸形、腭部异常、低钙血症和免疫缺陷等。Chandramohan等（2021）诊断了一名4个月大的DiGeorge综合征男婴，其他的临床表现包括先天性巨结肠和颅内微出血，眼部表现包括双侧小眼球、角膜后胚胎环、脉络膜视网膜缺损和单侧眼眶囊肿。

携带22q11.2缺失的个体之间往往存在显著的差异，有些仅具有轻度的学习障碍或面容异常，有些则可能因严重的心脏缺陷或胸腺缺如而夭折。对于具体的器官来说，个体差异也相当明显。例如，胸腺异常可能表现为完全缺如、发生不良或T细胞功能下降；心血管畸形可能表现为致死性畸形或无症状；甲状旁腺异常则可能表现为完全缺如、低血钙或低甲状旁腺激素水平但血清钙正常等。此外，不同器官的异常亦缺乏关联（Sullivan et al.，1998）。在缺乏核心症状的情况下，携带者很可能因非典型症状而漏诊或误诊。鉴于22q11.2缺失携带者所表现的显著差异，研究者推测在人群中很可能存在携带该缺失但完全健康的个体。

4.3 基因型与表型之间缺乏对应关系

DNA分析提示，近90%的22q11.2缺失具有相似的范围。然而，携带者的表现却高度可变，以至于难以建立起任何基因型与表型的对应关系。

Williams等（2016）报道了一例携带嵌合体缺失（LCD22—C～LCD22—D）的腭裂患者，并推测缺失区内包含腭裂的致病基因。Rozas等（2019）对22q11.2缺失的范围与先天性心脏病和（或）腭部畸形之间的相关性进行了系统回顾。通过对 1514 例心脏病和 487 例腭部畸形的患者进行荟萃分析，未发现其缺失范围与发病存在相关性。一些研究者指出，在疑似的患者中，22q11.2 缺失携带者的表现比非缺失者更为典型。同孤立型症状相比，22q11.2 缺失似乎更常见于综合征中（Voigt et al.，2002）。此外，最初被诊断为孤立型症状的患者很可能具有轻微的面容异常或者其他隐匿的异常（Digilio et al.，1999）。

通过对具有特殊症状的患者所携带的缺失进行分析，一些研究者推测与心血管畸形相关的缺失区远小于精神分裂症。然而，大多数研究者并未发现缺失范围与表型存在明显的对应关系。此外，相当比例的典型患者并未携带 22q11.2 缺失。Voigt 等（2002）报道了两例表现为孤立型法洛四联征的 22q11.2 缺失，二者分别涉及 DGCR Ⅰ 的不同区域，再次证明表型与缺失范围之间并无明确的联系。

Burnside（2015）对 22q11.2 缺失综合征近端、中央和远端缺失及其相关特征进行了回顾（图 4.1、表 4.1）。近端缺失（LCR－A～LCR－D、LCR－A～LCR－B）携带者最常见的特征包括出生后生长受限、先天性心脏病、腭部异常、小头畸形、智力障碍、精神/行为问题、发育迟缓、语言迟缓、肌张力减退、进食问题/胃肠道异常和肾异常。较为少见的特征则包括骨骼问题和眼部异常。此外，可导致癫痫发作的低钙血症在近端缺失者中也较常见。中央缺失（LCR－B～LCR－D、LCR－C～LCR－D，未涉及 *HIRA* 或者 *TBX1* 基因）最常见的特征包括生长受限、发育迟缓、智力障碍、语言发育迟缓和面容异常，生殖器异常、心脏缺陷和精神/行为问题也较为常见，此外还有反复感染（尤其是中耳炎）、脊柱侧弯、手指畸形等。远端缺失（LCR－C～LCR－E、LCR－D～LCR－E、LCR－D～LCR－F）的常见表现则包括早产、生长受限、心脏异常、面容异常、轻微骨骼异常、小头畸形以及发育迟缓。

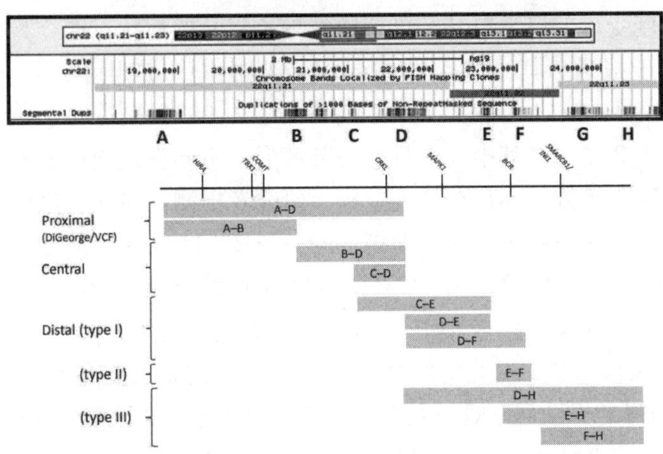

图 4.1 由 UCSC Genome Browser 所展示的 22q11.2 近端区域

注：LCR22－A～LCR22－H 如图所示，各个间隙所包含的关键基因见上方标记。图片源自 Burnside，2015。http://genome.ucsc.edu/cgi-bin/hgTracks?db=hg19&position=chr22%3A18000000-24500000&hgsid=427040253_tbGHNQ83ZO1oFT0Xb7uDyhyZYwIU。

表 4.1　具有 22q11.21/q11.23 区不同间隙缺失的个体的常见表型特征

Phenotypic features	Deletion				
	proximal[a] (A–B, A–D)	central[b] (B–D, C–D)	distal		
			type I[c] (C–E, D–E, D–F)	type II[d] (E–F)	type III[e] (any incl. *SMARCB1*)
Number of individuals reported[f]	incidence ~1:4,000 births	76	45	8	17 (14 begin at D)
Follow-up: origin	93% DN	35: 14 fam, 13 unk, 8 DN	45: 1 fam, 16 unk, 28 DN	5: 1 fam, 4 DN	6: 6 DN
Growth restriction/short stature	growth lag in childhood, adults mostly normal	16/68 (24%)	25/45 (56%)	2/8 (25%)	2/17 (12%)
Immune deficiency/recurrent infections	77%	10/68 (15%)	9/45 (20%)	none reported	1/17 (6%)
Hypocalcemia	50%	none reported	1 borderline/45 (2%)	none reported	none reported
CNS anomalies/seizures	<20%	11/68 (16%)	3/45 (7%)	2/8 (25%)	1/17 (6%)
Hypotonia	common	6/68 (9%)	3/45 (7%)	1/8 (13%)	none reported
Developmental delay	common	16/68 (24%)	21/45 (47%)	7/8 (88%)	6/17 (35%)
Macro-/microcephaly	micro, up to 50%	micro, 5/68 (7%) macro, 1/68 (1%)	micro, 17/45 (38%) macro, 1/45 (2%)	micro, 2 relative macro, 1	micro, 4/17 (24%)
Skeletal anomalies	>15%	12/68 (18%)	22/45 (49%)	2/8 (25%)	3/17 (18%)
Intellectual disability/learning problems	70–90%	17/68 (25%)	18/45 (40%)	4/8 (50%)	2/17 (12%)
Language delay	common	15/68 (22%)	6/45 (13%)	3/8 (38%)	1/17 (6%)
Ocular anomalies	<50%	4/68 (6%)	4/45 (9%)	none reported	2/17 (12%)
Cardiovascular defects	74%	20/101* (20%)	24/45 (53%)	1/8 (13%)	5/17 (29%)
Psychiatric/behavior problems	~60%	12/68 (18%)	13/45 (29%)	2/8 (25%)	2/8 (25%)
Genitourinary anomalies	31%	13/68 (19%)	7/45 (16%)	1/8 (13%)	1/17 (6%)
Palatal anomalies	69%	5/68 (7%)	5/45 (11%)	1/8 (13%)	3/17 (18%)
Feeding problems/GI anomalies	36%	3/68 (4%)	10/45 (22%)	1/8 (13%)	2/17 (12%)
Dysmorphic features (see table 2)	common (esp. among Caucasians)	31/68 (46%)	26/45 (58%)	7/8 (88%)	5/17 (29%)
Rhabdoid tumor					16/17 (94%)

DN = De novo; fam = familial; GI = gastrointestinal; unk = unknown (not the parent tested).

[a] Statistics in percentages for proximal deletions are taken from McDonald-McGinn et al., 1999.

[b] Data from Kurahashi et al., 1996; Garcia-Miñaur et al., 2002; Rauch et al., 2005; D'Angelo et al., 2007; Jalali et al., 2008; Fernández et al., 2009; Yu et al., 2011; Verhagen et al., 2012; Zhao et al., 2013; Rump et al., 2014; and this study. * Includes cases of Racedo et al., 2015 who only examined cardiac features of 25 individuals.

[c] Data from Rauch et al., 1999, 2005; Saitta et al., 1999; Mikhail et al., 2007, 2014; Ben-Shachar et al., 2008; Jalali et al., 2008; Rødningen et al., 2008; Xu et al., 2008; Ogilvie et al., 2009; Bruce et al., 2010; Madan et al., 2010; Garavelli et al., 2011; Tan et al., 2011; Verhoeven et al., 2011; Yu et al., 2011; Breckpot et al., 2012; Fagerberg et al., 2013; Molck et al., 2013; Rump et al., 2014.

[d] Data from Shaikh et al., 2000; Rauch et al., 2005; Nik-Zainal et al., 2011; Yu et al., 2011; Mikhail et al., 2014.

[e] Data from Wieser et al., 2005; Jackson et al., 2007; Lafay-Cousin et al., 2009; Beddow et al., 2011; Bourdeaut et al., 2011; Tan et al., 2011; Toth et al., 2011.

[f] Index cases and familial carriers.

注：源自 Burnside，2015。

在已发现的 22q11.2 缺失中，家族性病例约占 17%。尽管携带相同的缺失，罹病同胞之间却往往存在显著的症状差异。携带缺失的亲代大多是由病情严重的患儿追溯发现，且往往仅轻度受累，仅少数具有可能独立导致诊断的症状。迄今为止，已有若干三代缺失的家系见于报道，其中的个体差异相当明显（Cuneo et al.，1997；Iascone et al.，2002；Fernández et al.，2005）。在 Cuneo 等（1997）报道的家系中，研究者共发现 6 人携带 22q11.2 缺失，其中 3 人具有心脏畸形。不同世代的携带者在面容异常、学习困难以及精神障碍等方面亦存在显著差异。研究者推测，在同一家族中，携带者之间的差异可能缘于缺失区的同源序列，即剩下的一条 22q11.2 序列的差异。

Iascone 等（2002）报道的一个 22q11.2 缺失的三代家系见图 4.2。

在已知的家族性缺失中，较小范围的 22q11.2 缺失更为常见。此外，发生缺失的 22 号染色体大多来自母亲。对此的解释包括较大范围的缺失更不利于生存，具有轻度智力障碍/精神障碍的男性通常难以找到工作来支撑家庭，以及受累男性生育力下降等。

一对携带 22q11.2 缺失但症状不同的同卵双胞胎见图 4.3。

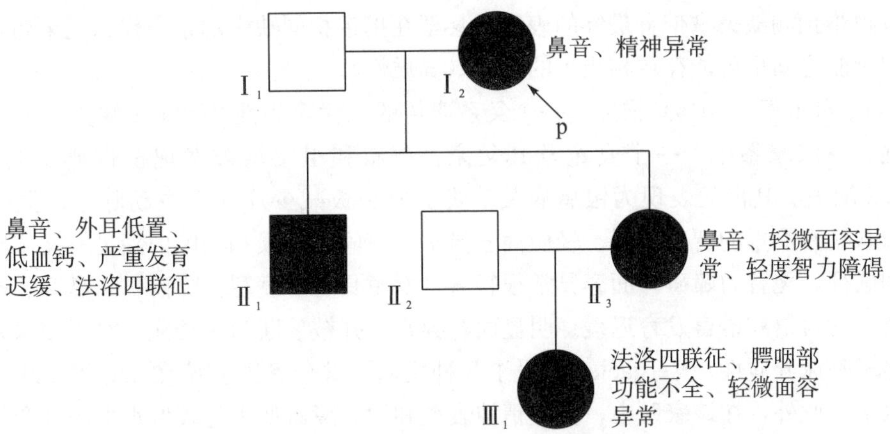

图 4.2 Iascone 等（2002）报道的一个 22q11.2 缺失的三代家系

注：携带者在具体症状和总体的严重性方面存在显著差异。

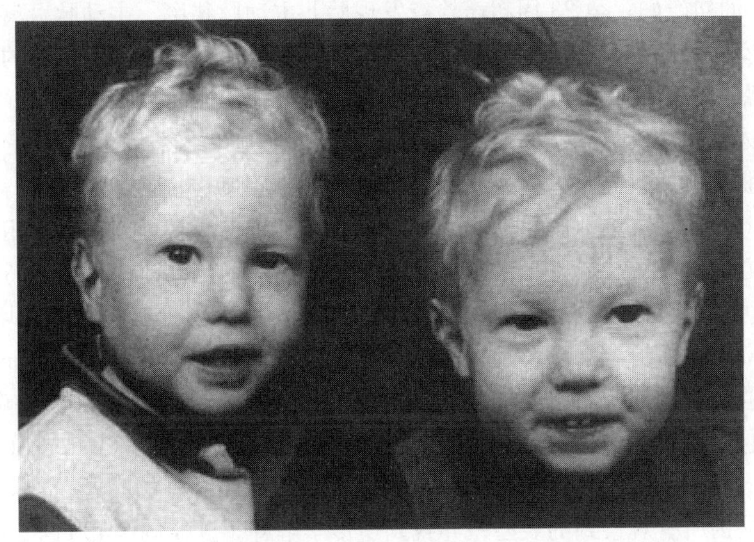

图 4.3 一对携带 22q11.2 缺失但症状不同的同卵双胞胎

注：两人均有面容异常及鼻音，但仅一人具有心脏畸形。图片源自 Goodship et al.，1995。

Karbarz（2020）总结了 22q11.2 缺失在基因组、个体和群体水平所受到的影响。尽管缺失者在基因组水平具有相似的缺陷，然而，正如在同卵双胞胎中那样，不同的个体表型各异。基因组的其余部分以及表观基因组和环境因素对其表型的变异性并非没有影响。外显率似乎更具有基因型而非基因座特异性。缺失基因的转录水平通常不会因单倍剂量不足而降低 50%。

4.4 异质性问题

随着越来越多的 22q11.2 缺失被发现，研究者发现与之相关的缺陷遍布全身，表现多样且因人而异。大量的非典型病例提示，较难通过临床表型来预测缺失的存在，反过来，也很难预测缺失携带者最终的表型。甚至在携带相同缺失的亲子代、兄弟姐妹乃至同卵双胞胎之间也可能存在相当大的差异（异质性）。

Vergaelen等（2015）描述了一个父系遗传的三代家族性22q11.2缺失的显著临床变异性。在该家系中，一个女童及其父亲、叔叔和祖父均被发现携带典型的3 Mb 22q11.2缺失。其祖父表现为银屑病关节炎、血小板减少症和右主动脉弓，但智力正常；叔叔具有严重的智力障碍、轻微面容异常、室间隔缺损和马蹄内翻足；父亲则患有法洛四联征，无智力障碍，面容异常很轻微。女童具有中度智力障碍、高鼻音、拇指重复、严重的言语和语言发育迟缓、明显面容异常，并被诊断为多动症。对于该家系所表现的显著临床异质性，Vergaelen假设了几种机制，部分答案应该在22q11.2缺失的遗传背景中。此外，在该家系中，神经精神表型和智力障碍似乎与较低水平的社会和职业功能有关，而先天性心脏病则不然。

Chen等（2021）报道了一对同时携带22q11.2区2.611 Mb缺失的母女。先证者为一名28岁的初产妇，孕23周超声检查发现胎儿主动脉狭窄、主动脉弓离断、永存左上腔静脉、室间隔缺损、左侧多囊肾、右侧肾积水和输尿管膨出。对孕妇的检查显示其身材矮小、颧骨发育不良、高身材、球状鼻尖、鼻根突出、鼻翼发育不全、右肾功能不全、左侧输尿管膀胱反流和室间隔缺失（已修复），但智力及神经精神均正常。胎儿出生后另发现胼胝体发育异常、肺主动脉扩张和三尖瓣反流，一个月后夭折。

携带22q11.2缺失的双胞胎引起了研究者极大的兴趣。与异卵双胞胎相比，同卵双胞胎为观察心血管模式化异常提供了更好的素材。有趣的是，即使是同卵乃至单绒毛膜的双胞胎亦可能具有不一致的表现（附表5）。对此，研究者提出了宫内环境、嵌合体、基因突变、双胎输血综合征以及随机事件等假说。John Burn和Gerald Corney（1984）曾注意到，同性别的双胞胎以及仅一人受累的同卵双胞胎具有较高的心脏畸形发病率，对此的解释包括双胞胎发生过程中细胞质分配不均、胚体偏侧（Laterality）受扰等。无论如何，同卵双胞胎之间的差异提示基因型并不能解释所有的问题。“这一事实暗示我们不太可能为所有观察到的表型差异找到遗传学解释。”（Goodship et al.，1995）

Halder等（2012）报道了一对男性双胞胎，其中一人具有DiGeorge综合征，另一人则仅具有轻度的面容异常及发育迟缓。有趣的是，高分辨率的微阵列基因芯片检测提示，尽管两人属于同卵双胞胎，其22q11.2缺失却具有不一致的范围。研究者推测，在受精卵形成后发生了有丝分裂期的不等交换，而既往报道的类似病例也可能基于同样的原因。

尽管大多数DiGeorge综合征、腭－心－面综合征患者均携带22q11.2缺失，但由于其范围及位置并不与临床症状相关，因此不能仅仅根据是否存在缺失来预测具体的表现。目前，对于22q11.2缺失进行检测的指征包括曾生育携带缺失或具有疑似症状的后代、亲代携带缺失以及产前发现的心脏锥干缺陷等。然而，鉴于其多变的表现，针对22q11.2缺失的产前诊断在决定是否终止妊娠方面的价值有限。

4.5　胚胎发育

4.5.1　神经嵴疾病（Neurocristopathy）

神经嵴（Neural Crest）是脊椎动物胚胎发育过程中出现的一种重要的过渡性结构，为起源于神经与表皮外胚层交界处的细胞带。随着神经褶皱的升高，这些细胞带将被带到背神经管。神经嵴细胞属于一群具有多种分化潜能和强烈迁移倾向的多能祖细胞，在经历间质—上皮转化（Mesenchymal—epithelial Transitions）后，在整个胚胎中广泛而准确地迁移。神经嵴细胞尽管起源于外胚层，但能够受局部环境的影响而分化为中胚层或内胚层类型的细胞和组织，其中包括外周神经系统、自主神经系统和肠神经系统、肾上腺髓质中的嗜铬细胞、颅内血管平滑肌、皮肤黑色素细胞、面部的软骨和骨骼以及甲状腺的滤泡旁细胞。

神经嵴细胞几乎对全身的每个器官和系统均有贡献，包括神经元、神经胶质、神经内分泌、色素和中胚层谱系的衍生物等。这种发育能力的广度导致其被称为第四胚层。在面部和口腔，神经嵴是软骨、骨骼、血管、韧带、神经节、皮肤色素以及肌肉细胞的主要来源。在颈部，神经嵴将参与咽弓、主动脉囊以及部分心脏的发育。神经嵴细胞的缺乏、迁移和分化异常将导致上述区域的发育缺陷（图 4.4）。

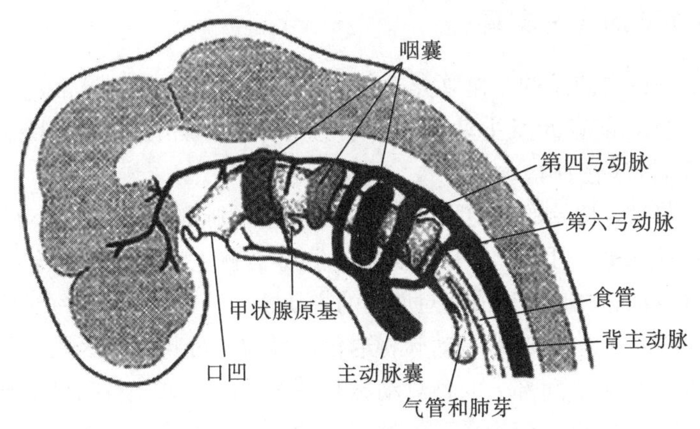

图 4.4　胚胎期头部神经嵴的迁移

注：图片源自 Schoenwolf 和 Larsen，2009。

由于其夸张的迁移形态发生以及显著而广泛的发育潜力，神经嵴在发育生物学中占有重要的地位。其中，心脏神经嵴（Cardiac Neural Crest）被比喻为先天性心脏病研究者所追逐的“圣杯”（Holy Grail）。

神经嵴疾病是由神经嵴细胞的异常产生、迁移或分化所导致的一组疾病，通常涉及多个器官系统，表现为家族性，并可能与肿瘤的发生有关。随着对神经嵴了解的不断深入，许多看似不同的疾病如 Treacher—Collins 综合征、22q11.2 缺失综合征、先天性巨结肠、神经母细胞瘤、神经皮肤黑色素细胞病和神经纤维瘤等均被确认为神经嵴疾病。

神经嵴疾病可分为三大类：发育不良、肿瘤以及合并的发育不良与肿瘤综合征。神经嵴的多功能性将有助于多学科的研究，涵盖基础发育生物学、出生缺陷、肿瘤学以及干/祖细胞的生物学及治疗（Sato et al.，2019）。

心脏神经嵴细胞为来源于背神经管的多能干细胞，将迁移并参与咽弓动脉的重塑和心室流出道的分隔。许多分子级联将调节心脏神经嵴的诱导、特化、分层和迁移。从鸡胚的消融模型到分子生物学研究，对心脏神经嵴的深入分析已探索了心脏的发育与疾病，尤其是涉及流出道和主动脉弓系统的机制。近期的研究更多地关注心脏神经嵴和起源于第二生心区（Second Heart Field）的细胞之间的相互信号转导，这对于心室流出道心肌的发育至关重要，可望为先天性心脏病和一些人类综合征的分子机制提供新的见解（Yamagishi，2021）。

DiGeorge综合征、腭－心－面综合征被认为是头部及心脏神经嵴疾病的典型代表，所涉及的发育缺陷可能缘于第三、第四咽弓的神经嵴疾病，因此又称为“第三、四咽囊综合征”（Third and Fourth Pharyngeal Pouch Syndrome）。实验证明，源自后脑枕部的神经嵴细胞将参与主动脉壁、舌、舌下腺、胸腺、甲状腺、甲状旁腺以及心血管的发育。研究者在鸡胚的主动脉弓和大动脉分隔中发现了神经嵴细胞，而切除位于枕部的心脏神经嵴将造成类似于DiGeorge综合征的缺陷（Bockman et al.，1989）。在心血管畸形的患者中，研究者亦发现了多种咽弓神经嵴衍生物的缺陷，如甲状腺C细胞减少等（Burke et al.，1987）。

4.5.2 咽弓动脉的异常发育

22q11.2缺失最常涉及的心血管异常包括流出道畸形（锥干异常）以及主动脉弓及其主要分支的异常，前者涉及主动脉与肺动脉的分隔，后者则涉及咽弓动脉的异常发育，两者均属于神经嵴疾病。

在胚胎发育早期，原始的主动脉包括两条腹侧主动脉和两条背侧主动脉。两条腹侧主动脉将发育为主动脉囊（可以视作升主动脉），两条背侧主动脉则将发育为一条降主动脉。在主动脉囊与降主动脉之间将形成六对原始的主动脉弓，又称原始鳃弓或咽弓动脉。

绝大部分的第一和第二对咽弓动脉将退化，残留部分将发育为头面部的小动脉；第三对咽弓动脉将发育为中间部分的颈总动脉和颈内动脉；第五对咽弓动脉将不发育、不分化；第六对咽弓动脉将发育为最下方的肺动脉和动脉导管；处于第三弓和第六弓之间的第四对咽弓动脉将发育为颈动脉和肺动脉之间的部分，即主动脉弓和右侧锁骨下动脉的近端。两侧的背主动脉同时发出多条节间动脉，但仅保留第七节间动脉，并发育为左、右锁骨下动脉。

导致主动脉弓发育异常的因素主要涉及第四和第六对咽弓动脉。在胚胎发育早期，动脉系统左右对称，共有六对主动脉弓环绕鳃弓。在正常情况下，右侧的大部分主动脉弓都将发生退化，仅保留左侧的主动脉弓及其分支。若右侧的主动脉弓不退化，则会遗留双主动脉弓，形成环绕气管及食管的动脉环。为理解血管环的形成机制，Edwards（1977）提出了“双主动脉弓”的假说，用理想化的模型来解释复杂的胚胎学机制。该假说的结构模式：升主动脉位于前方正中，然后与气管两侧的第四对主动脉弓延续，向后方汇合形成降主动脉，颈总动脉与锁骨下动脉从各自的第四主动脉弓发出，且两侧的主动脉弓各有一根动脉导管连接至伴随的肺动脉。若右侧主动脉弓不退化，则发育成双主动脉弓畸形；若右侧主动脉弓发育，而左侧主动脉弓在颈总动脉与锁骨下动脉之间退化，则形成右位主动脉弓、迷走左锁骨下动脉及左位动脉导管；若右侧主动脉弓发育，而左侧主动脉弓在发出颈总动脉前即退化，则形成右位主动脉弓、迷走左无名动脉及左位动脉导管。发生退化的主动脉弓节段不同，形成的大血管畸形亦不同。

研究者发现，咽弓动脉的正确形成取决于咽弓组织内协调有序的基因表达。这些组织中基因调控网络的混乱将影响咽弓动脉和心室流出道的发育，导致主动脉弓离断和右心室双出口（Stothard et al.，2020）。

弓动脉的发育和演化见图 4.5。

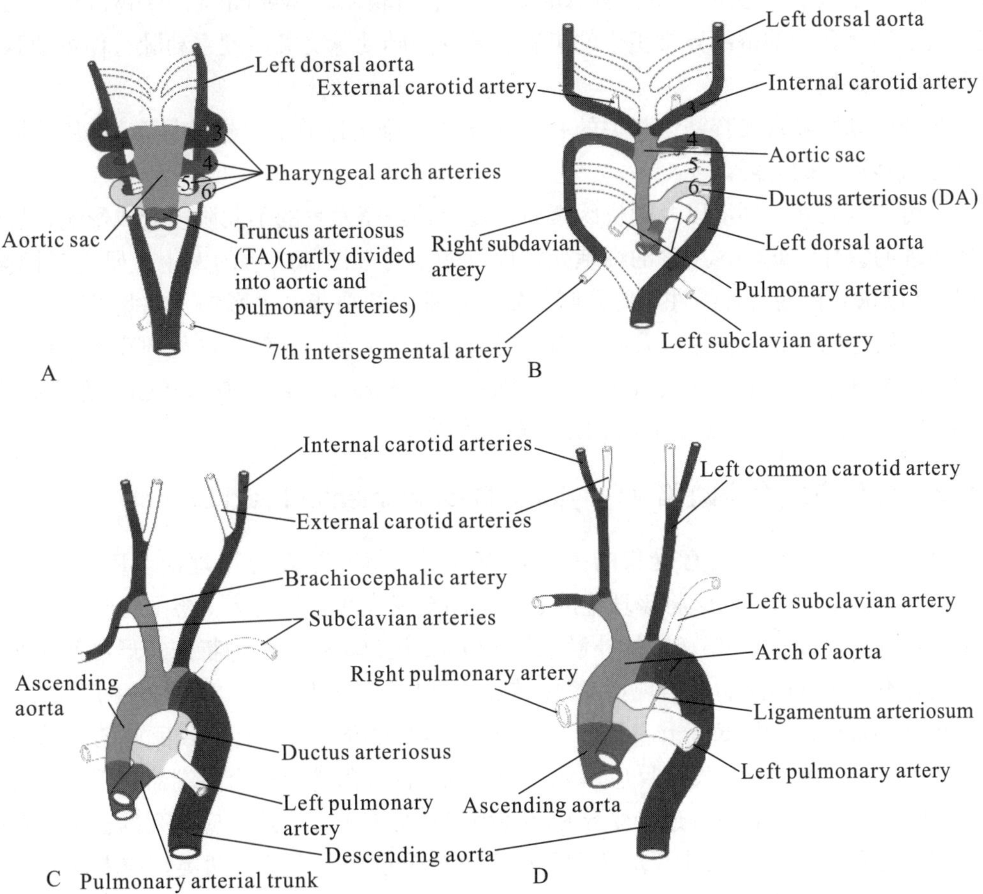

图 4.5 弓动脉的发育和演化

注：胚胎发育早期的第三、四、六对咽弓动脉（Pharyngeal Arch Arteries）将演化为肺动脉（Pulmonary Arteries）、主动脉弓（Arch of Aorta）、头臂干（Brachiocephalic Artery）、颈总动脉（Common Carotid Artery）以及锁骨下动脉（Subclavian Artery）等结构。大致的对应关系：主动脉弓＝动脉囊左半＋左侧第四弓动脉＋左背主动脉，左锁骨下动脉＝左侧第七节间动脉，右锁骨下动脉＝右侧第四弓动脉＋右侧背主动脉＋右侧第七节间动脉，头臂干＝动脉囊右半。图片源自 Schoenwolf 和 Larsen，2009。

在携带 22q11.2 缺失的个体中，研究者发现了各种各样的咽弓动脉发育异常，包括双主动脉弓（Bartsota et al.，2023）、右主动脉弓离断伴左颈动脉异常（Kobayashi et al.，2021）、肺动脉缺如（Christou et al.，2020；Garg et al.，2021）、起源于右肺动脉的孤立性右颈总动脉（Romberg et al.，2022）、右主动脉弓镜像分支、左肺动脉缺如、左侧肋间动脉和左侧支气管动脉侧支（Maldjian et al.，2018）、右主动脉弓、左锁骨下动脉异常、起源于左颈总动脉的左肺动脉（Vignaroli et al.，2020）、异常的右锁骨下动脉、起源于右肺动脉的孤立右颈内动脉、右颈动脉奇网以及 1 型前寰枢椎节间动脉（Requejo et al.，2018）等。部分病例还并存心脏与肺血管畸形。例如，Rad 和 Momtazmanesh（2021）曾报道一名 6 个月大的女婴，携带 22q11.2 缺失，具有肺动脉闭锁、主动脉瓣下室间隔缺损、细小的肺动脉以及奇怪的“8”字形右主动脉弓。Tao 等（2023）报道了并存的左颈总动脉缺如与法洛四联征。Byeman 和 Ashwath（2023）则报道了一例独特的解剖异常组合的患者，表现为肺动脉交叉、颈主动脉弓伴主动脉缩窄和室间隔缺损。

与咽弓动脉异常发育密切相关的心血管异常为流出道畸形（锥干异常），具体涉及主动脉与肺动脉的分隔。

除遗传因素外，环境以及随机因素亦可能对神经嵴发育的不同阶段造成影响，导致临床表现的差异。此外，过度的细胞死亡也可能参与颅面部畸形的发生。研究者推测，22q11.2 缺失可能对神经嵴在心脏及咽弓发育过程中的功能产生影响。在此过程中，上皮与原生质之间的相互作用以及咽部内皮层的功能至关重要。已知参与神经嵴迁移和分化调控的分子包括 Cadherin、Integrin、Pax3、Connexin－43、Endothelin 及其受体、PDGF、维甲酸等（Maschhoff and Baldwin，2000）。

4.5.3 多位点发育场缺陷（Polytopic Developmental Field Defect）

对于先天综合征多器官受累的一个较为流行的解释是发育场理论（Development Field Theory）。John Opitz 将该理论的起源追溯至现代胚胎学之父、德国胚胎学家 Karl Ernst von Baer（1792—1876）的朴素思想。Opitz 提议，鉴于某种特殊畸形可能在两种以上具有不同机理的疾病中出现，发育场缺陷可以被定义为一个“畸形发生反应单元”（Dysmorphogenetically Reactive Unit），即对不同的致畸因素具有一致反应的胚胎原始细胞团。对于这种“畸形发生反应单元”的干扰可能导致涉及多个终端器官因干扰的性质及时间而异的特定表现。遗传变异和环境因素均可能破坏上述反应单元的正常发育而导致相似的表型。“畸形发生反应单元”可以分为单位点及多位点两类，前者涉及解剖学上相邻的结构，后者则涉及相距遥远但具有彼此感应或发育学联系的结构（Opitz，1985）。

DiGeorge 综合征的经典表现，即甲状旁腺及胸腺缺如或发生不良，以及心脏锥干畸形被视为胚胎期第三、第四咽弓的发育场缺陷，后者亦可能向胚胎头端或尾端延伸，导致外耳异常（第一咽囊或第二咽弓发育缺陷）、舌骨骨化中心缺陷以及甲状腺 C 细胞缺乏（第五咽囊发育缺陷）等。与病因单一的先天性疾病（如 13 号染色体三体综合征）不同的是，DiGeorge 综合征在病因学上存在异质性，染色体异常、致畸物、代谢异常以及基因缺陷等均可能导致类似的发育异常（Lammer and Opitz，1986）。

4.5.4 血管异常（Vasculopathy）

一些研究者曾推测，胚胎发育中第三、四咽弓供血不足可能是 DiGeorge 综合征的一个共同或根本原因。Shprintzen（1997）亦提议，腭－心－面综合征的许多症状可能继发于某种血管发育缺损。磁共振检查在大量的患者中发现了大脑、眼、颈、胸、腹以及四肢中的多种血管异常，如血管缺如、副血管以及走行变化等。一些研究者提议，腭裂、面容不对称、喉部异常、牙缺如、眶下充血、眼耳异常、神经性耳聋、抽搐、脑卒中、肾脏畸形、指（趾）异常、肠道功能异常等均可能与血管异常有关。此外，行为异常、昏厥等亦可能与脑部供血异常有关。22q11.2 区的 *TMVCF* 基因编码一个调节血管通透性的跨膜蛋白，该基因的缺失将可能导致血管异常（Morita et al.，1999）。此外。缺乏血管发生相关基因 *Vegf*（164）表达的小鼠亦具有类似于 22q11.2 缺失的症状（Stalmans et al.，2003）。

在少数 22q11.2 缺失携带者中，研究者还观察到了原因不明的低血压、颈动脉曲张、血管痉挛等，提示存在血管自主神经功能紊乱。由于自主神经亦起源于神经嵴细胞，其调节紊乱很可能与神经嵴疾病有关。

4.5.5 现有理论的缺点

尽管神经嵴在心血管发育中扮演重要的角色，然而动物模型却未能明确解释综合征及非综合征型心脏缺陷的发生机制。许多 22q11.2 缺失相关的异常亦不属于神经嵴疾病。此外，尚无法确定血管异常是所有问题的原因抑或具有继发性质。对于相距较远的畸形，发育场的概念似乎也不够清晰。

4.6 基因与发育

4.6.1 候选基因的寻找

22q11.2 缺失的关键区内基因相当密集。一些研究者认为，要想完全弄懂 DiGeorge 综合征、腭－心－面综合征的发病机制，就必须先把该区域内的所有基因都找出来（Funke et al.，2001）。近年来，研究者对 DGCR Ⅰ 区的易感基因开展了大量的探索。一些重要的发现受到了 *Nature*（《自然》）、*Science*（《科学》）、*Cell*（《细胞》）、*Lancet*（《柳叶刀》）、*Development*（《发育》）等顶级学术期刊的关注。迄今为止，研究者已在 DGCR Ⅰ 内发现了上百个基因和表达序列标签（Expressed Sequence Tag，EST）以及 4 个小 RNA 编码序列（de la Morena et al.，2013）（附表 6），并对其中的若干候选基因（Candidate Genes）进行了详细的研究。

最初，由 Augusseau 等（1986）报道的一对母女所携带的 t（2；22）（q14；q11）染色体易位引起了研究者极大的兴趣。这一外观“平衡”的易位被认为可能破坏了 22q11.2 区域的某个关键基因，从而导致了女儿（ADU）及母亲（VDU）所表现的

DiGeorge 综合征以及轻度的腭－心－面综合征。随后的研究证实，ADU/VDU 易位所涉及的 22 号染色体断端的确位于 DGCRⅠ内，并且至少有 3 个基因跨越该断端：*DGCR 3* 与 *DGCR 4* 分别位于不同的 DNA 链上，另一条较长的基因 *DGCR 5* 则涵盖了 *DGCR 3*（Demczuk et al.，1995）。上述发现引起了一时的轰动，然而又随着在非缺失病例中未发现上述基因的突变而受到质疑。Levy 等（1995）报道了一例 DiGeorge 综合征，其所携带的 22q11.2 缺失并未涉及 ADU/VDU 断端，从而降低了断端附近作为 22q11.2 缺失关键区的可能性。研究者推测，ADU/VDU 易位的断端很可能将某个关键基因与其调控区分隔开来，从而造成了某种位置效应（Positional Effect），而并非直接破坏了某个基因而致病（Dallapiccola et al.，1996）。

近年来，研究者将关注的焦点转移到了心血管畸形与精神分裂症易感基因的寻找和鉴定方面，通过突变筛查、遗传连锁分析以及关联分析等取得了大量的发现，并确定了若干关键基因。

UFD 1 L 基因（酵母菌泛素融合蛋白 1 型降解酶基因的人类同源体）位于 DGCRⅠ区，其产物在蛋白降解以及 mRNA 加工中扮演重要角色。在鼠胚中，*UFD 1 L* 在 22q11.2 缺失相关的大部分组织中具有特异性表达，提示其与心脏及颅面部畸形的发生有关。此外，在鸡胚中破坏 *UFD 1 L* 的功能将导致心脏锥干缺陷（Yamagishi et al.，2003）。

2001 年，*Cell*、*Nature* 以及 *Nature Genetics*（《自然遗传学》）等重要学术期刊先后刊登论文，宣布 *TBX 1* 为 DiGeorge 综合征、腭－心－面综合征的候选基因（Lindsay et al.，2001；Merscher et al.，2001；Jerome and Papaioannou，2001）。这一发现使许多研究者将上述综合征视为一种单基因病。

T－box 家族转录因子在整个胚胎发育过程中发挥着不同的作用，并可能影响多种组织的发育，包括面部、骨骼、肢体和心脏等。T－box 家族的成员共享一个保守的 *T－box* 结构域，该结构域以序列特异性的方式与 DNA 结合，作为转录抑制因子和（或）激活因子。*T－box* 基因家族编码一大类在胚胎发育早期决定细胞命运的转录调控蛋白，该转录调控蛋白为脊椎动物肢体模式形成、细胞分化以及器官发生等所必需。在小鼠和斑马鱼中，*T－box* 基因的突变可导致肢体模式、鳃弓发育等重要环节的显著变异。研究者迄今已发现了 20 多种 *T－box* 基因，并证实其突变与许多疾病相关，如 *TBX 3* 突变与尺骨－乳腺综合征、*TBX 4* 突变与坐－髋－足－髌综合征（Ischiocoxopodopatellar Syndrome）、*TBX 5* 突变与 Holt－Oram 综合征（又称"心手综合征"）、*TBX 19* 突变与促肾上腺皮质激素缺陷，以及 *TBX 22* 突变与腭裂及舌粘连等（Packham and Brook，2003）。

TBX 1 基因亦定位于 DGCRⅠ区，并表达在胚胎期的咽弓、咽囊、耳泡、脊柱、牙胚等部位。Lindsay 等（2001）建立了 22q11.2 缺失的小鼠模型，并证明杂合型 *Tbx 1* 缺失可影响第四弓动脉的发育，纯合型 *Tbx 1* 缺失则将导致整个弓动脉系统的严重破坏。此外，向缺乏 *Tbx 1* 表达的鼠胚中导入 *Tbx 1* 基因则能部分纠正这种缺陷。上述发现，连同 *TBX 1* 的表达模式，提示该基因在 DiGeorge 综合征、腭－心－面综合征的发病中扮演重要角色。在一些符合诊断但未携带 22q11.2 缺失的患者中，研究者也

发现了 *TBX 1* 基因的多种突变，从而证实 *TBX 1* 是导致 DiGeorge 综合征、腭－心－面综合征的重要原因（Gong et al.，2001）。Griffin 等（2011）在少数非综合征型的法洛四联征患者中发现了 *TBX 1* 的突变。然而，Verhagen 等（2012）报道了 8 名患者，其携带的 22q11.2 缺失均未涉及 *TBX 1* 基因，但仍具有符合 DiGeorge 综合征、腭－心－面综合征诊断的表型。

COMT（Catechol－O－methyltransferase）基因编码儿茶酚－O－转甲基酶，儿茶酚－O－转甲基酶在去甲肾上腺素、肾上腺素以及多巴胺分解代谢中起关键作用，对大脑额叶前部的认知功能具有影响。研究者推测，*COMT* 基因可能与 22q11.2 缺失携带者所表现的精神障碍有关。Lachman 等（1996）发现 *COMT* 基因中的一个点突变（Val158Met）将导致酶活性降低，并证实该突变与双相型精神异常的发病相关。上述发现引发了大量针对 *COMT* 基因变异与 22q11.2 缺失相关精神障碍之间联系的研究。Kimoto 等（2012）通过小鼠实验证明，在大脑前额叶中选择性地过度表达 *Comt* 基因可以纠正某些精神分裂症样的表型。一些临床研究亦提示，低活性的 *COMT* 变异与多动症、精神分裂症、双相型精神病、强迫型精神异常、分裂型情感异常等存在关联，但另一些研究却未能证实上述发现，这对于 *COMT* 在精神分裂症发病中的普遍意义提出了挑战（Lachman，2008）。

PRODH（Proline Dehydrogenase）基因编码脯氨酸脱氢酶。在哺乳动物的大脑中，脯氨酸对于神经突触传递具有调节功能。研究者将 *PRODH* 基因定位于 22q11.2 缺失的关键区，并发现携带 *Prodh* 突变的小鼠具有高脯氨酸血症和神经运动闸缺陷（一种使注意力集中在特定刺激的神经过滤过程，精神异常者该机制受损）。在精神分裂症患者中，研究者发现了 *PRODH* 基因的多种突变（Jacquet et al.，2002）。然而，与 *COMT* 基因相似，研究者对于特定的 *PRODH* 基因型与精神分裂症的关联尚存在较大的争议（Williams et al.，2003）。

GNB 1 L（Guanine Nucleotide Binding Protein，Beta Polypeptide 1－like）基因定位于 DGCRⅠ区，其产物类似于 G 蛋白的 β 亚基多肽，内部包含若干 WD40 重复。研究者在多种人类及小鼠组织中发现了 *GNB 1 L* 的表达，其中以成体胸腺和心脏为最。与 *TBX 1* 类似，*GNB 1 L* 的突变被发现与前脉冲抑制减弱有关（Gong et al.，2000；Funke et al.，2001；Paylor et al.，2006）。Chen 等（2012）报道了一例 46，XY，t（1;22）（p36.1；q11.2）平衡易位，临床表现为认知受损、自闭症以及精神分裂症。他们将上述易位的断端定位于 *GNB 1 L* 基因的第 7 内含子，并在 271 例精神分裂症以及 513 例自闭症患者中发现了 3 种 *GNB 1 L* 的错义突变。

SNAP 29（Snare Protein 29）基因编码一种可溶性 SNARE 蛋白，介导内质网或高尔基体膜上的囊泡融合，其变异可能导致大脑发育不良、神经病变、鱼鳞病以及角化性皮肤病（Cerebral Dysgenesis，Neuropathy，Ichthyosis and Keratoderma，CEDNIK）。张静淑等（2009）发现，*Snap 29* 在小鼠胚肾的发育中存在高表达，同时在 3 名尿道下裂患者中发现了两种 *SNAP 29* 基因的变异。McDonald－McGinn 等（2013）通过外显子组测序在 17 名 22q11.2 缺失携带者中发现 4 人同时携带 *SNAP 29* 基因的变异。他们因此推测，某些常染色体隐性遗传病如 CEDNIK、Kousseff 综合征、Opitz G/BBB

综合征等可能由于22q11.2缺失暴露了其另一条22号染色体上同源区内的点突变而发病。上述机制可以解释部分22q11.2缺失携带者所具有的非典型症状，而*SNAP 29*也是22q11.2缺失表型的一个重要的修饰基因。

DGCR 8（DiGeorge Critical Region 8）基因定位于DiGeorge综合征的常见缺失区，编码一种双链RNA的结合蛋白，该结合蛋白对于小RNA（一类长20～24个核苷酸的非编码RNA，对于基因的转录后表达具有调控功能）的合成至关重要。Stark等（2008）发现，22q11.2缺失的模型小鼠具有小RNA合成的异常，并证实小鼠大脑中有部分小RNA受到了影响。Fénelon等（2011）发现，*Dgcr 8*的表达降低可影响小鼠前额叶皮质中的短时程突触可塑性。Earls等（2012）则发现，*Dgcr 8*缺失可引起*SERCA 2*基因的过表达，进而干扰由miR－25、miR185等小RNA调控的神经突触的可塑性，而神经突触的可塑性则是神经认知和记忆的基础。此外，精神分裂症患者的大脑内亦存在*SERCA 2*的表达增强。Chapnik等（2012）发现，*Dgcr 8*基因缺失可引起鼠胚心脏中神经嵴细胞的凋亡，从而干扰心室流出道的发育，导致永存动脉干、室间隔缺损等与人类患者相似的心血管畸形。de La Morena等（2013）在22q11.2缺失携带者中发现了18种小RNA表达水平的显著改变，这似乎提示DiGeorge综合征、腭－心－面综合征的发病涉及远不止一个基因的异常。Sellier等（2014）发现22q11.2缺失综合征患者*DGCR 8*基因表达下降，并存在miRNA的失调。

Miller等（2014）借助剪接位点突变小鼠和携带非典型22q11.2缺失的个体，证明了*Crkl*基因在颅面和咽部发育中的关键作用。对一组具有以*CRKL*基因为中心但未涉及*TBX 1*基因的嵌合体22q11.2缺失综合征患者进行的观察，突出了*CRKL*在产生22q11.2缺失综合征颅面部特征中的作用。在表现为部分DiGeorge综合征的患者中，Giacomelli等（2016）发现*CRKL*的表达下降与T细胞功能受损有关。Lin等（2020）在一个严重宫内生长受限的胎儿及其患有严重系统性红斑狼疮的母亲中同时发现了嵌合体的737 Kb 22q11.2缺失（LCR22－B～LCR22－D），涉及*CRKL*等20个基因，但不包括*HIRA*和*TBX 1*，进一步证实了*CRKL*基因单倍剂量不足在22q11.2缺失综合征发病机制中的重要作用。

Zhao等（2020）对1053名22q11.2缺失个体的相应区域进行了测序分析，发现心脏锥干缺陷与包含*CRKL*基因的350 Kb序列的单体型中的62个常见变异存在显著关联。鉴于在小鼠中*Crkl*的失活也能够导致心脏锥干缺陷，因此推测影响*CRKL*基因表达的变异是22q11.2缺失心脏表型的一种修饰因素。Sivrikoz等（2022）在一例产前诊断为22q11.2缺失综合征的胎儿中亦发现了未包括*TBX 1*但涉及*CRKL*和*LZTR 1*基因的非典型缺失。

4.6.2 模式动物研究

决定身体形态基本特征的许多发育学机制和分子通路为脊椎动物所共有，而上述环节的缺陷则是导致先天综合征的常见原因。对于这些环节的胚胎学与遗传学研究正在取得迅速的进展。为探索22q11.2缺失综合征的发生机制，研究者通过对小鼠胚胎细胞进行基因敲除和靶向致突变建立起了多种相关疾病的动物模型。

小鼠16号染色体上一段长约150 Kb的序列与人类DGCRⅠ的最短重叠区高度相似。Lindsay等（1999）发现，22q11.2缺失的模型小鼠中约25%具有类似于DiGeorge综合征的心血管缺陷，给鼠胚补充所缺失的片段则可以纠正上述缺陷。然而，与人类相似，尽管所有鼠胚在发育早期均具有异常细小的第四弓动脉，许多胚胎却能克服这一缺陷，获得正常的血管发育（Lindsay and Baldini，2002）。随后的实验证明，遗传背景可影响上述恢复过程，并将异常的范围扩大至胸腺及甲状旁腺（Taddei et al.，2001）。此外，这些小鼠亦具有与精神分裂症患者相似的神经运动闸缺陷（Long et al.，2006）。Meechan等（2009）进一步证明，22q11.2缺失区基因表达的减弱可干扰小鼠的神经发生和皮质发育。

类似的动物实验证明，在小鼠中*Tbx 1*缺陷可能导致几种独特的心血管缺陷，分别涉及弓动脉的发生与发育、心室流出道的生长与分隔、心室分隔以及圆锥部对齐等（Vitelli et al.，2002）。此外，携带*Tbx 1*突变的小鼠亦具有下颌弓以及咽弓肌肉的发育紊乱（Zoupa et al.，2006）。纯合型*TBX 1*突变还可能导致外耳、中耳和内耳的严重缺陷（Arnold et al.，2006）以及迷走神经和舌咽神经的异常（Calmont et al.，2011）。Funato等（2012）则发现，*Tbx 1*可调控角蛋白细胞的增殖与分化，而角蛋白细胞对于上腭的融合以及口腔黏膜的分化至关重要。

研究者在*TBX 1*基因附近发现了一些可能影响其表达强度或特异性的调控序列，如*Fox*结合位点、*Fgf 8*增强子等。其中，*TBX 1* −*Fox*（*Shh*）−*TBX 1*自调节环路可能解释心脏发育对于*TBX 1*的剂量敏感性。此外，*Chordin*/*Bmp*信号、*Vegf*（*164*）、*ET* −*1*、*Fgf 8*、*Fgf 10*、*Edn 1*、*Hand 2*、*Nkx 2.5*、*Chd 7*、*Six 1*、*Eya 1*、*Hes 1*、*Ripply 3*等基因亦与*TBX 1*在表达强度及蛋白相互作用方面具有密切的联系，提示这些基因很可能与*TBX 1*共同作用于调控咽弓及神经嵴衍化与发育的分子通路，并对22q11.2缺失的表型产生修饰作用（Yamagishi et al.，2003；Hu et al.，2004；Randall et al.，2009；van Bueren et al.，2010；Guo et al.，2011）。Huh与Ornitz（2010）发现，Wnt−beta−catenin信号可抑制*Tbx 1*的表达，而在间充质中失活上述信号则能够导致类似于DiGeorge综合征的畸形。研究者还发现，*Tbx 2*与*Tbx 3*亦参与*Tbx 1*对于咽弓以及心室流出道发育的调控（Mesbah et al.，2012），而咽弓中胚层内*Lhx 2*、*Tcf 21*与*Tbx 1*相互作用所形成的基因网络则参与调控心脏与头部肌肉的发生（Harel et al.，2012）。值得注意的是，亦存在独立于上述机制之外，如与*Fgf 15*相关的分子通路（Vincentz et al.，2005）。

4.6.3 疑问

动物模型能够在很大程度上解决获取人体标本以及开展胚胎研究等方面的困难。然而，尽管小鼠模型能在一定程度上模拟DiGeorge综合征，但尚无法完全解释相关疾病发生的复杂机制。在实验中，纯合型突变的小鼠均未存活超过胚胎发生阶段。携带杂合型缺失的个体中，范围较小者表现正常，较大者则多数于出生后不久死亡，二者均无法精确模拟人类患者所表现的综合征。此外，由于进化中发生的染色体重组，小鼠基因的排列与人类并不一致。*Wnt 7 a*、*CAPN 3*等基因在人和小鼠中具有显著不同的表达模式（Fougerousse et al.，2000）。这些均限制了通过动物模型可能取得的进展。

值得注意的是，除 *TBX 1* 外，许多其他基因如 *ET −1*、*ET*（*A*）、*Fgf 8*、*HoxA 3*（*1.5*）、*Cullin −1*、*PAX 3*、*Gbx 2*、*Rae 28 /mph 1*、*Chordin*、*Fgf 15*、*Vegf*（*164*）等的纯合型突变小鼠亦具有类似于 DiGeorge 综合征的表现（Yutzey，2010），而后者亦可能受到染色质组蛋白乙酰化修饰基因 *MOZ* 的影响（Voss et al.，2012）。除 *UFD 1 L* 与 *TBX 1* 外，表达于鼠胚发育关键期相关结构中、与神经嵴细胞增殖与早期迁移有关，且突变可能导致 DiGeorge 综合征表现的基因还包括 *HIRA*、*ERK 2*、*DGCR 6*、*DVL −22*、*ARVCF* 以及 *SLC 25 A 1* 等。

Tran 等（2011）发现，22q11.2 缺失区的 *ARVCF* 基因亦表达于咽弓，且与 *TBX1* 存在协同作用，其表达减弱将影响头部神经嵴细胞的迁移，导致颅面部以及主动脉弓的发育缺陷。位于 DGCRⅠ内或周边且在心脏存在表达的基因还包括 *N 41*、*GLUT 11*、*GNB 1 L*、*CLTD*、*TMVCF*、*hCDCrel − 1*、*GpIbβ*、*DGCR 7* 等。此外，*BCR*、*SNAP 29*、*ARVCF*、*PIK 4 CA*、*PCQAP*、*ZDHHC 8*、*CLDN 5*、*D 22 S 278* 与 *Synapsin*Ⅲ等多个基因的变异或组合亦被发现与精神障碍存在关联。在 22q11−13 区，研究者还定位了一个精神分裂症相关基因 *PICK 1*。这些均对解读 22q11.2 缺失区基因型与表型的对应关系提出了挑战。

最可能的情况就是，存在不止一个关键基因。

4.7 其他可能导致 DiGeorge 综合征、腭−心−面综合征的因素

除 22q11.2 缺失外，研究者还在许多符合 DiGeorge 综合征、腭−心−面综合征诊断的患者中发现了其他的染色体异常（Greenberg et al.，1988；Fernández et al.，2008；Rope et al.，2009）。利用微阵列基因芯片，研究者在部分患者中意外发现了 1q21.1 区的复杂重组（Brunet et al.，2009）、8q11.2 微缺失（Ockeloen et al.，2010）、4q34.1−q35.2 微缺失（Cuturilo et al.，2011）以及多种 DNA 拷贝数变异（Copy Number Variants，CNVs）（Busse et al.，2011）。Cirillo 等（2017）报道了一名 7 岁的高加索男童，其母亲患有妊娠期糖尿病。微阵列比较基因组杂交提示患儿具有 3p12.3 区 371 Kb 的间隙型缺失，涉及 *ZNF 717*、*MIR 1243* 和 *MIR 4273* 基因。患儿表现为 DiGeorge 综合征，合并单肾发育不全及语言迟缓。免疫学评估显示其 T 细胞严重减少且受损。22q11.2 区的 FISH 检测以及 *TBX 1* 基因的测序结果均为阴性。在 *MIR 4273* 预测的靶基因中，*BMP 3* 参与胚胎发生的若干步骤，包括肾和肺的器官发生以及胰岛素基因的表达。

10 号染色体短臂末端（10pter）的缺失可能导致类似于 DiGeorge 综合征的表型。与 22q11.2 缺失相比，携带 10p 缺失者的表型更为严重，生长及心智发育严重落后、泌尿生殖道畸形和耳聋更为常见［并存的甲状旁腺功能减退、神经性耳聋以及肾脏异常又被称为 HDR（Hypoparathyroidism，Deafness，and Renal Dysplasia）综合征］。研究者推测，10p13 区域可能包含第二个 DiGeorge 综合征关键区（DGCRⅡ）。然而，与 22q11.2 缺失相似，对 10p 缺失的分析并未发现单一的共同缺失区。另外，在缺失范围

与表型之间亦未发现明显的对应关系，范围较大的缺失者反而具有较轻的症状。一些研究者提议将10p缺失视作由相邻的两个染色体区缺失所导致的邻接基因综合征（Contiguous Gene Syndrome），其中DGCRⅡ区的缺失将导致心脏缺陷及T细胞缺乏，HDRⅠ区的缺失则可能导致HDR综合征（图4.6）。尚不清楚HDR综合征是DiGeorge综合征、腭-心-面综合征临床范畴的一部分，抑或代表了一种新的疾病（Lichtner et al.，2000）。

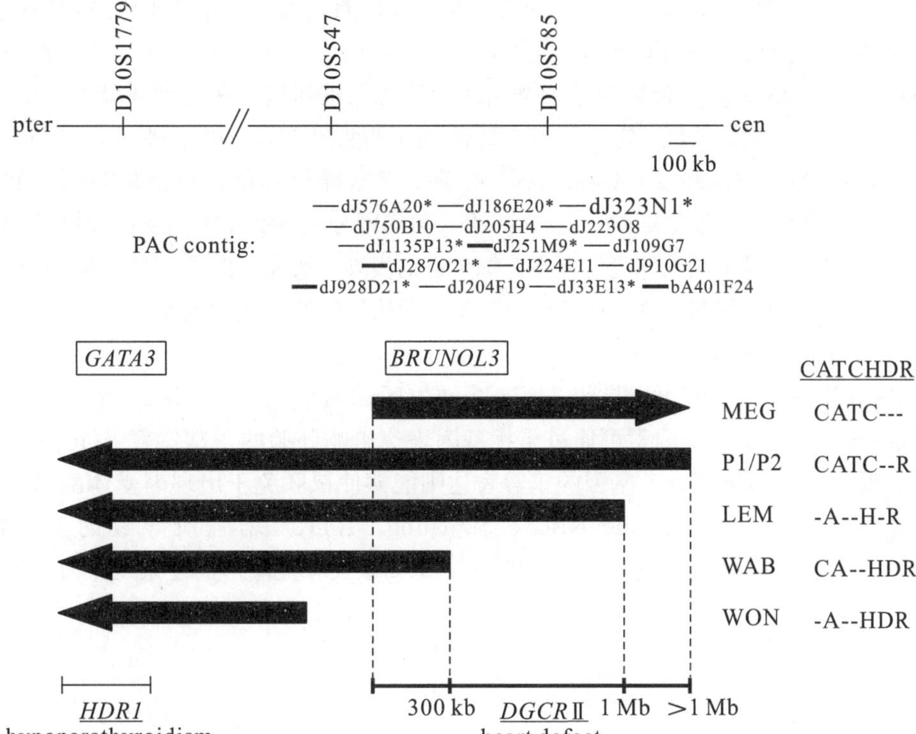

图4.6 位于10p的DGCRⅡ区域

注：黑色线条代表不同个体所具有的缺失区域。线条右侧依次为患者的代码以及临床表现（C：心脏缺陷；A：面容异常；T：胸腺发生不良；C：腭裂；H：低血钙/甲状旁腺功能减退；D：耳聋；R：肾脏异常）。*GATA 3* 基因可导致HDR综合征，*BRUNOL 3* 基因则定位于DGCRⅡ内最短的300 Kb区域中。图片源自Lichtner et al.，2002。

2000年，van Esch等在*Nature*杂志上发表论文，宣布在10p缺失的关键区内发现了一个*GATA 3*基因。作为转录因子，该基因的产物涉及甲状旁腺、耳以及肾脏的发育。值得注意的是，上述区域中的另外两个基因（*BRUNOL 3*与*NEBL*）亦被证实分别与胸腺和心脏的发育有关（Lichtner et al.，2002；Yatsenko et al.，2004）。作为实证，Ikeuchi等（2021）在一例表现为HDR综合征合并法洛四联征但22q11.2缺失检测为阴性的患者中发现了*GATA 3*基因的c.964C>T（p.Gln322＊）致病变异。

与22q11.2缺失相比，10p缺失似乎相对少见，但仍具有一定的发生率。Shetty等（2016）运用FISH探针对110例在产前和出生后发现的先天性心脏病病例进行了检测，共检出 5 例 22q11.2 缺失，1 例 10p14 缺失（涉及 *BRUNOL 3* 基因）。Fukai 等（2013）报道了一名日本男孩，具有异常严重的 22q11.2 缺失综合征表型，包括进行性肾衰竭和严重的智力障碍。FISH 检测发现其携带 22q11.2 缺失，但这并不能解释其额外的症状。全基因组微阵列分析则发现其 10p14 区存在新发缺失。该区域为 *GATA 3* 单倍剂量不足导致 HDR 综合征的关键区域。上述两种综合征充分解释了患儿的表型。

许多非遗传性因素，如母体糖尿病、孕期感染、酗酒、致畸物接触以及一些药物等亦可能导致类似于 DiGeorge 综合征、腭－心－面综合征的表现。母体糖尿病是 DiGeorge 综合征、肾脏发生不全、尾端退化的高危因素（Novak and Robinson，1994）。慢性酗酒的孕妇则具有生育 DiGeorge 综合征与胎儿酒精综合征患儿的风险。在受到环境因素如乙醇、维甲酸、抗代谢药物、缺氧、电离辐射或高温等的剧烈影响时，动物胚胎将出现与人类相似的颅面部畸形。在鼠胚发育的原肠胚形成期、神经嵴迁移前后以及稍晚的上鳃基板（Epibranchial Placode）发生期给予乙醇或维甲酸，可分别导致类似于胎儿酒精综合征、DiGeorge 综合征以及下颌及面骨发育不全综合征的表现。研究者推测，上述因素可能通过干扰神经嵴细胞的迁移和发育，或者导致胚胎所无法代偿的细胞过度死亡而致病（Daft et al.，1986；Sulik et al.，1988）。

研究者发现，维甲酸可以导致 22q11.2 缺失区的两个基因（*CRKL* 与 *TBX 1*）表达模式的改变，提示环境因素可通过干扰基因表达影响胚胎的正常发育（Guris et al.，2006）。反过来，两条 *Tbx 1* 基因的正常表达则能够使鼠胚免于出现因受体酪氨酸激酶信号通路（Receptor Tyrosine Kinase Signaling，RTK）增强所导致的发育缺陷（Simrick et al.，2012）。上述发现为阐明 22q11.2 缺失相关畸形的复杂发生机制提供了线索。

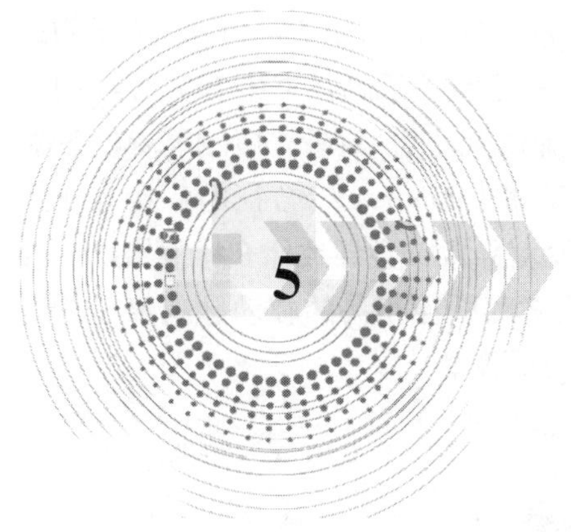

5 中医可能提供的解释

先天综合征的一个显著特点便是跨系统，即相关的畸形并不局限于单一的解剖学或生理学系统，有些甚至相距遥远。

临床上，千奇百怪的综合征就像是一个万花筒，让人眼花缭乱而费解——对此我们能够总结出什么规律来吗?

通过对中医经络图的观察和分析，笔者发现了一条重要的线索。中医用经络与藏象的概念来描述人体，而两者亦具有跨系统的特点。尽管 22q11.2 缺失相关的异常分布广泛且涉及解剖、生理以及心理等多个方面，但《黄帝内经》的理论仍可以提供合理的解释。尤其是联络脏腑的经络，其路径很好地解释了涉及多个系统的畸形。

5.1 来自中医的线索

在 19 世纪西医传入之前，以针灸、按摩、方剂等为治疗形式的中医在中国已存在了几千年。小的时候，母亲总会买些草药回来为笔者治疗感冒或湿疹。仿佛是命中注定，多年以后，在万里之外的异国他乡，古老的中医又走进了笔者的脑海。像一颗播撒了许久的种子，终于萌芽并开出绚丽的花朵。

1994 年，笔者从华西医科大学毕业一年后，应 John Burn 教授的邀请前往英国纽卡斯尔大学留学。Burn 是英国有名的临床遗传学教授，同时也是一名儿科心脏病专家。在 Burn 的安排下，笔者开始研究 22q11.2 缺失在先天性心脏病患者及新生儿中的发生率。

从 1995 年夏到 1998 年夏，笔者穿梭于英格兰北部的东西海岸之间，共分析了几十份临床标本和近两千份新生儿血样，在前者中发现了 9 例 22q11.2 缺失，在后者中则未发现任何阳性结果。1998 年秋天，笔者开始撰写博士论文，这时才感到深重的危机——实验结果不好，而笔者对于研究的问题又了解得太少，论文一时进展十分缓慢，这使笔者非常沮丧，一度都想要放弃了。

在相当长的时间里，笔者都在思考有关 DiGeorge 综合征、腭-心-面综合征的问题。为撰写论文，笔者查阅了大量的文献，发现其中存在大量的出入，涉及疾病的命名、临床表型及其与基因型的对应关系等。1998 年 11 月的一天，笔者在图书馆的书架上偶尔看到了 Ted Kaptchuk 于 1983 年所著的 *Chinese Medicine—The Web That Has No Weaver*（《中医——一张没有织工的网》），拿下来随便翻了翻，书中有关肾经的一幅插图吸引了笔者。在这张图上，肾经穿越了肾、肺以及心脏（图 5.1）。笔者反复对照图注看了一阵子，觉得好像发现了什么，开始尝试将 DiGeorge 综合征的症状与肾经的循行路径进行对应，想象如果沿着这条经脉发生发育异常，会导致什么样的结果。忽然间，笔者似乎为解释甲状旁腺/胸腺发育不良、法洛四联征相关的肺动脉狭窄/闭锁，以及偶见报道的腰骶部脊柱裂等疾病之间的联系找到了答案！

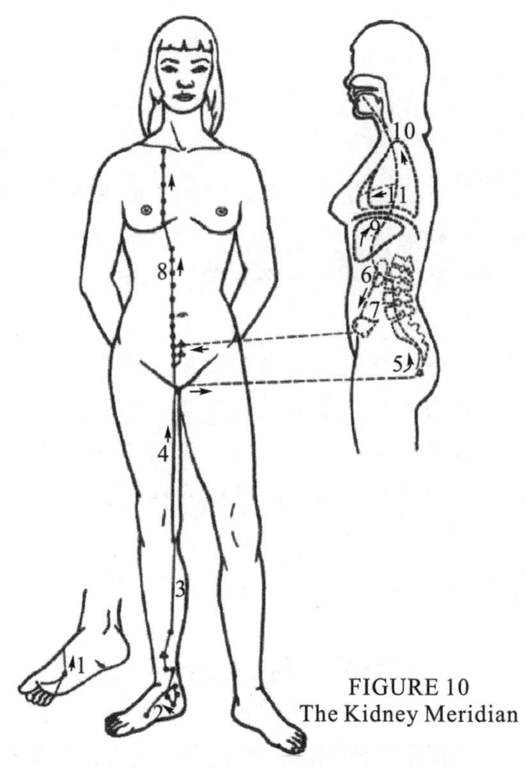

图 5.1　肾经

注：图片源自 Kaptchuk，1983。

上述发现令笔者激动不已，立即将书借回家中仔细阅读。笔者很快就发现，先天综合征与经络、藏象等中医理论存在强烈的对应关系！与许多先天综合征的特点相似，中医中病证的概念亦不局限于特定的人体部位，而是往往同时涉及多个器官与系统。笔者开始怀疑是否存在更多与肾经循行路径相吻合的症状。在 Conley 等（1978）报道的 25 例 DiGeorge 综合征的尸检结果中，笔者发现了有关肝脏与横膈异常的报道（附表 7）。而在 Ryan 等（1997）总结的 568 例 22q11.2 缺失中，多达 36%的病例具有泌尿系统缺陷。此外笔者还发现，可以用继发于甲状旁腺与胸腺发育不良的低钙血症和免疫缺陷对抽搐、骨骼发育不良、反复感染等进行解释。然而，对于其他一些症状，尤其是颅面部及脑部的缺陷，就无法通过肾经的循行路径来解释了。对此笔者没有放弃，很快让父母寄来了原文的《黄帝内经》，并系统地搜集了有关 DiGeorge 综合征、腭–心–面综合征以及 22q11.2 缺失的资料。

笔者将自己的发现扩大到肾经、膀胱经、任脉与督脉四条经脉，发现这四条与肾脏有联系的经脉完整地覆盖了人体的中线结构。扩充后的理论清晰地解释了 22q11.2 缺失携带者所表现的颅面部及脑部的异常。有趣的是，22q11.2 缺失频繁涉及的颅部、额鼻部及硬腭畸形皆沿督脉与膀胱经分布，二者的分支分别从头顶及枕部进入大脑及小脑，这似乎能够解释携带者所表现的神经系统异常。此外，“肾主骨”“肾生髓”的理论似乎也总结了常见的骨骼系统及血液学异常。中医认为“肾藏精”“肾为先天之本”，因此“精”的缺陷将导致生长缓慢及发育迟缓，“肾开窍于耳”，耳的形成与胚胎期咽弓的发育密切相关。因此，在中医观点中，肾的发育异常，即“先天”不足，将有可能导致耳部的畸形，乃至各种类型的耳聋。

5.2 中医的 ABC

在很多人看来，古老的中医无疑是深奥并且带有一丝神秘色彩的。中医世家、验方、药铺、望闻问切、针灸、汤药等是人们耳熟能详但又感到陌生的事物。对于学习西医的人来说，中医理论似乎缺乏说服力——阴阳、四证、八纲究竟指何物？针灸的经络腧穴、采集补泻，中药的四气五味、君臣佐使的依据又到底是什么？诸如此类的问题，似乎难以用现代科学的语言来解释。

然而，从方法论上看，西医对疾病的了解是从解剖、生理、生化、病理等角度对人体进行观察来实现的。用同样的方法来剖析中医将不难发现，中医对于人体的结构和功能也有着一套完整的理论。其理论包括经络（人体结构）、藏象（人体脏腑及功能）以及五行学说（结构及功能的延伸），这些理论是针灸和方剂治疗的基础，是中医的 ABC。

最早的中医文献可以追溯到石器时代晚期。成书于春秋战国时代的《黄帝内经》对经络进行了系统的描述。在《灵枢・经脉第十》中，古人对于人体的十二正经、十二经别、十五络脉以及奇经八脉等的循行路径进行了详细的描述。人体的五脏六腑连同心包均有一条所属的经脉，形成了十二正经。十二正经加上奇经八脉中的任督二脉，称为“十四经”。绝大部分穴位都分布于这些经脉之上。

中医认为经络是“气”“血”运行的通道。每条经络由一条主干（经脉）、主要分支（络脉）以及次级分支（孙络等）构成（图 5.2）。本书中的经脉图示均参考中国中医研究院 1975 年出版的《中国针灸学概要》。对于经络路径的描述则摘自《黄帝内经・灵枢・经脉篇》《黄帝内经・灵枢・五音五味》《黄帝内经・素问・骨空论》。

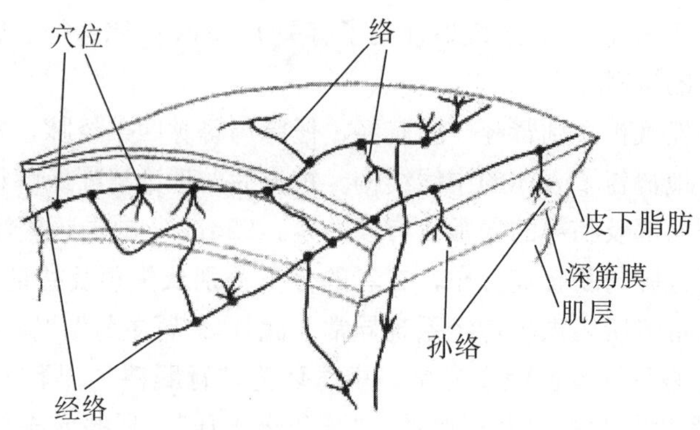

图 5.2　经脉、络、孙络及穴位之间的关系示意

注：引自 Lu Gwei-Djen and Joseph Needham（鲁桂珍与李约瑟）所著 *Celestial Lancet: a History and Rationale of Acupuncture and Moxa*（《砭石刀：针灸的历史和理论》）。在原图中，“经脉”被拼作“Ching”，“络”被拼作“Lo”，“脏”被拼作“Tsang”。

中医以其与人体基本物质及其他部位之间的关系而非精确的形态学来定义人体的内脏（脏和腑）。其中，五脏包括心、肝、脾、肺、肾，六腑则包括小肠、胆、胃、大肠、膀胱及三焦。在藏象理论中，“精”是一个重要的概念。“精”被认为是人生长、发育和成熟不可或缺的物质。“‘精’的力量使妊娠成为可能，生长是‘精’的绽放，衰老则反映了‘精’的减少。”因此，“精”所指的就是遗传物质及其活动，各种遗传缺陷则可以被视作“精”的损伤（Kaptchuk，1983）。

五行学说不仅总结了五脏之间以及五脏与身体其他部位如腑、体（组织）、官（窍）等之间的联系，还总结了它们与人的病理与精神，包括变（病状）、声（声音）、神（精神）以及志（情绪）等之间的联系（附表 8）。

5.3　22q11.2 缺失的表型——一个参照了中医理论的全面回顾

中医的经络与藏象理论与人类的先天综合征之间存在着惊人的相似之处，二者均可能涉及相距遥远的内脏和身体部位。每条经脉将特定的脏或腑与头颈、躯干、肢体及指（趾）相连，而藏象理论亦涉及人体各部分之间的联系。在以下的内容中，笔者将结合中医理论对 22q11.2 缺失所涉及的异常进行系统的回顾。

5.3.1　心血管系统

大约 80%的 22q11.2 缺失携带者均具有某种类型的心血管畸形，而心血管畸形也是妊娠终止、胎儿宫内以及出生后死亡的重要原因。在解剖学上，相关的心血管畸形主要涉及弓动脉模式化的异常以及心室流出道（主动脉与肺动脉）的对齐与分隔缺陷。前者将导致主动脉弓与锁骨下动脉的畸形，而后者将导致肺动脉发育不良和肺供血不足，其代表性疾病——锥干缺陷，或称流出道畸形，约占新生儿期诊断的心脏缺陷的 50%。具体的畸形如永存动脉干、法洛四联征（图 5.3）、肺动脉闭锁合并室间隔缺损等属于 22q11.2 缺失的特征性表现。此外，上述异常亦可能导致心室分隔缺陷、心脏瓣膜畸形、主动脉根部扩张、颈动脉异常、肺静脉异位连接等（Marino et al.，2001；Johnson et al.，2010；Bertsch et al.，2016；Faurschou et al.，2021；Putotto et al.，2022；Jawahar et al.，2024）。对具有这类缺陷的患儿，除染色体核型分析外，还需要用更精细的方法排除潜在的 22q11.2 缺失。Hu 等（2011）曾报道一例产前超声检查发现的主动脉离断合并室间隔缺损胎儿。羊水染色体检查提示其携带 46，XX，t（7；9）（q12；q21）“平衡”易位，但高分辨率的微阵列芯片检测则发现其携带 22q11.2 缺失。

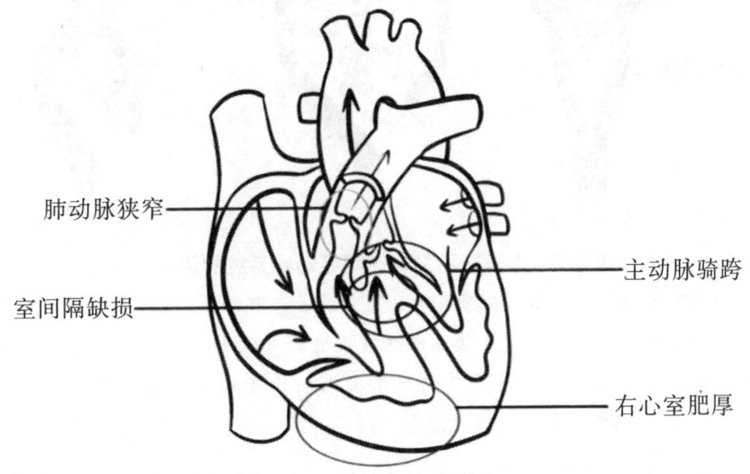

图 5.3 法洛四联征

注：这是最常见的发绀型心脏病，涉及室间隔缺损、主动脉骑跨、肺动脉狭窄、右室壁增厚等。由于肺动脉狭窄，右心室的部分血流将通过室间隔缺损分流至主动脉（箭头所示）。

由于通常需要紧急处理，解剖学和胚胎学也相对更清晰，心血管畸形一直是研究者所关注的焦点。临床上，22q11.2 缺失可能表现为涉及多种心血管缺陷的复杂畸形，甚至来自同一家系的患者之间也可能存在显著的差异（图 5.4）。因此有必要将解剖学发现与胚胎学相结合来理解这些缺陷的发生机制。

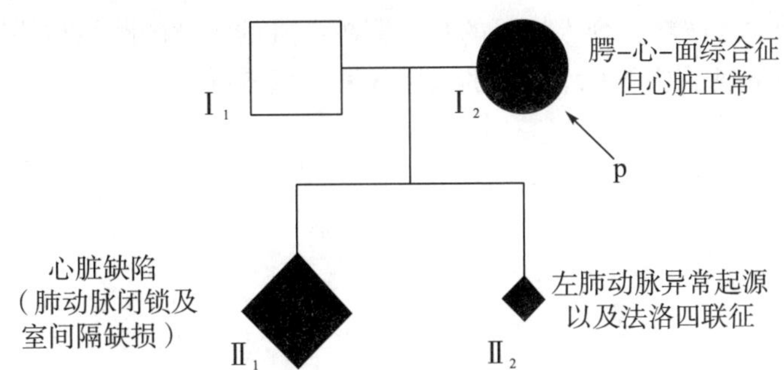

图 5.4 由 Saliba 等（1999）描述的一个 22q11.2 缺失的家系，其三名携带者具有不同的心血管表型

从发育学上看，主动脉与肺动脉的分隔缺陷缘于神经嵴细胞迁移的中断，造成弓动脉系统的异常发育，从而导致多种畸形（图 5.5）。尽管 *TBX 1* 基因在此过程中扮演重要的角色，但很可能存在其他许多相关基因。此外，在产前发现的心血管畸形中，17%~25%

具有各种染色体异常，这些染色体异常则涉及众多的基因组区域，同样提示其存在复杂的分子机制。

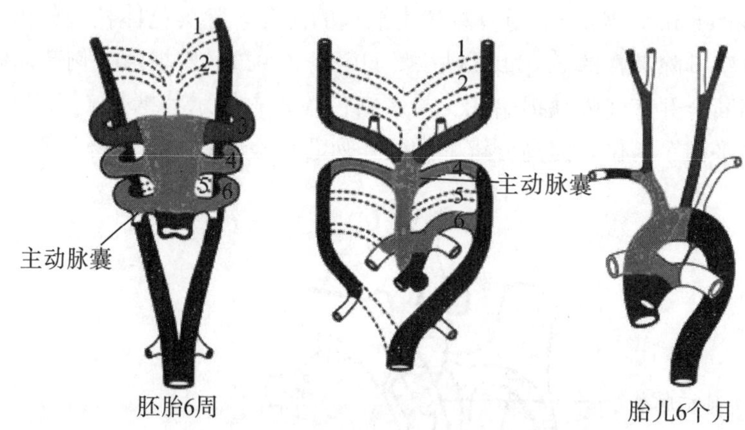

图 5.5　人类胚胎发育时期弓动脉系统的演化

注：每对弓动脉用不同的灰度表示。在 22q11.2 缺失携带者中，第三弓动脉的保留以及第四弓动脉的退化将形成颈部主动脉弓；第四弓动脉的异常发育将导致 B 型主动脉弓离断、高位主动脉弓、异常起源的锁骨下动脉；左侧第五弓动脉未消失则将导致异常起源的肺动脉。图片源自 Schoenwolf 和 Larsen，2009。

中医认为“心主脉”。根据《黄帝内经》的描述，共有四条经脉穿越心脏，其中以肾经的路径尤为独特。“其直者，从肾上贯肝膈，入肺中，循喉咙，挟舌本，其支者，从肺出络心，注胸中。”这似乎与肺动脉及主动脉的结构相对应（发育学上，二者共同起源于一条心管）。心经则有三个分支，分别“出属心系，下膈络小肠”“从心系上挟咽，系目系”“从心系上肺，下出腋下，下循臑内后廉……臂内后廉……掌内后廉、循小指之内出其端”。Schrander－Stumpel 等（1998）曾报道一例表现为小指重复的 22q11.2 缺失。患儿于出生后被带回家中，一周后因严重的心脏畸形入院并夭折。在上述病例中，心脏和小指的发育同时受累。这种关联与心经的循行路径相吻合，但却很难用解剖学或胚胎学来解释。令人惊讶的是，穿越心脏的经脉的路径与特殊类型的心脏畸形之间的对应关系似乎是全面而完整的（图 5.6 至图 5.9）。

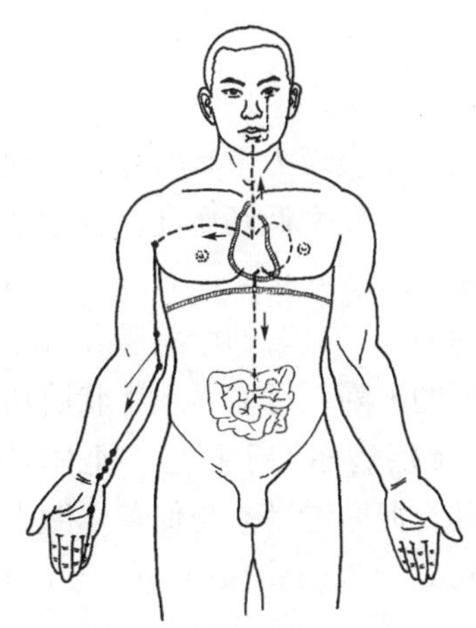

图 5.6 手少阴心经

注：心手少阴之脉，起于心中，出属心系，下膈，络小肠；其支者，从心系，上挟咽，系目系；其直者，复从心系却上肺，下出腋下，下循臑内后廉，行太阴心主之后，下肘内，循臂内后廉，抵掌后锐骨之端，入掌内后廉，循小指之内，出其端。(《黄帝内经·灵枢·经脉第十》)

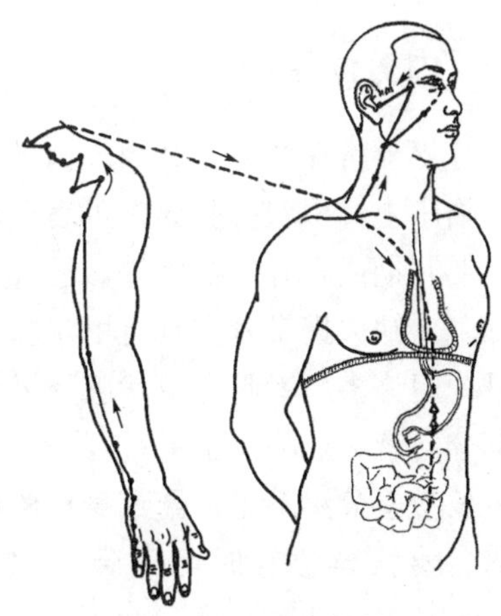

图 5.7 手太阳小肠经

注：小肠手太阳之脉，起于小指之端，循手外侧，上腕，出踝中，直上循臂骨下廉，出肘内侧两筋之间，上循臑外后廉，出肩解，绕肩胛，交肩上，入缺盆，络心，循咽，下膈，抵胃，属小肠；其支者，从缺盆循颈上颊，至目锐眦，却入耳中；其支者，别颊上䪼，抵鼻，至目内眦，斜络于颧。(《黄帝内经·灵枢·经脉第十》)

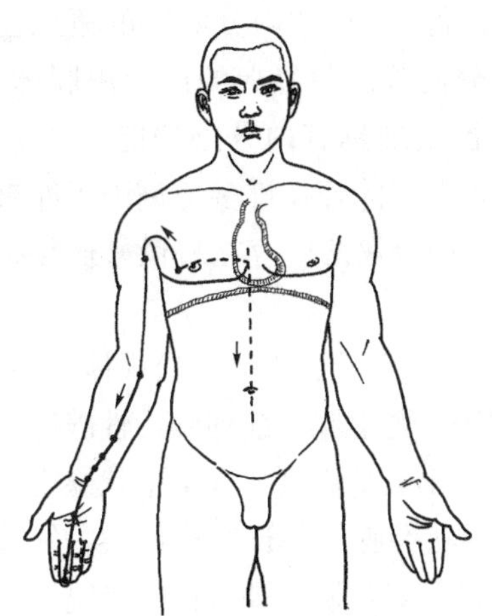

图 5.8 手厥阴心包经

注：心主手厥阴心包之脉，起于胸中，出属心包络，下膈，历络三焦；其支者，循胸出胁，下腋三寸，上抵腋下，循臑内，行太阴、少阴之间，入肘中，下臂，行两筋之间，入掌中，循中指，出其端；其支者，别掌中，循小指次指，出其端。(《黄帝内经·灵枢·经脉第十》)

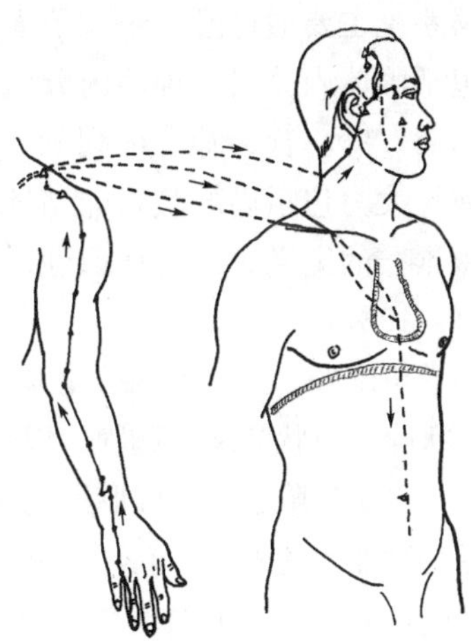

图 5.9 手少阳三焦经

注：三焦手少阳之脉，起于小指次指之端，上出两指之间，循手表腕，出臂外两骨之间，上贯肘，循臑外，上肩，而交出足少阳之后，入缺盆，布膻中，散落心包，下膈，循属三焦；其支者，从膻中上出缺盆，上项系耳后，直上出耳上角，出屈下颊至䪼；其支者，从耳后入耳中，出走耳前，过客主人前，交颊，至目锐眦。(《黄帝内经·灵枢·经脉第十》)

5.3.2 内分泌系统

内分泌异常在22q11.2缺失携带者中相当常见，其典型表现为甲状旁腺完全缺如或异位。临床上，甲状旁腺异常可表现出严重型、潜伏型或迟发型低钙血症，其症状包括喘鸣、婴儿期或青春期抽搐等，但部分患者亦可能无症状（Kapadia et al.，2008）。许多22q11.2缺失携带者亦具有甲状腺、垂体以及胰腺的异常。显著的甲状腺异常尽管相对罕见，但许多患者具有甲状腺降钙素细胞数目及密度的下降，可能导致甲状腺功能减退（部分患者为亚临床水平）。此外，自身免疫性甲状腺疾病亦见于报道。垂体异常可造成生长激素分泌不足，导致身材矮小。少数患者亦具有促卵泡激素与促黄体激素分泌的缺陷。胰腺异常有时可导致1型糖尿病（Weinzimer，2001；Stagi et al.，2010；Guerrero Fernández et al.，2011）。

值得注意的是，在一些确诊较晚的非典型22q11.2缺失病例中，低钙血症的症状似乎较为常见，如抽搐（Van Der Meijs et al.，2021；Liarakos et al.，2022）、惊厥（Özkale and Erol，2014）、全身性癫痫（Lee et al.，2020）、精神障碍（合并肾脏发育不全和轻度面部异常）（Lee et al.，2013）、焦虑症（Furuya et al.，2015）、间歇性肌肉痉挛（合并面部异常、智力障碍、精神分裂症和血小板异常）（Yang et al.，2019）、反复晕厥与短暂QT间期延长（Isgandarova et al.，2021）等。在部分低钙血症患者中，甲状旁腺激素水平可能正常（Liu et al.，2019），此外还可能合并桥本甲状腺炎（Nakada et al.，2013）。

内分泌系统主要通过激素来调节人体的生理活动。近年来，“内分泌”的概念已经被扩大至包括腺体内分泌、神经内分泌、旁分泌和自分泌等。除经典的内分泌腺体外，许多器官如心、肝、肾、肺、前列腺、胃、小肠等亦被发现具有内分泌功能，“激素”的内涵亦被扩大为包括局部激素、循环激素、神经激素等。此外，许多免疫因子亦被认为符合“激素”的定义。人们认识到，在神经、免疫、内分泌之间存在着微妙而复杂的联系（Stitt，1987）。

从解剖学角度看，人体的内分泌腺体主要集中于脑部的下丘、垂体、松果体、颈前/上胸部的甲状腺、甲状旁腺、胸腺，以及肾脏附近的胰腺、肾上腺、前列腺、性腺等。在胚胎学方面，甲状旁腺起源于胚胎期的第三及第四咽囊，第五咽囊则整合至甲状腺中，成为甲状腺降钙素细胞的来源。在许多病例中，甲状腺/甲状旁腺的邻近结构如喉、气管等亦可受累（Dyce et al.，2002）。有趣的是，与肾有联系的四条经脉，即肾经、膀胱经、督脉、任脉等均途经上述位置，而其他经脉则不然，这似乎非常特殊。此外，肾“主骨”“主水”“生髓”等理论似乎不难从肾脏参与维生素D代谢（促进成骨作用）以及分泌肾素（血管紧张素的前体）、促红细胞生成素（促进骨髓造血）等的事实中找到证据。

5.3.3 免疫及血液系统

22q11.2缺失的表型似乎涉及所有的器官系统，在血液学方面，可能导致血小板计数降低、血小板增大、出血风险增加等。患者患自身免疫性细胞减少症的风险也有所增加，这可能会使对其他表现的评估或管理复杂化。此外，恶性肿瘤发生的风险也可能增加，尽管其机制尚不完全清楚。

胸腺异常是22q11.2缺失的核心症状之一，病理检查可发现胸腺完全缺如或处于异常的位置。大多数患者亦具有淋巴组织减少与腺样体（咽扁桃体）发育不良。除T细胞减少或功能异常外，骨髓中的其他细胞亦可能受累。部分患者具有Bernard-Soulier综合征，表现为血小板体积增大、数量减少以及出血倾向。少数患者则具有骨髓发育不良。值得注意的是，在一些22q11.2缺失携带者中，血液或免疫学异常是唯一或最主要的症状（Jawad et al.，2001；McLean-Tooke et al.，2007；Kunishima et al.，2013）。

由于T细胞对抗原抗体反应具有重要的调节功能，DiGeorge综合征也被视作一种综合性免疫缺陷。相当比例的患者亦具有B细胞或抗体减少，即体液免疫缺陷（Gennery et al.，2002）。此外，少数个体甚至在胸腺缺如的情况下仍能够产生T细胞（Martin Mateos et al.，2000），而个别病例则表现为全血细胞减少（Lehmberg et al.，2009），这似乎提示血液系统的各种细胞之间存在错综复杂的联系。从发生机制看，这些细胞具有共同的起源（图5.10）。对于22q11.2缺失携带者所具有的免疫缺陷，似乎很难判断是缘于某个基因的缺失抑或T细胞的功能紊乱。患者最终的临床表现很可能取决于基因网络的代偿情况。

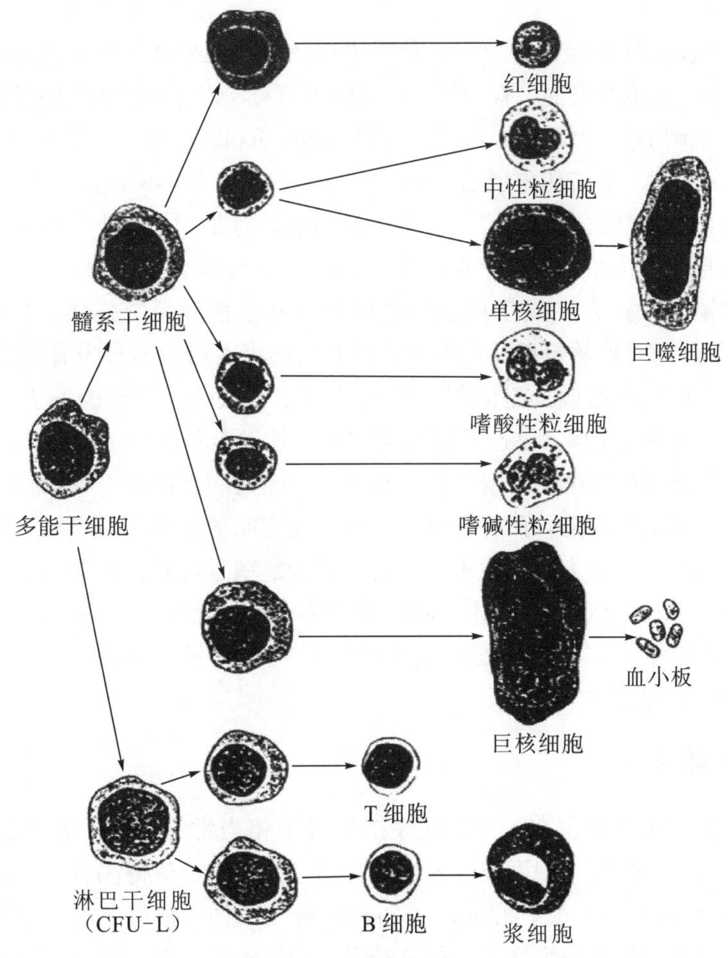

图5.10　血液细胞的发生

在体液免疫方面，Derfalvi 等（2016）报道了 22q11.2 缺失综合征患儿 B 细胞的发育情况。早期患儿的 B 细胞产生似乎正常，而成年患者则表现出转换记忆 B 细胞的缺陷。与对照组相比，滤泡辅助性 T 细胞在患者中的比例更高，并表现出更为活化的表型。尽管如此，与所有年龄段的对照组相比，患者的体细胞超突变有所减少。每个克隆的突变较少，强烈提示存在辅助性 T 细胞的受损。随着年龄的增长，患者的表型将趋于严重，尽管仅少数会出现低丙种球蛋白血症。

除细胞与体液免疫异常外，自身免疫性疾病在 22q11.2 缺失综合征患儿中也比较常见。Soares 等（2020）报道了一例 22q11.2 缺失综合征患儿，具有淋巴增生性疾病合并多自身免疫性疾病及低丙种球蛋白血症的罕见表现。Otsuki 等（2020）报道了一例合并全身皮疹和组织学异常的皮肤病性淋巴结炎的 22q11.2 缺失综合征患儿。患儿于胎龄 40 周出生，具有主动脉弓离断、室间隔缺损和胸腺缺如；出生后 33 天全身出现弥漫性红斑。皮肤活检发现空泡界面皮炎伴浅表血管周围浸润。实验室检查发现嗜酸性粒细胞增多和低钙血症。患儿在出生后 7 个月死于铜绿假单胞菌引起的败血症。Comont 等（2021）亦诊断了一例表现为复合感染、炎症和自身免疫表型的成年 22q11.2 缺失综合征患者。

临床上，严重的免疫异常可导致各种感染以及自身免疫性疾病，如 Grave 甲状腺肿大、血小板减少、溶血性贫血、青少年型类风湿关节炎、肉芽肿性葡萄膜炎等。一些患者在接种减毒活疫苗后死于严重的肺部感染（McLean-Tooke et al.，2007）。两名 T 细胞免疫缺陷的患儿还发生了 B 细胞淋巴瘤（Sato et al.，1999；Ramos et al.，1999）。

中医认为，“肾藏精、肾生髓”。值得注意的是，与 22q11.2 缺失相似，许多遗传缺陷将同时导致身体结构和血液系统的异常。例如，唐氏综合征（21 三体综合征）患者除多种发育缺陷外，还存在发生白血病的倾向。许多血液系统疾病，如地中海贫血、Fanconi 贫血等，同时涉及包括发育迟缓、智力障碍等在内的多种发育缺陷。从遗传学角度看，由重复序列所造成的基因组不稳定性与出生缺陷及肿瘤的发生密切相关。以 22q11.2 为例，多种白血病、淋巴瘤以及实体肿瘤均涉及该区域的重组（附表 11）。似乎可以推测，易于发生感染、自身免疫性疾病或肿瘤的患者的肺、甲状腺、关节以及血液系统均存在发育上的缺陷，而将这种结构与功能之间的复杂关系归咎于某个基因的缺陷似乎过于简单。中医认为，来源于食物的“后天之精”可充养先天的不足。中医所说的“营气”与“卫气”似乎分别对应血液中的养分（包括血糖、氧等）和免疫功能。22q11.2 缺失携带者所具有的免疫缺陷在出生后可逐渐改善的现象（Pierdominici et al.，2000）似乎印证了这种理论。

5.3.4 眼耳鼻喉

眼耳鼻喉方面的异常在 22q11.2 缺失携带者中相当常见。眼的各个部分，包括眼睑、角膜、晶状体、虹膜、视网膜、视神经等均可能受累。值得注意的是，一些患者还具有眼球缺损（Forbes et al.，2006）。Gilmour 等（2009）报道了与 22q11.2 缺失相关的家族性渗出性玻璃体视网膜病变。外耳畸形、中耳畸形、内耳畸形以及各种听力缺陷在 22q11.2 缺失携带者中亦很常见。此外，许多患者还具有上唇、硬腭、鼻腔、气管、咽部、喉部以及声带等结构的异常。中耳炎、鼻窦炎、进食困难以及头颈部血管异常等也很常见（Dyce et al.，2002）。

除肾经与膀胱经外，任脉与督脉的路径也与人体的中线存在明显的重叠（图 5.11、图 5.12）。

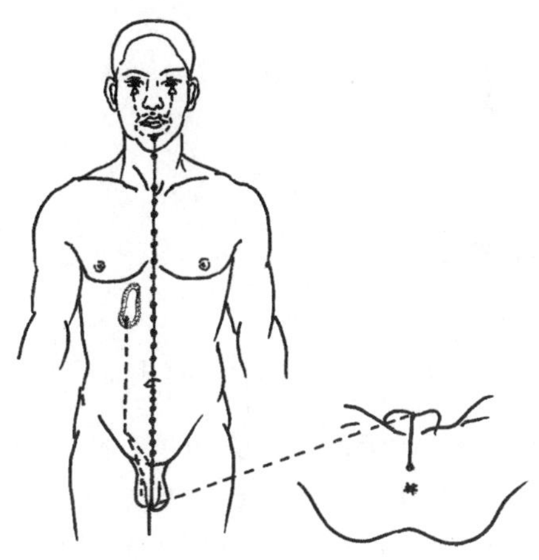

图 5.11 任脉

注：任脉者，起于中极之下，以上毛际，循腹里上关元，至咽喉，上颐循面入目（《黄帝内经·素问·骨空论》）。

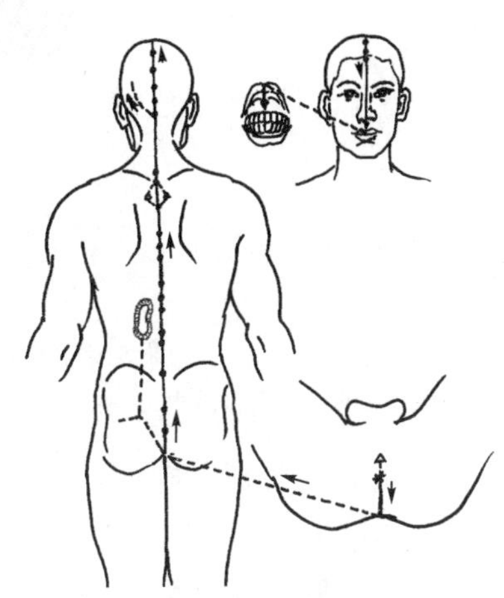

图 5.12 督脉

注：督脉者，起于少腹以下骨中央，女子入廷孔，其孔，溺孔之端也。其络循阴器，合篡间，绕篡后，别绕臀，至少阴与巨阳中络者，合少阴上股内后廉，贯脊，属肾，与太阳起于目内眦，上额交巅上，入络脑，还出别下项，循肩髆内，挟脊抵腰中，入循膂络肾；其男子循茎下至篡，与女子等；其少腹直上者，贯脐中央，上贯心入喉，上颐环唇，上系两目之下中央（《黄帝内经·素问·骨空论》）。

“肝主目，心主舌，脾主口，肺主鼻，肾主耳”“肝开窍于目”“肾开窍于耳”是广为人知的中医理论。在许多的先天综合征中均存在耳畸形与泌尿生殖道畸形的关联。以 22q11.2 缺失为例，“肾”与“耳”的对应似乎体现为泌尿系统畸形与外耳异常/听觉丧失的密切联系。前面所提到的 HDR 综合征、CHARGE 联合征以及 OMIM 数据库所收集的大量病例，如咽弓－耳－肾发育不良（Branchio－oto－renal Dysplasia）、Townes－Brocks 综合征等也是很好的例子。支持“肾”“耳”联系的另一个重要证据就是链霉素、庆大霉素等氨基糖苷类抗生素所具有的耳毒性和肾毒性（Kahlmeter and Dahlager，1984）。20 世纪 50 年代，日本的研究者将人的肾组织移植到早期胚胎中，发现能够形成耳泡（Yamada and Takata，1955；Yamada et al.，1958）。

“肝开窍于目。”中医理论中与眼有关的概念包括“瞳子”（瞳孔）、“约束”（上下眼睑）以及“目系”（眼球内连于脑的束状物，包括视神经、血管等）等。此外，中医还将眼的可见部分与五脏相对应，即“瞳子”—肾、黑眼（虹膜）—肝、“络”（内眦下方可见的红色部分）—心、白眼（巩膜）—肺、约束（包括上下眼睑）—脾等（Kaptchuk，1983）（图 5.13）。

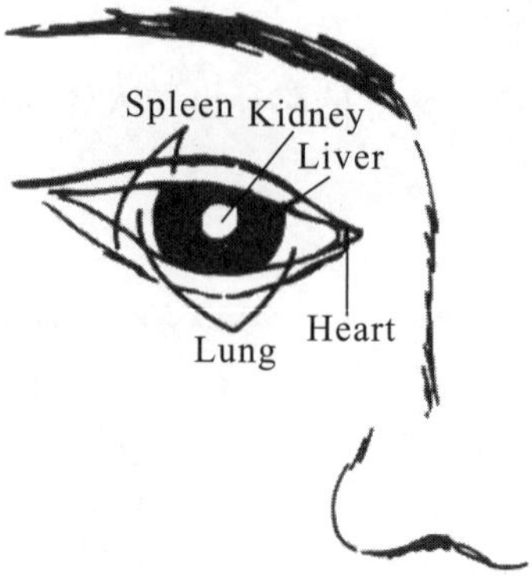

Areas of the Eye and Corresponding Organs

Spleen Kidney
Liver
Heart
Lung

图 5.13 中医对于眼部的理解

注：图片源自 Kaptchuk，1983。图中文字：Spleen，脾；Kidney，肾；Liver，肝；Heart，心；Lung，肺。

除肾、肝之外，心与耳、目似乎也具有密切的关系。《黄帝内经·素问·金匮真言论篇第四》曰："南方赤色，入通于心，开窍于耳。"（一般认为"心寄窍于耳"）此外，心经"从心系，上挟咽，系目系"。Mansour 等（2005）对 240 名先天性心脏病患者进行了眼科检查，发现半数以上具有眼部异常，具体的症状包括视网膜血管扭曲、视盘发生不良、巨睫、眼睑下垂、斜视、视网膜出血、眼球突出、白内障等。"心系"与"目系"的关联十分明显。

22q11.2 缺失综合征患儿早期的眼部表现包括眼睑遮盖、斜视、后角膜环、视网膜血管扭曲和屈光不正等。Saffra 和 Reinherz（2015）报道了第二例合并圆锥角膜的 22q11.2 缺失综合征患者。

von Scheibler 等（2022）回顾了 22q11.2 缺失携带者的眼部表现。在文献报道的 270 例以及新纳入的 132 例患者中，常见的眼部表现包括视网膜血管扭曲（32%～78%）、后角膜环（22%～50%）、眼睑遮盖（20%～67%）、斜视（12%～36%）、弱视（2%～11%）、眼睑下垂（4%～6%）和屈光不正，其中以远视（6%～48%）和散光（3%～23%）最为常见。Franco 等（2023）还报道了 4 例先天性角膜浑浊的患者。

5.3.5 外貌畸形

尽管可能非常细微，22q11.2 缺失携带者似乎普遍存在面容异常，常见的表现包括短额、面中部发育不良、短颈、小头等。面部肌肉可能显得松弛无力，面瘫以及面容不对称在儿童中较为常见。眼部异常主要涉及眼距、眼裂大小/倾斜度以及眼睑遮盖等。外耳畸形十分常见。鼻部异常主要涉及鼻子各部分的形态以及鼻音等。小口、唇发育不良（包括唇裂）以及下颌后缩亦较为常见（Oskarsdóttir et al.，2008）（图 5.14）。我国的研究者亦对 22q11.2 缺失携带者的面容特征进行了分析（Wu et al.，2013）（图 5.15）。尽管如此，仅根据面容特征对 22q11.2 缺失进行预测似乎并不可靠。此外，亚裔和非裔患者可能由于缺乏典型的面部特征而被漏诊或误诊（Ruangdaraganon et al.，1999；McDonald-McGinn et al.，2005）。

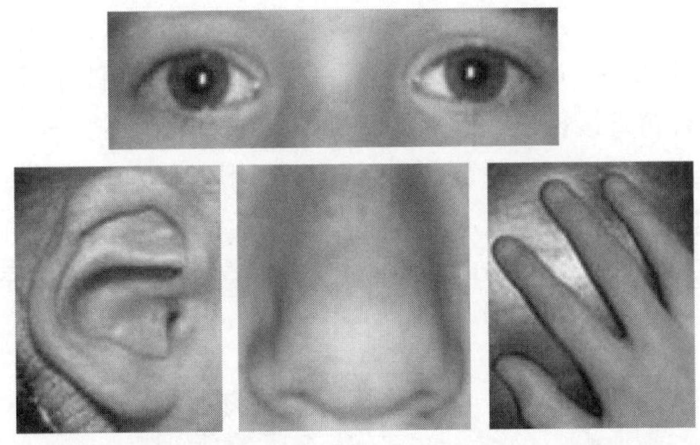

图 5.14 DiGeorge **综合征、腭—心—面综合征患者的部分外貌特征**

注：图片源自 Oskarsdóttir et al.，2008。

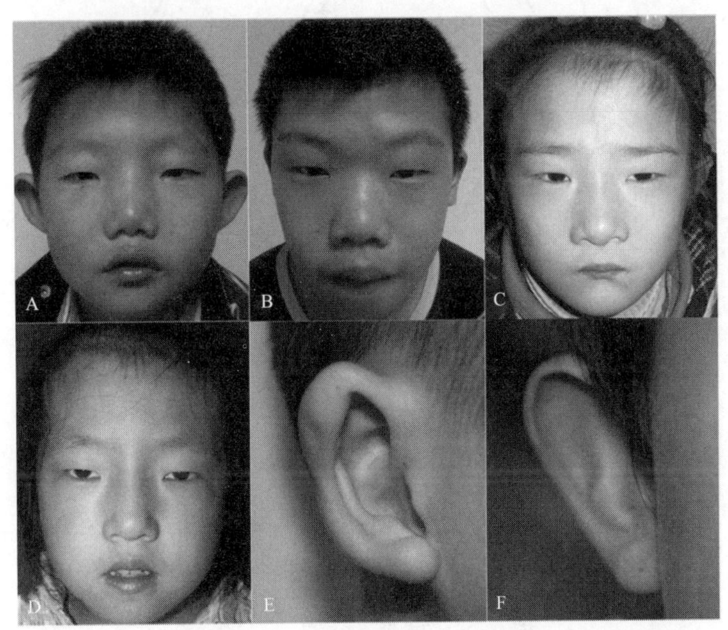

图 5.15 **我国部分** 22q11.2 **缺失携带者的外貌特征，包括长脸、窄眼裂、肉鼻、鼻根粗大、面颊扁平、下颌后缩、外耳异常等**

注：图片源自 Wu et al.，2013。

除面容外，身材矮小以及细长手指亦较为常见，较为罕见的症状则包括皮肤色素减退、头发早白、体重下降等（Hand et al.，2000；Listernick，2013）。在发育学方面，患者的特征包括：①出生后第一年内体重不足；②体重在随后正常化；③青春期出现肥胖；④10%左右身材矮小；⑤身高在青春期达到正常；⑥婴儿期骨龄略偏低；⑦10%左右表现为小头畸形。掌纹异常较为常见，但缺乏特异性（Digilio et al.，2001）。

中医认为人体的五脏与体表的特定器官和孔窍之间具有特殊的对应关系。耳、目、口、鼻、咽喉被称为“五官”，口、两鼻孔、两目以及两耳被称为“七窍”，加上前后二阴，称为“九窍”。五脏的精气分别通于七窍，维护着后者的独特生理功能。每一官窍与相应的脏腑有着特殊的对应关系（附表 8，图 5.16、图 5.17）。据《黄帝内经》的描述，肝经“循喉咙之后，上入颃颡，连目系，上出额，与督脉会于巅；其支者，从目系下颊里，环唇内”，这似乎与“肝开窍于目”一致。对于其余四个脏来说，尽管其所属经脉并不与相应的官窍直接相连，但是从解剖学、生理学、胚胎学的角度来看，却也并不遥远——肺经“从肺系横出腋下”（“肺系”与鼻同属呼吸道）、脾经“挟咽，连舌本，散舌下”（舌与口相近）、心经“从心系，上挟咽，系目系”（咽与舌相近）、肾经“循喉咙，挟舌本”（舌根通过咽鼓管与耳部相通，二者亦存在发育上的联系）。

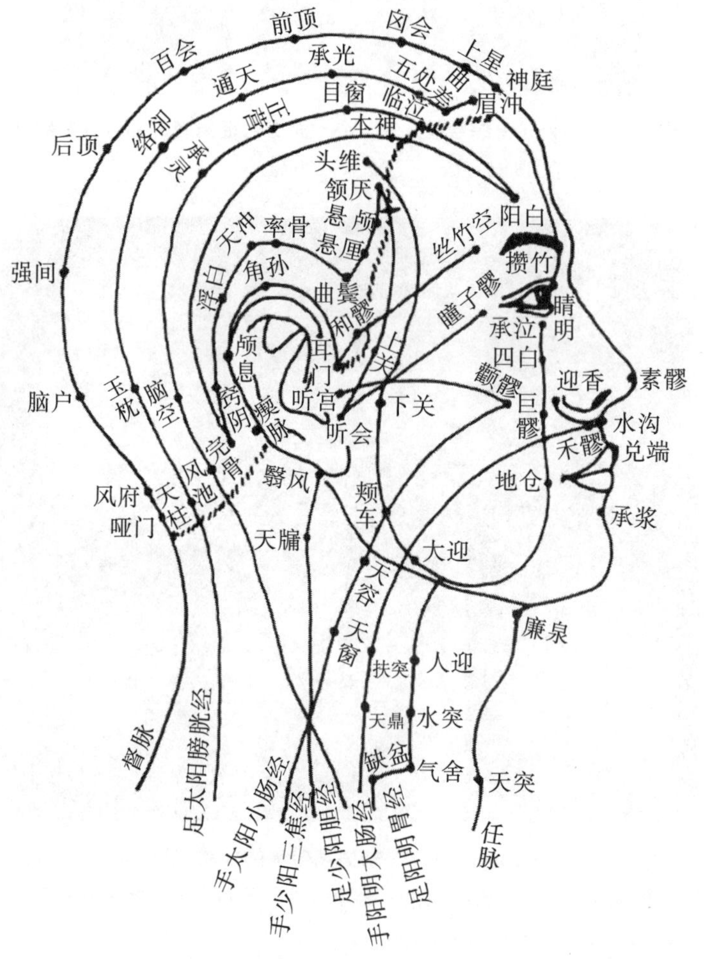

图 5.16　头颈部的经脉

注：图片源自《中国针灸学概要》。

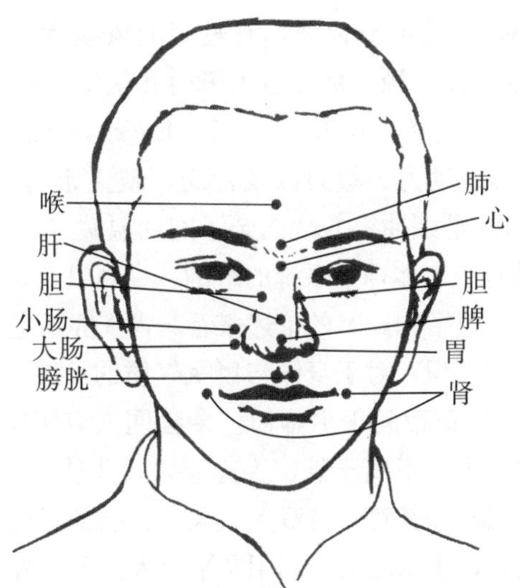

图5.17 《黄帝内经·灵枢》所描述的面部与脏腑之间的对应关系

注：图片源自 Kaptchuk，1983。

各种先天综合征似乎普遍涉及面部异常。从胚胎发育的角度看，除耳部畸形与第一咽弓的异常发育有关外，其他面部异常似乎均缘于额鼻部、上颌及下颌突起的异常发育。有趣的是，督脉沿人体的正中线从颅后经头顶、额鼻部、鼻尖抵达人中，而膀胱经起始于目内眦，与督脉平行，经头顶通向背部。在身体的腹侧，任脉沿人体的正中线向上，环绕口唇而抵达眶下。上述经脉的路径似乎与常见的颅面部异常分布一致。

大多数先天综合征患者均具有身材矮小、生长发育迟缓等，这似乎与中医“肾藏精”“肾为先天之本”的观点相吻合。

5.3.6 神经及精神

研究者在 22q11.2 缺失携带者中发现了广泛的神经异常，其中的器质性异常包括大脑萎缩、脑血管及脑回异常、胼胝体缺陷、透明隔囊肿、小脑发生不良、脑积水等，神经功能异常则包括肌张力下降、瘫痪、抽搐、癫痫等。眼、耳（包括视觉、听觉）异常亦很常见。Zaleski 等（2009）报道了合并 22q11.2 缺失的早发型帕金森病。利用磁共振成像、密集阵脑电图等技术，研究者对这些神经及精神症状所涉及的结构和功能异常开展了大量的探索（van Amelsvoort et al.，2004；Rihs et al.，2012）。

神经系统异常对于儿童及成年患者的身体、认知、智力以及心理-社会发育具有广泛的影响。肌张力不足将延缓患儿的爬动、行走、协调以及平衡力发育，记忆、注意力以及语言功能障碍则将造成学习困难，视觉扫描模式的异常则可能影响其对表情感知的准确性，造成人际交流方面的障碍。这类患儿具有发生轻至中度智力障碍的风险（de Smedt et al.，2003）。此外，携带 22q11.2 缺失的儿童在意识和情绪方面亦缺乏稳定，表现为退缩、情感障碍以及广泛的精神发育滞后，容易激惹和产生依赖，较多地表现为多动症、自闭症、强迫症、焦虑以及情感障碍，在青春期可出现内化症状、叛逆行为以及思维空洞（男性更常见）。成年患者则具有较高的风险发生抑郁、双相型情感障碍、精神障碍以及精神分裂症，存在轻至重度智力障碍和认知力恶化，在适应力方面仅为儿童水平，患精神分裂症者更差（Murphy，2005；Evers et al.，2009；Klaassen et al.，2013）。许多患者缺乏意志、动力、毅力以及社交，缺乏亲密关系，不易找到伴侣和工作，患病家庭亦具有更多的婚姻冲突并缺乏亲子间的温暖（Prinzie et al.，2004）。

毋庸置疑，现代医学对于人体神经系统的解剖、生理以及认知、心理、精神等的了解要远胜于中医。然而，从《黄帝内经》的论述来看，古人亦不乏对于不同类型的个体在心理、情志等方面特点的深刻认识。对于身体与禀赋气质的关系，《黄帝内经·灵枢·通天第七十二》有如下的描述："黄帝问于少师曰：余尝闻人有阴阳，何谓阴人，何谓阳人？少师曰：天地之间，六合之内，不离于五，人亦应之，非徒一阴一阳而已也，而略言耳，口弗能遍明也。黄帝曰：愿略闻其意，有贤人圣人，心能备而行之乎？少师曰：盖有太阴之人，少阴之人，太阳之人，少阳之人，阴阳和平之人。凡五人者，其态不同，其筋骨气血各不等。黄帝曰：其不等者，可得闻乎？少师曰：太阴之人，贪而不仁，下齐湛湛，好内而恶出，心和而不发，不务于时，动而后之，此太阴之人也。少阴之人，小贪而贼心，见人有亡，常若有得，好伤好害，见人有荣，乃反愠怒，心疾而无恩，此少阴之人也。太阳之人，居处于于，好言大事，无能而虚说，志发于四野，举措不顾是非，为事如常自用，事虽败而常无悔，此太阳之人也。少阳之人，諟谛好自贵，有小小官，则高自宜，好为外交而不内附，此少阳之人也。阴阳和平之人，居处安静，无为惧惧，无为欣欣，婉然从物，或与不争，与时变化，尊则谦谦，谭而不治，是谓至治。古之善用针艾者，视人五态乃治之，盛者泻之，虚者补之。黄帝曰：治人之五态奈何？少师曰：太阴之人，多阴而无阳，其阴血浊，其卫气涩，阴阳不和，缓筋而厚皮，不之疾泻，不能移之。少阴之人，多阴少阳，小胃而大肠，六府不调，其阳明脉小而太阳脉大，必审调之，其血易脱，其气易败也。太阳之人，多阳而少阴，必谨调之，无脱其阴，而泻其阳，阳重脱者易狂，阴阳皆脱者，暴死不知人也。少阳之人，多阳少阴，经小而络大，血在中而气外，实阴而虚阳，独泻其络脉则强，气脱而疾，中气不足，病不起也。阴阳和平之人，其阴阳之气和，血脉调，谨诊其阴阳，视其邪正，安容仪，审有余不足，盛则泻之，虚则补之，不盛不虚，以经取之。此所以调阴阳，别五态之人者也。黄帝曰：夫五态之人者，相与毋故，卒然新会，未知其行也，何以别之？少师答曰：众人之属，不如五态之人者，故五五二十五人，而五态之人不与焉。五态之人，尤不合于众者也。黄帝曰：别五态之人奈何？少师曰：太阴之人，其状黮黮然黑色，念然下意，临临然长大，腘然未偻，此太阴之人也。少阴之人，其状清然窃然，固以阴贼，立而躁崄，行而似伏，此少阴之人也。太阳之人，其状轩轩储储，反身折腘，此太阳之人也。少阳之人，其状立则好仰，行则好摇，其两臂两肘则常出于背，此少阳之人也。阴阳和平之人，其状委委然，随随然，颙颙然，愉愉然，暶暶然，众人皆曰君子，此阴阳和平之人也。"

"肾藏精""精生髓"，脑为"髓之海"。用现代医学的眼光来看，"髓"指骨腔的内容物，而骨腔的内容物除骨髓外亦涵盖脑和脊髓所构成的中枢神经系统。从经脉的循行观察，连系肾的督脉和膀胱经分别"贯脊"或"挟脊"而行，并分别从枕部（其下方为小脑）及头顶（其下方为大脑）进入颅腔。沿上述经脉的异常发育将涉及大脑的各种结构。

22q11.2 缺失综合征已被确定为一种与多种脑体积异常相关的神经发育障碍，并与包括精神分裂症和自闭症谱系障碍在内的神经及精神异常的风险增加有关。荟萃分析显示，22q11.2 缺失综合征患者的大脑灰质和白质体积均有所减少（Rogdaki et al.，2020）。

尽管肾和脑/脊髓分属于不同的人体系统，在发育学上将二者相联系却似乎不无道理。临床上，各种遗传突变或环境因素所导致的出生缺陷通常表现为面部异常、智力障碍以及特定的躯体异常，造成多发性先天异常及智力障碍综合征（Multiple Congenital Anomaly/Mental Retardation Syndromes，MCA/MRs），这与中医的理论是一致的。除 DiGeorge 综合征、腭－心－面综合征外，沿与肾相连的经脉分布，涉及肾、神经系统、生殖器官、眼球等的异常在先天综合征中相当常见。一个典型的例子就是 22q11.23 区 *SMARCB1/hSNF5/INI1* 基因突变所导致的横纹肌肉瘤。这种常见于儿童期的软组织肿瘤的发生部位包括肾、肝、腹膜后软组织、大脑、脊髓、鼻窦等（Bishop et al.，2014；Morisako et al.，2024）。Nguyen 和 Crawford（2018）以及 Adams 等（2022）亦报道了与 22q11.2 缺失相关的松果体母细胞瘤以及疑似的脑干胶质瘤。

有趣的是，在治疗方面，中医将听力下降、记忆力减退、老年性痴呆等神经异常归结于肾气的衰竭，并将肾作为治疗的靶点。上述发现，均提示肾与神经系统在分子水平存在共同之处。

5.3.7 泌尿生殖系统

Goodship 等（1997）报道了产前诊断的 3 例以泌尿系统，尤其是肾脏畸形为主要表现的 22q11.2 缺失病例。随后的几次大型调查证实，多达 40%的 22q11.2 缺失携带者具有泌尿生殖系统异常，常见的畸形包括肾缺如、重复肾、马蹄肾、肾发育不良、多囊肾、肾盂重复、肾钙质沉着、肾结石、肾小管酸性中毒、肾积水、膀胱输尿管反流、膀胱壁增厚等。在生殖系统方面，约 8%的男性具有隐睾、小阴茎、尿道下裂、扁平阴囊等异常。Devriendt 等（1997）报道了一名女婴，表现为子宫及阴道上端发生不全（又称 Mayer－Rokitansky－Küster－Hauser 综合征）与肾脏畸形，携带相同缺失的父亲则具有典型的腭－心－面综合征，但并无任何泌尿系统异常。Ledig 和 Morcel 等（2011）分别报道了涉及 22q11.2 缺失的子宫及输卵管发生不全的病例。Finch 等（2011）则报道了一例仅具有轻微先天异常，但合并 Wilms 肾母细胞瘤的 22q11.2 缺失病例。

除肾脏畸形外，22q11.2 缺失携带者还可能出现其他泌尿道畸形，如胎儿巨尿道（Demiroren et al.，2015）等。Vachette 等（2016）报道了一名 23 岁的孕妇，超声检查发现胎儿存在输尿管扩张与大动脉错位。羊水检查证实胎儿携带 22q11.2 缺失。胎儿于 32 周时因胎膜早破出生，出现呼吸窘迫综合征，并死于气管狭窄。尸检发现其具有 22q11.2 缺失的典型特征以及左肾发育不全、尿道下裂和阴茎发育不全。

足太阳膀胱经见图 5.18。足少阴肾经见图 5.19。

中医认为“肾藏精”“肾为先天之本”“肾开窍于二阴”。“精”与生殖以及个体的生老病死密切相关。似乎可以推断，中医所说的“肾”涵盖了由胚肾发育而来的泌尿与生殖器官。此外，“肾主水”。除肾之外，与肾相邻的肾上腺、胰岛等亦与机体的水盐代谢密切相关，并在功能上被纳入“肾”的概念之中。这似乎能够解答对于中医的脏腑概念长期存在的一些质疑，如中医所说的“肾”并非西医所说的“肾”，被中医理论遗漏的器官如胰腺、前列腺等。

在由经脉所构成的网络中，“肾”处于核心位置。与心脏（血管中枢）和大脑（神经系统中枢）相比，“肾”更像是人体胚胎发育的起点。似乎可以这样理解，由于“精”的显著缺陷，22q11.2 缺失将严重影响泌尿生殖系统的发育。至于说在 22q11.2 缺失携带者中泌尿系统异常为何少于心血管畸形，可能的解释包括自然选择和观察偏倚等。在 10p 缺失病例中，泌尿系统畸形的发病率高达 54%。男性 10p 缺失携带者几乎普遍具有隐睾或尿道下裂。研究者提议，由于某些泌尿系统畸形并无明显的临床症状，这类异常在携带者中的发生率可能被低估（van Esch et al.，1999）。同理可以推测，与威胁生命的心血管畸形，需要紧急处理的窒息、抽搐或者令人担忧的发育/智力障碍相比，在功能上易于代偿的肾脏畸形或肝脏畸形可能更不容易被发现。

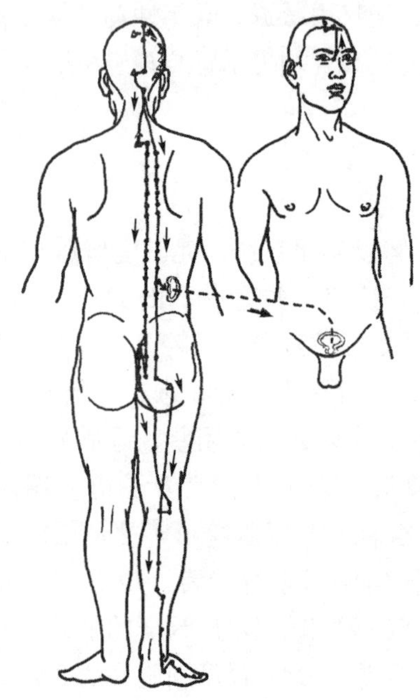

图 5.18 足太阳膀胱经

注：膀胱足太阳之脉，起于目内眦，上额，交巅；其支者，从巅至耳上角；其直者，从巅入络脑，还出别下项，循肩髆内，挟脊，抵腰中，入循膂，络肾，属膀胱；其支者，从腰中下挟脊，贯臀，入腘中；其支者，从髆内左右，别下，贯胛，挟脊内，过髀枢，循髀外，从后廉，下合腘中，以下贯踹内，出外踝之后，循京骨，至小趾外侧（《黄帝内经・灵枢・经脉第十》）。

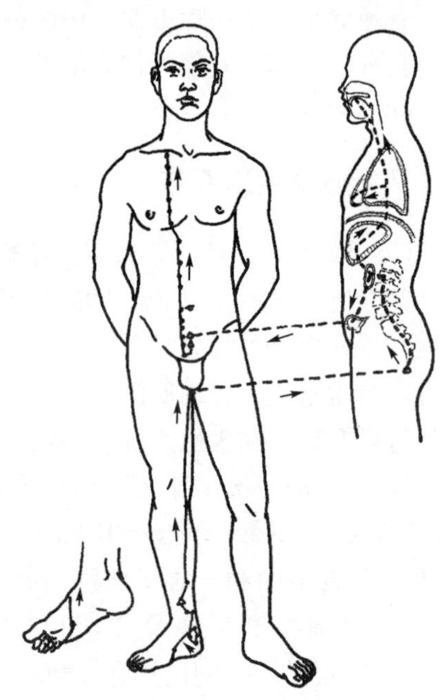

图 5.19 足少阴肾经

注：肾足少阴之脉，起于小趾之下，邪走足心，出于然谷之下，循内踝之后，别入跟中，以上踹内，出腘内廉，上股内后廉，贯脊，属肾，络膀胱；其直者，从肾上贯肝膈，入肺中，循喉咙，挟舌本；其支者，从肺出络心，注胸中（《黄帝内经・灵枢・经脉第十》）。

5.3.8 骨骼系统

多种骨骼异常与22q11.2缺失存在关联。Ming等（1997）对108名携带者进行了调查，发现其中近三分之一具有骨骼异常，其中8%为一处以上，涉及上肢、下肢以及脊柱的异常分别达到了6%、15%和30%（附表9）。Kinoshita等（2010）报道了一例22q11.2缺失综合征患儿，在出生时具有脊柱裂以及骶部脊髓脊膜膨出，13岁之后又相继出现了继发于甲状旁腺功能减退的抽搐和低钙血症，但未发现任何心血管畸形。Al-Hertani等（2013）还报道了严重的颅缝早闭。Gover等（2015）报道了短暂性胎儿足底水肿作为22q11.2缺失的早期表现。Cheung等（2018）报道了一例无创产前检查漏筛、表现为孤立性马蹄内翻足的22q11.2缺失胎儿。

在大多数病例中，骨骼异常主要涉及颅骨、脊柱等中轴骨。肢体骨异常中，上肢畸形包括肩胛骨发育不良、长骨畸形以及多种手指畸形，如细长指、多指、短指、弯指、缺指等。下肢方面则包括股骨畸形、马蹄内翻足、足畸形、多趾、脚趾融合或挛缩等。值得注意的是，某些"偶然发现"的骨骼畸形，如颈椎异常等，随后被证实在患者中相当普遍（Hultman et al.，2000）。此外，包括身材矮小、骨骼发育不良、关节炎等在内的非特异性骨骼异常在患者中亦相当常见。Stagi等（2010）发现，22q11.2缺失携带者普遍具有骨矿物质表观密度、钙离子及总钙水平的下降。此外，未成年者还具有血清骨钙素、骨特异性碱性磷酸酶以及尿脱氧吡啶啉浓度的下降。

从发育学角度看，似乎很难将骨骼畸形与肌肉异常截然分开。与22q11.2缺失相关的肌肉异常包括肩带萎缩、关节松弛及变形等。临床上，脊柱异常与心血管畸形亦同时见于Alagille综合征、Kakubi综合征、镶嵌型8号三体、Goldenhar综合征、Robinow综合征等。合并的肢体及心脏异常在其他疾病如Holt-Oram综合征、Townes综合征以及Smith-Lemli-Opitz综合征中亦非罕见（附表11）。Digilio等（1997）报道了两例涉及22q11.2缺失的桡骨发生不全，其中一例为新生儿，表现为面容异常、眼球缺损、泌尿道畸形、单侧桡骨发生不全及先天性心脏病。另一例则表现为桡骨发育线缺陷、肾脏畸形、外生殖器发生不良等，对其的鉴别诊断则包括腭-心-面综合征、CHARGE联合征以及VACTERL联合征等。

中医认为"肾生髓""肾主骨"。全面的骨骼发育不良似乎提示存在"精"的缺陷。此外，许多肢体畸形似乎与特定经脉的路径相对应。Schrander-Stumpel等（1998）曾报道一例小指重复的22q11.2缺失病例。患儿在出生后被带回家，一周后因严重心脏缺陷入院并夭折。Prasad等（1997）亦报道了一例22q11.2缺失病例。患者为足月小样儿，表现为宽眼距、宽鼻梁、长人中、小耳、左手两裂拇指、右侧轻度肾积水、胸腺缺如、T细胞缺陷、反复中耳感染、法洛四联征、肺动脉狭窄、右位主动脉弓、轻度低张力等。在上述病例中，合并的上肢与心/肺畸形似乎分别与肺经与心经的循行路径相对应；并存于部分病例中的脊柱侧弯、马蹄内翻足与泌尿生殖系统畸形等则似乎与肾经及膀胱经的循行路径相对应。此外，并存的骨骼发育不良、免疫缺陷以及钙代谢异常似乎可以解释部分病例所表现的青少年型类风湿关节炎以及多发性骨折等。

从发育学角度看，经脉的循行路径与人体骨骼之间的对应关系十分有趣。与肾相连的经脉与中轴骨如头骨、脊柱等关系密切，而五脏的经脉则分别与四肢骨的发育学特征相对应，即肺经—桡骨发育线—拇指、心经—尺骨发育线—小指、肾经—小脚趾、肝经及脾经—大脚趾等。这些关联似乎亦反映在先天综合征的症状方面（附表11）。

5.3.9 呼吸系统

22q11.2缺失相关的异常包括发育不良的肺、气管、支气管、咽、喉等，少数患者亦具有气管食管瘘或横膈缺损。尽管肺部疾病并非22q11.2缺失的主要表现，然而，倘若将肺动脉的各种畸形以及肺部感染亦归结为肺的异常，情况就大不相同了。临床上，由于许多患者并无或仅表现轻微的症状，一些肺部畸形仅在偶然的情况下被发现（Deerojanawong et al.，1997）。Clive等（2016）报道了一对异卵双胞胎，出生后不久因严重的Ⅳ型声门蹼而出现严重窒息，需要行全面复苏和紧急气管造口术。二人均被发现携带22q11.2缺失。

从胚胎学角度看，肺部异常与背侧主动脉弓发育受损所导致的肺芽发育受扰有关。此外，似乎很难将肺血管异常与肺发育不良截然区分开来，因为二者在结构和功能上均存在密切的联系。

手太阴肺经见图5.20。手阳明大肠经见图5.21。

“肺开窍于鼻。”肺经最为突出的特征就是将肺、气管以及上肢的桡侧连接起来。心经、肾经均穿越肺脏，这种联系似乎可以解释Holt－Oram综合征（又称心－手综合征）、VACTERL联合征以及Fanconi贫血等疾病所表现的中线结构异常合并桡骨发育线畸形（附表11）。从发育学以及功能的角度看，中医有关肺与呼吸的理论亦似乎不无道理。“肾主纳气”，肾小管酸中毒、神经系统发育缺陷等均可能导致呼吸困难或窒息。

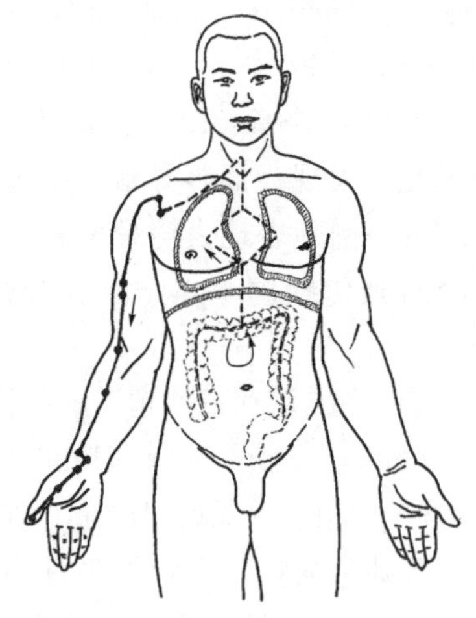

图5.20 手太阴肺经

注：肺手太阴之脉，起于中焦，下络大肠，还循胃口，上膈属肺，从肺系横出腋下，下循臑内，行少阴心主之前，下肘中，循臂内上骨下廉，入寸口，上鱼，循鱼际，出大指之端；其支者，从腕后直出次指内廉，出其端（《黄帝内经·灵枢·经脉第十》）。

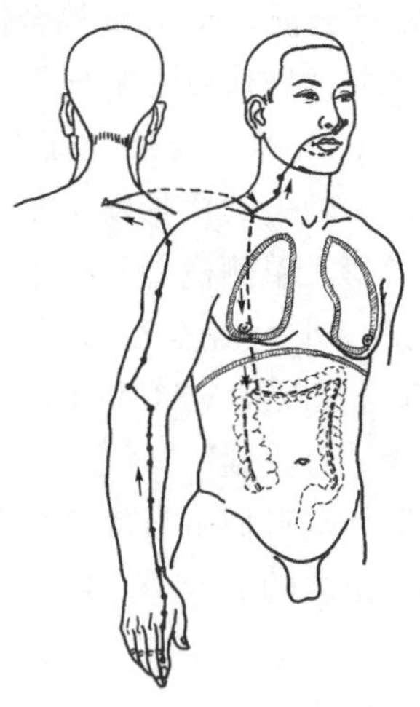

图5.21 手阳明大肠经

注：大肠手阳明之脉，起于大指次指之端，循指上廉，出合谷两骨之间，上入两筋之中，循臂上廉，入肘外廉，上臑外前廉，上肩，出髃骨之前廉，上出于柱骨之会上，下入缺盆，络肺，下膈，属大肠；其支者，从缺盆上颈，贯颊，入下齿中，还出挟口，交人中，左之右，右之左，上挟鼻孔（《黄帝内经·灵枢·经脉第十》）。

5.3.10 消化系统

已报道的异常分布于整个消化道。除腭部外，牙齿异常在 22q11.2 缺失携带者中也相当常见，具体包括恒牙形成滞后、牙釉质发育不良以及低钙化等。许多患者亦具有牙形状或数目异常以及龋齿（Klingberg et al.，2002）。在消化道方面，食管、胃、小肠、大肠以及直肠肛门畸形均曾见于报道。此外，喂食及吞咽困难、胃食管反流、反复呕吐、便秘等也较为常见。少数患者亦具有腹壁缺陷如脐疝、腹股沟疝、腹裂等。

与心血管畸形、面容异常以及肢体异常相比，消化系统异常通常较为隐蔽且症状出现较晚，这似乎对遗传学研究提出了一个哲学难题——同一遗传缺陷在不同的人体部位可能导致程度不同的异常，从而造成不同的临床专科对其重要性的感知差异。那么，对于疾病的认识，究竟应当以基因还是临床问题为导向呢？事实上，人们真正关心的是疾病的症状，而不一定是那些可能有问题的基因！

22q11.2 缺失相关的消化系统异常亦对西医所定义的人体系统提出了挑战——尽管牙齿与消化食物有关，但是从发育学角度看，牙齿似乎应该划归骨骼系统而非消化系统，即“齿为骨之余”。有趣的是，从属于胃、大/小肠、肝、胆等消化器官的经脉并未行经直肠/肛门，与之密切相关的似乎是肾经，后者“上股内后廉，贯脊属肾络膀胱”“其直者，从肾上贯肝膈，入肺中”。许多综合征均同时涉及肾、胰腺以及肝脏的异常，如 Zellweger 综合征等（附表 11）。

足阳明胃经见图 5.22，足太阴脾经见图 5.23，足少阳胆经见图 5.24，足厥阴肝经见图 5.25。

消化系统异常亦可能涉及其他经脉。例如，肾经—肺—上肢的经脉联系能够很好地解释见于 22q11.2 缺失以及 VACTERL 联合征中的心脏锥干缺陷、食管闭锁、气管食管瘘、桡骨线发育不全、肛门闭锁等。此外，小肠旋转不良以及内脏异位也可以用心和小肠以及胃、脾、心、小肠之间的经脉联系来解释（附表 11）。

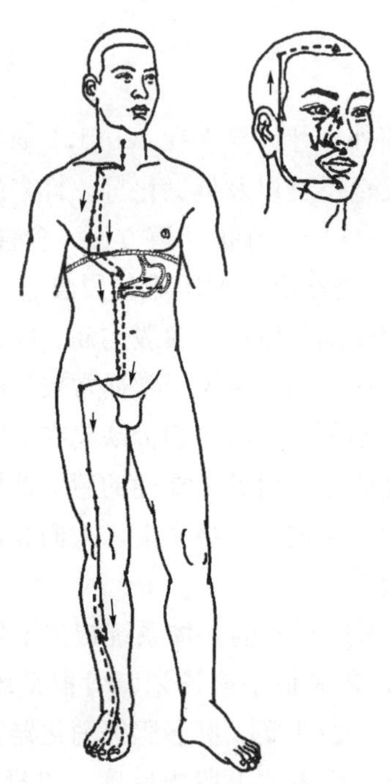

图 5.22　足阳明胃经

注：胃足阳明之脉，起于鼻之交頞中，旁约太阳之脉，下循鼻外，入上齿中，还出挟口环唇，下交承浆，却循颐后下廉，出大迎，循颊车，上耳前，过客主人，循发际，至额颅；其支者，从大迎前下人迎，循喉咙，入缺盆，下膈，属胃，络脾；其直者，从缺盆下乳内廉，下挟脐，入气冲中；其支者，起于胃口，下循腹里，下至气冲中而合，以下髀关，抵伏兔，下膝膑中，下循胫外廉，下足跗，入中趾内间；其支者，下廉三寸而别，下入中趾外间；其支者，别跗上，入大趾间，出其端（《黄帝内经·灵枢·经脉第十》）。

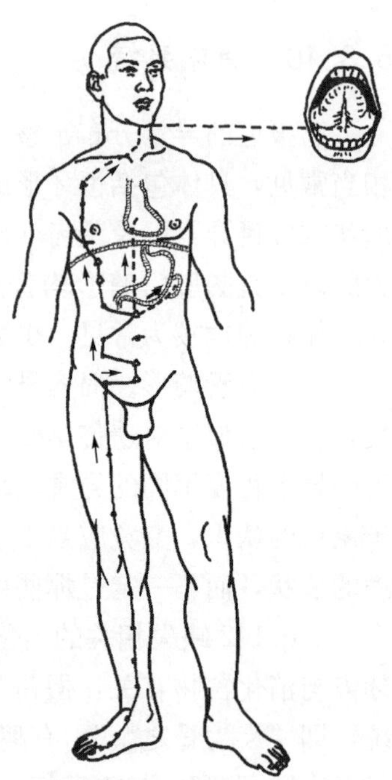

图 5.23　足太阴脾经

注：脾足太阴之脉，起于大趾之端，循趾内侧白肉际，过核骨后，上内踝前廉，上踹内，循胫骨后，交出厥阴之前，上膝股内前廉，入腹，属脾，络胃，上膈，挟咽，连舌本，散舌下；其支者，复从胃，别上膈，注心中（《黄帝内经·灵枢·经脉第十》）。

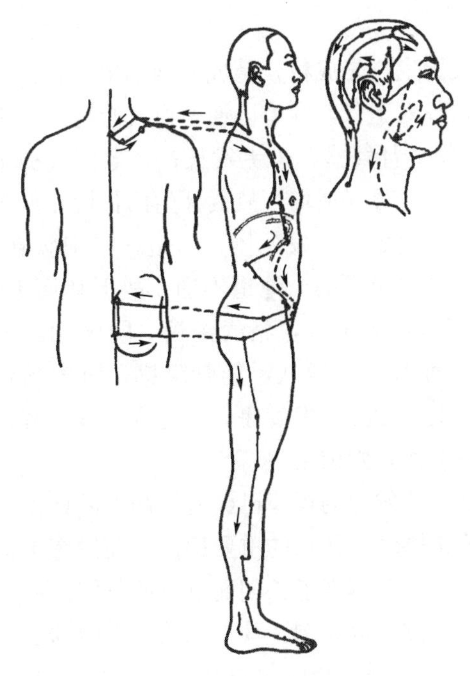

图 5.24 足少阳胆经

注：胆足少阳之脉，起于目锐眦，上抵头角，下耳后，循颈行手少阳之前，至肩上，却交出手少阳之后，入缺盆；其支者，从耳后入耳中，出走耳前，至目锐眦后；其支者，别锐眦，下大迎，合于手少阳，抵于䪼下，加颊车，下颈，合缺盆，以下胸中，贯膈，络肝，属胆，循胁里，出气冲，绕毛际，横入髀厌中；其直者，从缺盆下腋，循胸过季胁，下合髀厌中，以下循髀阳，出膝外廉，下外辅骨之前，直下抵绝骨之端，下出外踝之前，循足跗上，入小趾次趾之间；其支者，别跗上，入大趾之间，循大趾岐骨内，出其端，还贯爪甲，出三毛（《黄帝内经・灵枢・经脉第十》）。

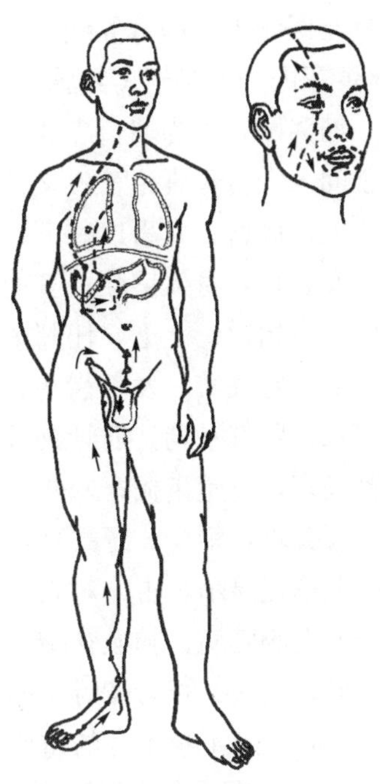

图 5.25 足厥阴肝经

注：肝足厥阴之脉，起于大趾丛毛之际，上循足跗上廉，去内踝一寸，上踝八寸，交出太阴之后，上腘内廉，循股阴，入毛中，过阴器，抵小腹，挟胃，属肝，络胆，上贯膈，布胁肋，循喉咙之后，上入颃颡，连目系，上出额，与督脉会于巅；其支者，从目系下颊里，环唇内；其支者，复从肝，别贯膈，上注肺（《黄帝内经・灵枢・经脉第十》）。

5.3.11 其他

鉴于 22q11.2 缺失与唇腭裂、心血管畸形、智力及精神障碍的紧密关联，有必要为具有生育风险的夫妇提供产前诊断和密切随访。除心室流出道畸形外，提示 22q11.2 缺失的胎儿异常还包括发育迟缓、主动脉弓畸形、胸腺异常、颈后透明带增厚、肾脏异常合并羊水过多或过少、多指等。临床结局则包括终止妊娠、宫内死亡、新生儿以及婴儿期死亡等。呼吸窘迫或心脏严重畸形的患儿仅少数能够经手术修复而存活下来。除心脏畸形外，智力障碍的风险亦对产前咨询有强烈的影响（McDonald－McGinn et al.，2001）。对于 22q11.2 缺失携带者的长期跟踪提示，即使能够存活至成年，其平均寿命也明显低于平均值（Bassett et al.，2009）。因此，22q11.2 缺失在某种程度上代表了自然选择与医学干预的分界线。

《黄帝内经·灵枢·经脉第十》曰："人始生，先成精，精成而脑髓生。骨为干，脉为营，筋为刚，肉为墙，皮肤坚而毛发长，谷入于胃，脉道以通，血气乃行。"《黄帝内经·素问·上古天真论篇》又曰："女子七岁。肾气盛，齿更发长；二七而天癸至，任脉通，太冲脉盛，月事以时下，故有子；三七，肾气平均，故真牙生而长极；四七，筋骨坚，发长极，身体盛壮；五七，阳明脉衰，面始焦，发始堕；六七，三阳脉衰于上，面皆焦，发始白；七七，任脉虚，太冲脉衰少，天癸竭，地道不通，故形坏而无子也。丈夫八岁，肾气实，发长齿更；二八，肾气盛，天癸至，精气溢泻，阴阳和，故能有子；三八，肾气平均，筋骨劲强，故真牙生而长极；四八，筋骨隆盛，肌肉满壮；五八，肾气衰，发堕齿槁；六八，阳气衰竭于上，面焦，发鬓斑白；七八，肝气衰，筋不能动，天癸竭，精少，肾藏衰，形体皆极；八八，则齿发去。"

以上论述显示，古人对人体的形成以及生长发育的规律已经有了初步的认识。临床上，先天性心脏病、肺血管畸形等结构缺陷是婴幼儿死亡的重要原因，而发育不良所造成的畸形、残疾、智力障碍等亦给患者家庭和社会带来了长期而沉重的负担。遗传突变是出生缺陷以及不孕不育的重要原因。以染色体异常为例，其在自然流产中的发生率高达 50%，在不育不孕人群中则占 10%～20%。尽管 22q11.2 缺失在先天性心脏病中占有显著的比例，但其他遗传缺陷在这类疾病中亦很常见。研究者曾在 28%～41%的心血管缺陷病例中发现了各种染色体畸变（Hartman et al.，2011），提示其存在非常复杂的分子机制，因此有必要从更系统的层次对其进行认识和把握。

5.4 22q11.2 缺失与 DiGeorge 综合征、腭一心一面综合征的中医总结

5.4.1 中医经络与藏象理论的特点

从本章所引用的原始论述来看，中医的经络与藏象理论具有以下特点。

5.4.1.1 经脉与穴位

中医典籍与考古学发现均提示，古人对于经脉的认识要早于穴位。在治疗方法上，"宁失其穴，勿失其经"的主张也体现了这一思想。

5.4.1.2 内与外

《黄帝内经》原文所描述的经脉循行路径是连续的。经脉并不仅仅分布在体表，而是贯穿人体，并与特定的脏腑相连。这种沟通内外的特点，为通过针灸治疗来恢复人体内环境的平衡提供了依据。

5.4.1.3 系统性

《黄帝内经》所描述的十四条主要经脉的路径覆盖了整个人体，并无明显遗漏的部

位。这种全面而系统的特点也提示其并非虚指或杜撰。上述特点亦见于藏象理论有关人体各部分的对应上（未被纳入的器官已从功能上被合并到相关的脏或腑中）。

5.4.1.4 连贯性

人体的十二条正经以及任督二脉头尾相连，形成了两个环路，即所谓的“大周天”与“小周天”。这一特点亦提示可能存在某种沿经脉的节律性活动，如“气”的运行等。

5.4.1.5 特异性

四条与肾有联系的经脉基本覆盖了人体的发育学中线。与心脏相连的经脉的循行路径与涉及特殊类型心血管畸形的先天综合征存在特异性的对应关系。

5.4.1.6 对称性

十二正经与任督二脉的循行路径均呈现整齐、对称的特点。例如，任督二脉分别行经人体的前后正中线。从肺经开始，十二正经的连接顺序为肺（脏，连上肢）—大肠（腑，连上肢）—胃（腑，连下肢）—脾（脏，连下肢）—心（脏，连上肢）—小肠（腑，连上肢）—膀胱（腑，连下肢）—肾（脏，连下肢）—心包（属阴，连上肢）—三焦（腑，连上肢）—胆囊（腑，连下肢）—肝（脏，连下肢），非常整齐和规律。在脏腑的解剖学分布上，横膈以上的脏，即肺、心、心包等均与上肢相连，横膈以下的脏，即脾、肾、肝等，则均与下肢相连。此外，五脏经脉均与最外或最内侧的指（趾）相连。

5.4.1.7 一致性

与藏象理论一致，对应的脏与腑之间具有双重的经脉连接，提示存在某种密切的联系。

5.4.1.8 经与络

从“别络”“孙络”“浮络”等概念来看，经络的结构绝非一根细线，而是一种立体的结构。经络的特点既不同于血管和神经，又不属于西医所划分的任何一种组织，似乎正好与各种组织在发育学上难以截然区分的联系一致。

上述特征，即使不足以证明中医理论的正确性，也至少提示其并非零碎的观察，而是一个非常完整的体系。

5.4.2 22q11.2缺失作为“精”的显著损伤

中医认为，“精”是决定人体形成、发育、成熟以及生育的物质。用现代医学的眼光看，“精”指的很可能就是遗传物质及其活动。因此，各种遗传缺陷可以被视作“精”的损伤，而“精”的损伤将主要导致与肾相连、同发育学中线重合的四条经脉的发育异常。上述理论与Opitz（1985）所观察到的中线发育在先天综合征最常受累的现象相符。此外，“精”的损伤似乎也是对遗传缺陷以及环境因素等致病原因的合理归纳。

作为“精”的一种显著损伤，22q11.2缺失将导致早期胚胎发育的缺陷以及“髓”的异常。将22q11.2缺失归纳为“精”的损伤的意义还在于：其一，有助于理解基因型与表型之间对应的偏差。其二，在遗传突变与表型之间可能并不存在精确的对应关系。患者所表现出的症状中，某些可能与22q11.2缺失存在真实的关联，某些则可能纯属巧合。因此，最终的表型将取决于不同个体的特定基因组合以及环境因素的影响。

5.5　全面的对应关系

将更多的先天综合征的症状与中医的经脉与藏象理论进行对应，不难看出二者之间亦存在全面的对应关系，具体反映在：

（1）身体结构的畸形与经脉的路径存在对应关系。

（2）涉及血液、免疫、内分泌以及神经的异常与藏象理论之间存在对应关系。

（3）中医理论能够很好地解决遗传病表型与基因型的异质性问题。

（4）中医理论提供了以肾脏为中心的经脉以及藏象理论的模型，能够完美地总结人体的胚胎发育规律。

（5）中医的经脉和藏象理论能够打破现代医学对于人体系统和器官以及功能的划分，将其按照遗传发育学的模式进行重新整理。

（6）中医的经脉和藏象理论提示存在一种沿经脉的生理运行活动，对维持健康以及疾病的治疗提供了新的依据。

（7）中医的经脉和藏象理论为整合现代分子生物学和遗传学的微观发现提供了正确而完美的框架。

在“6　综合征学及相关推定”中，笔者将借助更多的证据，证实遗传病表型与中医理论之间存在完整的对应关系。这种归纳的方法，也可能是解释包括人类在内的所有生物的基因组功能的唯一路径，同时证明中医是人类基因组功能的正解！

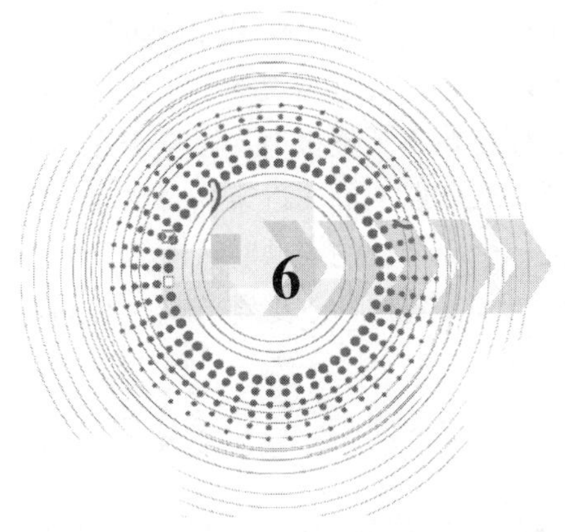

6 综合征学及相关推定

与孤立的畸形相比，先天综合征的发生模式更可能反映胚胎发育的机制。

中医的经络与藏象理论为解释先天综合征的发生模式提供了一个全新的框架。除22q11.2缺失外，中医理论亦能合理解释许多其他的先天综合征以及非典型的病例。对于各种综合征的表型和遗传学机制进行总结，能够为揭示胚胎发育及其基因调控机制提供重要的线索，同时为疾病的遗传及临床异质性提供完满的解答。

上述发现也证明中医理论在整体上的正确性，同时揭示了其可能的物质基础。

6.1 先天综合征所包含的信息

6.1.1 为什么是综合征？

先天综合征的发生模式长期以来一直是个谜。“综合征”（又译作“症候群”）一词来源于希腊语，意为“同时出现”（Running Together）。一些研究者将先天综合征定义为“一组被认为在病因学上存在联系，并据知不代表某个序列征或多位点发育场缺陷的多发异常”（A pattern of multiple anomalies thought to be pathogenetically related and not known to represent a single sequence or a polytopic field defect）。迄今为止，已有数千种“多发性先天异常及智力障碍综合征”（Multiple Congenital Anomaly/Mental Retardation Syndromes，MCA/MRs）被报道，而这一名单仍在不断变长。

与受环境影响更大或时间更长的后天性疾病相比，遗传因素在先天综合征发病中的作用更为突出。在发生机制上，先天综合征的各种症状之间似乎存在某种内在的联系，但又往往不局限于特定的人体系统，因此难以解释，以至于被刻意忽略。在医学文献中，对于各种先天综合征的描述非常混乱。此外，许多综合征的症状彼此重叠，亦造成了诊断的混淆。

从发育学角度看，对先天综合征最可能的解释就是相关的解剖部位涉及共同的胚胎发育学机制，或者某个关键基因在这些部位同时存在表达。这种推测与多数基因在表达的时空上具有多重性的特点相符。当然，也存在多个基因同时受损的可能性。对于

22q11.2 缺失，一些研究者提出了邻接基因综合征（Contiguous Gene Syndrome）的解释，即相邻基因的缺失分别导致了不同的症状（McDonald-McGinn et al.，1999）。

从表型的角度看，有关先天综合征的另一个疑问就是，是否已经观察到了所有的症状组合？对此答案似乎是否定的。临床上，新的综合征还在不断被报道，以至于在学术界形成了一条不成文的规矩，即只有类似的情况出现在三名以上的非近亲患者中时，某种症状组合才会被认为是一种综合征。另外，在定义一个综合征的表型时，通常只有在某种症状出现在 5%以上的病例中时，才会将其纳入该综合征的表型范畴（Opitz，1985）。

6.1.2 综合征——一个无法绕过的概念

表型是解读基因功能的依据。随着人类基因组测序的完成以及基因数据的大量产生，研究者已转而从分子通路（Molecular Pathways）以及基因网络（Genetic Networks）的角度来探讨基因与疾病的关系。倘若将人类基因组比作一个交响乐团，每个基因就是其中的一位乐手。从已有的数据看，基因表达所传递的似乎是一种我们尚不熟悉的信息，在此不妨称之为基因的语言（The Language of Genes）。与基因组（Genome）相对应，表型组（Phenome）概念的提出反映了研究者业已意识到，与特定遗传变异相对应的，很可能是一组涉及不同层次或范围的异常［又称谱系（Spectrum）］，而非单一不变的症状。

从现有资料看，一个特定的遗传缺陷往往将导致多种异常，即某种综合征。此外，大多数基因均存在广泛的表达，这也提示综合征应该普遍存在。同孤立的症状相比，先天综合征的表型更可能提示分子通路以及胚胎发育机制方面的信息。因此，错综复杂的综合征也是解读孤立症状的发育遗传学机制所无法绕过的概念。

6.2 综合征学

6.2.1 胚胎发育学的现状

经过长期的发展，现代医学已经对人体的形成与发育机制有了相当的了解，对人体各种组织的来源以及局部结构的发生和演化阐释得较为清楚。对于 22q11.2 缺失所涉及的神经嵴疾病和咽弓结构发育异常，现有的知识均能较好地解释。

然而，从先天综合征的角度看，现有的胚胎发育学知识似乎仍存在较大的缺陷。大多数现有的组织胚胎学教科书在描述完受精卵的早期分裂、囊胚形成以及内细胞团向三个胚层的分化之后，就开始根据解剖学和生理学所定义的人体系统对各部分的形成进行分别阐述。因此，当众多的先天综合征以多系统受累的特点出现时，其症状之间就显得缺乏联系。

6.2.2 经络与先天综合征的对应——更多的例子

将《黄帝内经》所描述的经脉路径与 *Online Mendelian Inheritance in Man*（《在线

孟德尔人类遗传分类》）所提供的涉及特殊类型心脏或肾脏畸形的先天综合征的临床总结（Clinical Synopsis）相对比可以发现，除 22q11.2 缺失综合征外，经脉的路径与其他许多先天综合征的特征之间亦具有良好的对应关系（附表 10、附表 11）。

与肾相连或“起于肾下”的四条经脉，包括肾经、膀胱经及任督二脉，主要行经人体的发育学中线。除 22q11.2 缺失外，许多其他疾病，如 MURCS 联合征（Müller 管发育不良、肾缺如、颈胸体节发育不良等）、Noonan 综合征、Alagille 综合征、Zellweger 综合征以及涉及 *SMARCB 1 /hSNF 5 /INI 1* 基因缺失或变异的横纹肌样瘤等均主要涉及中线结构的异常。

上述经脉的路径在 von Hippon－Lindau 综合征中得到了最好的印证。在该综合征中，多发性的肿瘤沿三条路径分布，即肾－胰腺－肝－肺、肾－肾上腺－脊髓－小脑、肾－阔韧带或精索及附睾等，分别对应于肾经、膀胱经/督脉以及任脉的路径。上述思路同样有助于理解 Schramm 等（2011）所总结的表现为椎骨缺陷、直肠肛门畸形、肾脏畸形、膀胱输尿管反流、尿道下裂、尾端退缩综合征以及右侧马蹄内翻足的 22q11.2 重复综合征的发病模式。

心血管畸形在先天综合征中相当常见，其中锥干缺陷约占发现于新生儿期的心脏畸形的 50%～60%。在涉及特殊心血管畸形的综合征如内脏逆位中，锥干缺陷也同样常见。根据《黄帝内经》的描述，至少有四条经脉直接与心脏相连。将这些经脉的路径与 Clark 等（1995）所总结的心血管畸形的发育学机制（附表 12）相比较，不难发现上述经脉与涉及不同类型心脏畸形的先天综合征之间存在系统的对应关系。除与肾经对应的锥干缺陷外，室间隔缺损很可能代表了心脏部位最常见的中线发育缺陷，而继发孔型房间隔缺损和动脉导管未闭则代表了最常见的继发于心内血流紊乱的畸形，二者均与中线发育缺陷相关，并提示肺的不成熟。

心脏的经脉联系为解读复杂心血管畸形的发生机制提供了重要的线索。以 22q11.2 缺失为例，这一染色体异常将主要导致心脏锥干以及弓动脉的发育缺陷，但少数患者亦具有其他类型的心血管畸形，如房室导管缺陷、内脏异位征、心房异构、右位心、奇静脉与上腔静脉异常等。对此可解释为沿肾经的异常发育有时会干扰沿其他与心脏相连经脉的发育。同理，在内脏异位相关的心血管缺陷中，心房异构以及并发的房间隔缺损属于特征性缺陷（缘于特殊的发育遗传学机制），肺动脉狭窄和室间隔缺损属于背景类缺陷（中线结构发育异常），而房室导管缺陷则属于偶见异常（缘于心脏发育的动态变化）。因此，针对上述疾病的发育遗传学研究应聚焦于特征性的缺陷，而非所有的问题。

涉及心脏或肾脏畸形的先天综合征与经脉路径之间非随机的对应关系，强烈地提示了经络系统的存在。这些对应关系明显区别于神经或血管联系。因此，经络很可能是一个独立的系统。结合经脉路径来观察心血管畸形，亦提示对于心血管畸形的分类应当从基于解剖学形态、生理学或病理学进展到基于胚胎发育学，这将有助于更好地理解其发生机制以及个体之间的差异。此外，用针灸刺激经脉的体表部分，很可能会对内脏造成影响，而“归经”的中药也会对特定内脏的活动产生特殊的影响。

6.2.3 经络系统与胚胎发育学

在阐述发育场理论时，John Opitz 曾指出，这一概念本身即反映了发现真理的朴素逻辑：鉴于特定的胚胎组织可对不同的致畸因素产生相同的反应，这些组织在正常情况下亦应当属于同一形态发生反应单元。

1985 年，Opitz 对先天综合征的特点进行了“最后的总结”，其要点如下：

（1）所有的原发性畸形在病因学上都具有非特异性。

（2）时间会证明大部分畸形在病因上的异质性，即病因有许多，而最终的共同发育途径却很少。

（3）大部分畸形均属于未完全形成的异常。

（4）中线结构的发生过程最容易受累。

（5）大多数发育场缺陷可能单独发生，但亦可能且经常属于复杂性综合征的组成症状。

（6）缺陷（Disruptions，即继发性畸形）可能具有与原发性畸形完全相同的解剖学特征，且仅能从相关联的畸形和（或）妊娠史来区分。

（7）在不同的脊椎动物中发生的相同畸形，为这些拥有同一祖先的物种所共同具有的发育学特征提供了证据。因此，动物模型的确能够为洞悉人类疾病的发生机制提供很好的途径。

事实上，上述总结也对寻找基因型与表型之间的对应关系提出了严峻的挑战，即各种遗传缺陷可能殊途同归，导致以中线结构异常为主的相似畸形——22q11.2 缺失亦不例外。在文献中，中线被定义为在胚胎的早期发生过程中，作为一个多潜能的单元或最初的发育场。这一时期的异常发育将集中在中线结构。中线缺陷尤其常见。它们包括具有中线起源的结构以及受中线原生质或中线形态发生过程影响的结构缺陷。遗憾的是，Opitz 并未对人体的发育学中线以及哪些畸形属于中线缺陷给出清晰的定义。

有趣的是，与肾脏相连的四条经脉，即肾经、膀胱经、任脉以及督脉的路径与人体的发育学中线明显重合。这一点似乎与“肾藏精”“肾为先天之本”的理论相一致。因此，各种遗传缺陷很可能首先导致沿与肾相连的四条经脉的异常发育（中线缺陷）。由于肾经穿越其他的四个脏，沿肾经的异常发育又可能导致沿其他经脉的异常发育。这种推测与 Opitz 的总结以及中线缺陷趋于同时发生的现象一致。事实上，无论是否涉及 22q11.2 缺失，DiGeorge 综合征、腭-心-面综合征似乎均与 CHARGE 联合征（眼球缺损、心脏缺陷、后鼻孔闭锁、生长发育迟缓、生殖器发育不良、外耳异常/耳聋）存在密切的关联（de Lonlay-Debeney et al.，1997），二者所涉及的异常涵盖了人体的许多中线结构，且与上述四条经脉的路径对应良好，这似乎为人体发育学中线的具体内涵提供了很好的注解。

值得注意的是，每条经脉将特定的内脏与人体的躯干、四肢以及指（趾）相连，其路径并不局限于西医所定义的解剖或生理系统，并时常涉及相距遥远的人体部位。这种跨系统的特点与先天综合征惊人地相似。因此，经脉可能反映了人体各部位在胚胎发育中的联系，抑或代表了连续分布的发育场，而先天综合征则代表了沿特定（可能不止一条）经脉的异常发育。对于先天综合征的剖析，似乎也为揭示经络的实质找到了一个关键的环节：疾病—发育—遗传。根据《黄帝内经》所描述的经脉路径，可以整理出一套以肾为中心的网络。如图 6.1 所示，该网络明显区别于以大脑或心脏为中心的神经或循环系统，强烈提示经络有别于神经和血管。从胚胎发育的角度观察，似乎可以推断，“肾”的原生质就是人体发育的起点。以中医理论为框架，开展综合征学研究，将为揭示遗传缺陷的发育遗传学机制及其基因调控网络提供指引。

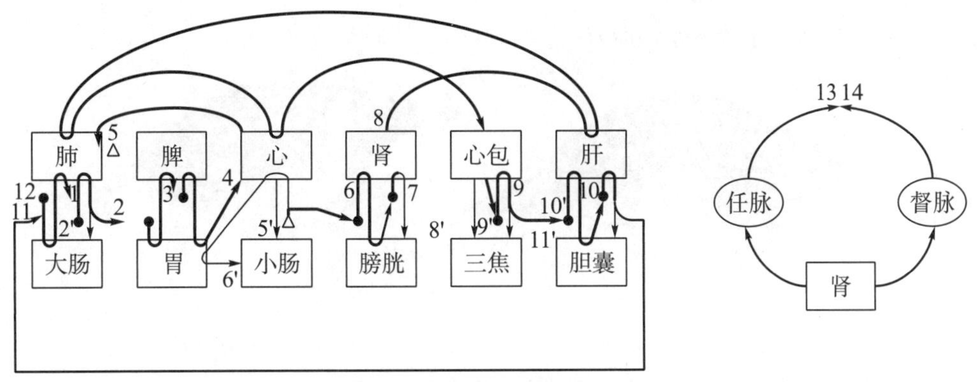

图 6.1　经脉在脏腑之间的联系

注：五脏连同心包与六腑相配对。这十二个器官循十四条经脉（1～14）逐次相连，形成两个相交于肾脏的环路（粗线所示）。心经的一支（5）于三角处与小肠经（6）相连。注意每对脏腑之间的双重经脉联系以及肾经（8）的独特路径。带符号的数字表示相应经脉的分支。图片源自李岭等，2003。

6.3　先天综合征对中医概念的印证

重新审视达尔文和孟德尔的研究，两人所采用的方法都是对表型进行细致的观察。达尔文所观察的是可能具有共同祖先的物种之间的形态差异，进而推究出其演化的机制（图 6.2）；孟德尔所观察的则是杂交豌豆植株性状的传递特点，进而总结出了二倍体生物的遗传规律（图 6.3）。

倘若将观察的对象换成人类个体，我们又会发现怎样的规律呢？事实上，由遗传缺陷所导致的各种各样的先天综合征，为我们了解基因的功能提供了线索，甚至可能成为解析人类基因组功能的突破口。

如果说综合征跨系统的特点让人眼花缭乱，那么借助中医跨系统的经络与藏象理论，则可以解释围绕 22q11.2 缺失综合征的大量发现。

1 Geospiza magnirostris
2 Geospiza fortis
3 Geospiza parvula
4 Certhides olivaigo

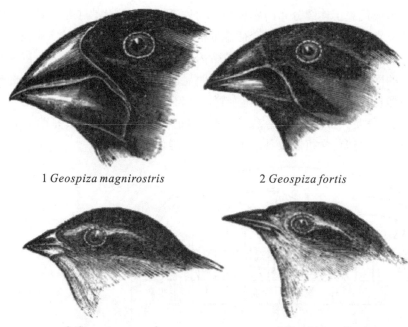

图 6.2　达尔文注意到同一物种成员之间的细微差异似乎取决于其生活的环境

注：加拉帕戈斯群岛的雀类是最著名的例子。从一个岛屿到另一个岛屿，同一物种的雀类拥有不同形状的喙，每种喙均适应于所在岛屿上独特的食物来源。

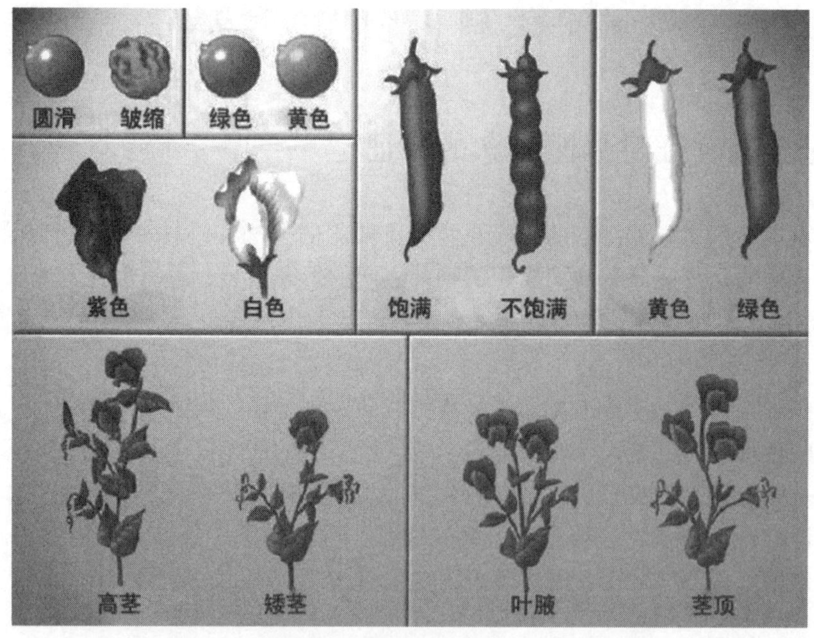

图 6.3　孟德尔所研究的豌豆植株的七对相对性状

注：种皮的颜色、豆荚的形状与颜色、花的位置、茎的高度、种子的形状以及子叶的颜色等。

6.3.1 “肾藏精”“肾为先天之本”

在胚胎发育学上，泌尿系统与生殖系统具有极为密切的联系。影响上尿路（肾和输尿管）与下尿路（生殖器官）的先天性异常的范围从根本上与包括肾脏、性腺和生殖导管系统（中间中胚层）在内的多种泌尿生殖系统组织的发育起源有关。因此，中医所说的“肾”很可能就是胚胎发育的起点。以肾为中心的经络系统，明显不同于以心脏和大脑/脊髓为中心的心血管系统和神经系统，而经络的路径也更贴近发育学。

Özcan 和Şahin（2017）报道了一例合并无精症的 22q11.2 缺失病例，而泌尿生殖系统异常则被发现于多达 30%～40%的 22q11.2 缺失携带者中。van Batavia 等（2019）回顾了 1073 名 22q11.2 缺失携带者的临床资料，其中 162 人（15.1%）具有肾/泌尿道结构异常；63%的肾积水患儿具有孤立的上尿路扩张；具有生殖器异常的男性明显多于女性（7.7*vs*.0.5%，$P<0.001$）；在 649 名男性中，24 人（3.7%）具有隐睾，24 人具有尿道下裂；肾积水、单肾发育不全和多囊肾的发病率均高于普通人群。

6.3.2 “肾主骨”“齿为骨之余”

Ming 等（1997）总结了 108 例 22q11.2 缺失携带者的骨骼发现，其中 37 例（34%）存在骨骼异常；22 人（20%）具有四肢异常，其中 7 例存在上肢异常，包括轴前或轴后多指；16 人（15%）具有下肢异常，包括轴后多趾、马蹄内翻足、过度折叠的脚趾和 2～3 趾并趾畸形等。在 63 例接受了胸部 X 线检查的患者中，30%存在异常表现，最常见者为多余的肋骨（17%）和蝴蝶椎（11%），此外还有椎体发育不良、半椎和脊椎冠状缝等。

Homans 等（2018）系统回顾了 22q11.2 缺失综合征的骨科表现。在收集的 69 篇文献中，共描述了 6055 例患者的 58 种骨科表现。至少一种颈部或枕部异常的患病率为 90.5%～100%（有力证据）。14 项研究（$n=2264$）显示了 0.6%～60.0%的脊柱侧弯患病率的中等证据。两项研究表明，5.0%～6.4%的患者需要手术矫正脊柱侧弯。15 项研究（$n=2115$）报告了 1.1%～13.3%的马蹄内翻足患病率（证据适中）。其他的骨科异常还包括髌骨脱位（10%～20%）、青少年型类风湿关节炎（3.75%）、发育受损和骨骼异常，如多指（1.0%～3.7%）、并指（11%～11.8%）、蝴蝶椎（11.1%）和 13 肋（2%～19%）等。

Ficcadenti 等（2015）发现，携带 22q11.2 缺失的患儿具有明显的早期轻微骨丢失，对其低钙血症的发病率也存在低估。

Wong 等（2021）总结了 57 例 22q11.2 缺失携带者（2～27 岁，平均 11.5 岁）的牙科病情，其中 77.2%有龋齿经历，12.3%存在先天性缺牙，54.4%存在釉质发育缺陷。与先天性心脏病患儿相比，甲状旁腺功能减退患儿乳牙釉质发育缺陷的比例显著偏高。AlQarni 等（2018）则发现，特定的颅面部和口腔异常可见于大多数的缺失者，包括龋齿，牙齿形状、萌出和数量异常，釉质缺陷如矿化不足和发育不全等。

6.3.3 “肾开窍于耳”

近一半的 22q11.2 缺失儿童患有耳科疾病，且通常需要手术治疗。Pawar 等（2015）报道了一例足月男婴，在出生时被诊断为歪嘴哭面容（Asymmetric Crying Facies）、右侧小耳畸形，其母亲则患有甲状腺功能减退。超声心动图显示男婴具有室间隔缺损，眼底检查显示其视网膜血管弯曲。Si 等（2022）亦报道了两例携带新发 22q11.2 缺失的小耳畸形患儿。

为分析 22q11.2 缺失综合征患者的中耳和内耳畸形，Loos 等（2016）回顾了曾接受颞骨 CT 检查的 11 例患者的记录。在 22 只耳朵中，有 2 只显示出异常的锤骨和砧骨，10 只呈现致密的镫骨上部结构，3 只存在镫骨方向的异常。在内耳方面，12 只显示Ⅱ型不完全分隔，但前庭导水管正常。4 只前庭和侧半规管由单个空腔组成，14 只前庭过宽，3 只侧半规管变宽。上述发现表明，镫骨、耳蜗、前庭和侧半规管畸形在 22q11.2 缺失携带者中相当常见。Willaert 等（2019）提议，前庭功能障碍是 22q11.2 缺失综合征的表现之一。

Wu 等（2023）对 22 名 22q11.2 缺失携带者的 44 只耳朵进行了影像学评估，其中 15 只（34%）具有异常的半规管，14 只（32%）具有异常的前庭，8 只（18%）具有异常的听小骨，6 只（14%）具有扩大的前庭导水管，4 只（9.1%）具有异常的面神经管，4 只具有耳蜗异常。有 25 只耳朵有影像学和听力测量数据。结构异常的耳朵的纯音听阈均值（Pure Tone Average，PTA）为 41.0 dB，而无结构异常的耳朵为 28.5 dB。在 23 只成像正常的耳朵中，6 只（26%）存在听力损失，而 21 只异常的耳朵中则有 13 只（62%）存在听力损失。

Lu 等（2023）回顾了 128 例 22q11.2 缺失携带者的耳鼻喉表型。复发性急性中耳炎、慢性渗出性中耳炎、慢性鼻窦炎和复发性急性鼻窦炎分别为 54 例（42.2%）、37 例（28.9%）、10 例（7.8%）和 8 例（6.3%）。49 例（38.3%）放置了鼓室造口管，38 例（29.7%）和 4 例（3.1%）分别接受了腺样体切除术和鼻窦手术。

6.3.4 “肾藏志”

Vergaelen 等（2017）发现，22q11.2 缺失综合征的成年患者具有更高的疲劳患病率（近 80%）。

6.3.5 沿肾经分布的其他异常

如前所述，22q11.2 缺失最初被发现于 DiGeorge 综合征、腭－心－面综合征的患儿中，这两种综合征也因此成为该缺失最经典的表现。然而，随着越来越多的 22q11.2 缺失被发现，研究者逐渐认识到，一些携带者仅具有不太典型的特征，甚至表现为其他疾病，因此被忽视或未能恰当地检测和诊断。

根据《黄帝内经》的原文，足少阴肾经起始于小趾，穿过脚底和内踝后方、小腿内侧、大腿内后方，之后进入体内，贯穿脊柱，连接肾和膀胱，再穿越肝和横隔，穿过肺后沿着气管到达舌根，其分支从肺出来后与心脏连接，之后再进入胸膛。

沿肾经分布的先天畸形，不仅包括 DiGeorge 综合征所涉及的心室流出道、主动脉弓、甲状旁腺以及胸腺异常，还包括多趾、马蹄内翻足、肛门闭锁、腰骶椎缺陷、泌尿系统异常、肝脏异常、喉部异常等。通过文献检索，不难发现其他与 22q11.2 缺失相关的沿肾经分布的畸形，具体如下：

马蹄内翻足是一种常见的先天畸形，其病因尚不清楚，对其发生机制也存在争议。Stoll 等（2020）发现，马蹄内翻足的患病率为 13.02/10000，在 504 例马蹄内翻足患儿中，有 21.2%存在其他的异常，涉及心血管、中枢神经、泌尿、口腔和肌肉骨骼等系统。Ming 等（1997）总结了 108 例 22q11.2 缺失携带者的骨骼异常，其中包括轴后多趾、马蹄内翻足、过度折叠的脚趾和 2～3 趾并趾畸形等在内的下肢畸形的发生率高达 15%。

Homans 等（2018）对 1466 例 22q11.2 缺失综合征患者的记录进行了回顾，其中 48 人（3.3%）被确诊为马蹄内翻足。尽管马蹄内翻足与先天性心脏病和（或）腭裂均缺乏相关性，但缺失者马蹄内翻足的患病率则是普通人群的 30 倍。Gover 等（2015）亦报道了短暂性胎儿足底水肿作为 22q11.2 缺失综合征的早期表现。

近年来，包括肛门闭锁在内的越来越多的直肠肛门畸形被报道为 22q11.2 缺失综合征的非典型表现（Rojnueangnit and Robin，2013；Yoo et al.，2017；Unolt et al.，2020）。Yoo 等（2017）报道的一例患儿在出生时被发现具有肛门闭锁和部分腭裂，但没有严重的心脏异常，染色体核型亦未见异常。患儿 11 岁时因发热和呕吐就诊，被发现存在低钙血症和低甲状旁腺激素水平，随后因为轻度智力障碍和腭咽闭合不全被确诊为 22q11.2 缺失综合征。

肾经“贯脊”。Leoni 等（2014）报道了两名携带非典型的 0.8 Mb 22q11.2 缺失（LCR22－B～LCR22－D，*TBX1* 的远侧）的姐妹，二人均表现为腰骶部脊髓脊膜膨出和轻度的面部异常，其中姐姐还具有胼胝体发育不全、小头畸形、透明隔部分缺失、肾盂轻度分离，妹妹则具有 Chiari Ⅱ型畸形、胼胝体后部变薄以及侧脑室轻度扩大。

Unolt 等（2017）报道了先天性膈疝与 22q11.2 缺失的密切关联。在其 22q11.2 缺失综合征患者的队列中，先天性膈疝的患病率为 0.8%（10/1246），为普通人群（0.025%）的 32 倍。

在 22q11.2 缺失携带者中，肺的发育异常较少被提及。然而，Asjia 等（2013）发现，法洛四联征、肺动脉闭锁和主要动脉－肺侧支（TOF/PA/MAPCAs）的患儿在接受手术后有呼吸衰竭、出现呼吸道并发症的风险，肺炎的发生则与长时间的机械通气有关。Jones 等（2018）总结了 30 例误吸、喘鸣、呼吸机依赖性慢性呼吸衰竭和插管困难的 22q11.2 缺失综合征患儿的症状。他们在其中 20 例患儿中共发现了 40 种气道异常。喉软化、气管软化和支气管畸形是最常见的术中发现，其次为喉裂、声门前蹼、声门下狭窄和声门下囊肿。11 例患儿同时存在气道异常，其中 19 人需要手术干预。

Hankey 等（2022）回顾了 22q11.2 缺失综合征患者的气道异常。他们从 909 份独特的报道中选择了 58 项研究，共纳入 328 例患者。在有症状的个体中，气道异常的诊断率介于 14%～74%。共描述了 22 种独特的气道异常，其中以喉蹼最为常见，其次为气道软化和声门下狭窄。喉蹼对于提示 22q11.2 缺失诊断的灵敏度为 40%。在受累个体中，多达 46%合并气道异常。除呼吸道症状外，促使气道评估的其他特征还包括插管困难或拔管失败。

除甲状旁腺异常外，相当比例的 22q11.2 缺失综合征患者还具有甲状腺的异常。Shugar 等（2015）在 169 例 22q11.2 缺失综合征患儿中发现 9.5%患有显著的甲状腺疾病，其中甲状腺功能亢进占 1.8%，甲状腺功能减退占 7.7%。42%的亚临床或前驱甲状腺疾病患者随后进展为显著疾病。Ricci 等（2022）总结了 73 例 22q11.2 缺失综合征患儿自身免疫性甲状腺疾病的特点，其中 16 人（21.9%）在 18 岁之前出现了自身免疫性甲状腺疾病。20.5%的患者罹患桥本甲状腺炎，其中一半需要治疗；1.4%的患者出现了 Graves 甲状腺肿大。在 16 例患儿中，有 6 人存在甲状腺发育不全，9 人存在左叶发育不全。此外，他们在未发生自身免疫性甲状腺疾病的患儿中也发现了类似的症状。

当然，与 22q11.2 缺失相关的发育缺陷并不局限于肾经走行的路径，还可能涉及膀胱经以及任督二脉所穿越的结构。对这些异常，连同一些疑似为 DiGeorge 综合征或腭－心－面综合征，但携带其他基因组异常的疾病表型进行总结，可以更为准确地定义人体的中线结构。

6.3.6 非中线结构异常

在已知与 22q11.2 缺失相关的 180 余种症状中，还包括一些非中线结构的异常，其中的上肢畸形与心经和肺经的路径相符。Couser 等（2017）报道了一例出生 5 天的男婴，具有轻微的面部畸形、喉蹼、严重的喉软化和双侧第 2～5 指近端指间关节的固定屈曲。患儿携带典型的 22q11.2 缺失。他们通过文献回顾，发现了另外 10 例具有屈曲指表现的患者。屈曲指似乎是一种与 22q11.2 缺失相关但很少报道的异常。Hurley 等（2020）确诊了一例 5 岁的 22q11.2 缺失综合征女性患儿，表现为双手小指进行性弯曲，无法伸展远端及近端指间关节，在指掌尺侧边缘可触及非压痛性的纤维带。超声检查提示患儿具有室间隔缺损、右心轻度肥大。此外患儿还存在学习障碍和低钙血症。

除肾经外，其他穿越心脏的经脉的路径与涉及特定类型心血管畸形及心外畸形的综合征的症状存在特殊而完整的对应关系。结合心血管系统的胚胎发育过程以及这些经脉（肝经、肺经、脾经）的路径，似乎可以推测出相应的心脏结构的发生顺序以及特定综合征的发育遗传学机制。

6.4 没有 22q11.2 缺失的情况

遗传异质性（Genetic Heterogeneity）是指某种遗传病或表型可以由不同的等位基因或基因座变异所导致的现象。因此，表型相似的个体可能具有不同的基因型。遗传异质性又可以分为等位基因异质性（同一基因的不同变异）和基因座异质性（不同基因的变异）。异质性问题（有表型无相应变异，相同变异不同表型）向遗传学研究提出了巨大的挑战。

以 22q11.2 缺失综合征为例，其临床表型与若干其他综合征存在显著的重叠，但后者中仅少数被发现携带类似的缺失。此外，在具有典型 DiGeorge 综合征、腭－心－面综合征表现的病例中，研究者也发现了其他各种各样的遗传变异。这就向我们提出了一个问题：有没有缺失以及具体的遗传变异是什么还重要吗？

6.4.1 非典型 22q11.2 缺失

Spineli-Silva 等（2018）报道了一例具有 22q11.2 区远端缺失和颅面短小样表型的女性患儿，表现为双侧耳凸、左耳道狭窄、颧骨发育不良、唇腭裂、面部软组织轻度不对称、先天性心脏病、肠闭锁、环状胰腺和肾积水。检测发现患儿具有 22q11.2 区远端 1048 Kb 的缺失，涉及 LCR22-D～LCR22-E 的区域，其中的候选基因如 *HIC2*、*YPEL1* 和 *MAPK1/ERK2* 等可能在咽弓发育和先天性心脏病的发生机制中扮演重要角色。

6.4.2 CHARGE 综合征

CHARGE 综合征（眼球缺损、心脏缺陷、后鼻孔闭锁、生长发育迟缓、生殖器发育不全和外耳异常）与 22q11.2 缺失综合征均为表型可变的先天综合征，二者的表型存在相当程度的重叠。Vergaelen 等（2013）进一步探讨了这种重叠，并对这两种综合征的基因诊断提出了建议。他们在两名临床诊断为 CHARGE 综合征的患者中发现了 22q11.2 缺失，并通过文献回顾发现了另外三个病例。在 802 例携带 *CHD7* 基因变异的个体中，发现 30 人（3.7%）具有典型的 22q11.2 缺失的特征。反过来，在 20 例表型提示为 22q11.2 缺失综合征的患者中，发现 5 人携带 *CHD7* 基因的截短变异。上述发现提示 *CHD7* 和 *TBX1* 可能在受累的器官中共享分子通路或具有共同的靶基因。

CHD7 基因的变异可见于三分之二的 CHARGE 综合征患者。Yasuda 等（2016）报道了两例同时具有 CHARGE 综合征和 22q11.2 缺失综合征特征的患者。尽管二人均未携带 22q11.2 缺失，但均具有该综合征的典型特征，包括心血管畸形如 B 型主动脉弓离断等。二人同时具有 CHARGE 综合征的特征，包括外耳畸形、生殖器发育不全、肢体畸形和内分泌紊乱。基因检测证实其中一人携带 *CHD7* 基因变异。

6.4.3 VATER/VACTERL 关联征

食管闭锁（Esophageal Atresia，EA）伴或不伴气管食管瘘（Tracheoesophageal Fistula，TEF）是一种前肠缺陷，也是 VATER/VACTERL 关联征的重要组成部分。该关联征的诊断标准随着时间的推移不断被调整，目前的定义是至少存在下列症状中的三种：脊椎缺陷、肛门闭锁、心脏缺陷、TEF，或在缺乏特定基因诊断的情况下出现肾脏和四肢异常。Gupta 等（2019）根据严格的定义对 1175 例疑似病例进行了评估，共发现 9 例单纯 EA 和 164 例 EA+TEF 符合 VATER 的诊断标准，20 例单纯 EA 和 223 例 EA+TEF 符合 VACTERL 的诊断标准，而 21 三体、18 三体、22q11.2 缺失综合征和 CHARGE 综合征则是其最常见的诊断。

6.4.4 眼-耳-脊椎畸形谱

眼-耳-脊椎畸形谱（Oculo-auriculo-vertebral Spectrum，OAVS，OMIM 164210），又称颅面短小畸形（Craniofacial Microsomia Malformation）或 Goldenhar 综合征，是一种颅面发育障碍，具有广泛的表型和病因学异质性，主要影响起源于第一和第二咽弓的结构，包括耳、口、上下颌骨、眼睛和颈椎等，此外还可能涉及心脏、肾脏、骨骼和中枢神经系统的异常。相当比例的 OAVS 患儿被发现具有 22q11.2 区的拷贝数异常（Beleza－Meireles et al.，2015）。Torti 等（2013）应用微阵列比较基因组杂交，对一例同时表现为 OAVS、猫眼综合征和远端 22q11.2 缺失综合征的 19 岁男性进行了分析，在其 VCFS/DGS 区域的近端和远端分别发现了 1.11Mb 的重复和 1.7 Mb 的缺失。FISH 检测则显示两种异常位于同一条 22 号染色体上。

Dos Santos 等（2014）亦在表现为 OAVS 的患者中发现了非重叠的 22q11.2 微缺失。Colovati 等（2015）则报告了一例携带 581 Kb 22q11.21 缺失的 OAVS 患儿。

OAVS 与猫眼综合征也存在交集。Glaeser 等（2021 年）报道了一例同时具有二者表型的患儿。微阵列比较基因组杂交检测发现其携带 22q11.1 q11.21 区约 1.5 Mb 的重复，其断点位于猫眼综合征的关键区，共涉及 21 个基因。

6.4.5 Opitz G/BBB 综合征

Opitz G/BBB 综合征是一种异质性疾病，其特征为不同范围的中线缺陷，包括唇腭裂、宽眼距、喉气管食管异常、先天性心脏缺陷和尿道下裂等。X 连锁遗传的 Opitz G/BBB 综合征与 Xp22 区 *MID 1* 基因的变异有关，而常染色体显性遗传的 Opitz G/BBB 综合征则被定位至 22q11.2 区。Kruszka 等（2015）对一个具有 Opitz G/BBB 综合征特征的三代家系进行了全外显子组测序，未发现其携带 *MID 1* 基因变异，但在 22q11.23 区的 *SPECC 1 L* 基因内发现了一处 c. 1189A>C（p. Thr397Pro）杂合错义变异。对 19 例常染色体显性遗传的 Opitz G/BBB 综合征患者进行的筛查则在另一个三代家系中发现了 *SPECC 1 L* 基因的 c. 3247G>A（p. Gly1083Ser）变异。

6.4.6 22q12 缺失

与 22q11.2 缺失相比，22q12 缺失要罕见得多，全球迄今仅报告了几十例。该区域包含负责细胞周期调控、染色质修饰、跨膜信号转导、细胞黏附、神经发育的基因以及若干癌症易感基因。

Trizuljak 等（2023）报道了一例表现为腭裂、感音神经性听力丧失、前庭功能障碍、癫痫、轻中度智力障碍、斜视、马蹄内翻足、扁平椎和双侧神经鞘瘤的患者。微阵列比较基因组杂交检测发现其携带 22q12.1～22q12.3 区 3.8 Mb 的缺失。MLPA 分析证实了其存在 *NF 2* 区域缺失。与既往报道的病例相比，该患者在无 *MN 1* 基因缺失的情况下也发生了腭裂。此外，*DEPDC 5* 基因缺失也被推测为癫痫发作的原因。

6.4.7 Müllerian 管发育不全

Müllerian 管发育不全是一种与 22q11.2 区染色体畸变相关的罕见表型，曾被发现于至少 1 例患有猫眼综合征的个体和 10 例携带 22q11.2 缺失或重复的个体中。Al Subaihin 等（2018）报道了第二例患有猫眼综合征合并 Müllerian 管发育不全的女性，表现为双侧眼球缺损、原发闭经以及子宫及阴道上部缺如。微阵列分析显示其 22 号染色体的着丝粒周边区域存在重复，诊断为猫眼综合征。

6.4.8 没有 22q11.2 缺失的情况

Blok 等（2014）报道了 4 例携带 5q11.2 微缺失的患者。连同既往报道的两例，他们定义了这种新的综合征。对 6 例患者进行的比较发现，其表型谱与 CHARGE 综合征和 22q11.2 缺失综合征存在重叠，包括后鼻孔闭锁、发育迟缓、心脏缺陷、外耳异常和身材矮小等。其中两名男性患者还具有生殖器异常。推测该综合征的主要症状存在 2.0 Mb 的最短重叠区（SRO），共涉及 9 个基因和 2 个非编码微小 RNA。鉴于其编码参与 RNA 翻译起始的 ATP 依赖性 RNA 解旋酶，*DHX 29* 被作为候选基因。然而，对 14 例具有主要特征的患者进行的筛查并未发现 *DHX 29* 的致病变异。

Molck 等（2015）报道了一例表现为先天性心脏病、小头、面部畸形、发育迟缓、学习困难和行为问题的患儿。患儿最初被怀疑为 22q11.2 缺失综合征，但微阵列比较基因组杂交显示其 8p23.1 区存在新发的 3.6 Mb 微缺失。

Cirillo 等（2017）报道了一名 7 岁的男性患儿，其母亲患有妊娠期糖尿病，微阵列比较基因组杂交发现患儿携带 3p12.3 区 371 Kb 缺失，涉及 *ZNF 717*、*MIR 1243* 和 *MIR 4273* 基因。患儿表现为 DiGeorge 综合征、单肾发育不全和语言落后。免疫学评估显示其 T 细胞严重减少和受损。FISH 检测和 *TBX 1* 基因的测序结果均为阴性。在 miRNA−4273 预测的靶基因中，*BMP 3* 参与胚胎发生的若干步骤，包括肾和肺器官的发生以及胰岛素的基因表达。

Koczkowska 等（2017）对 41 例具有 22q11.2 缺失综合征特征但染色体核型分析及 FISH 检测均为阴性的患者进行了微阵列比较基因组杂交检测，在 22 号和 10 号染色体上均未发现异常，但发现 5 例具有其他基因组区域的失衡，包括 17q21.31 缺失、1p36 缺失、*NF 1* 微重复、6pter−p24 缺失和 3q26.31 处 0.65 Mb 的间隙型缺失（涉及剂量敏感基因 *NAALADL 2*）。

DiGeorge 样综合征（DiGeorge−like Syndrome，DGLS）是一种罕见的遗传性疾病，具有 DiGeorge 综合征的经典表现，但缺乏典型的缺失。Spinelli 等（2023）报道了一名 16 岁的 DiGeorge 样综合征患者，其携带 20p11.22 区 365 Kb 的重复，表现为甲状腺结节和甲状旁腺功能减退。

Alberio 等（2022）报道了 8 例患者，其临床表现均高度提示 22q11.2 缺失综合征，包括先天性心脏缺陷、甲状旁腺功能减退和面部畸形。免疫学评估显示 T 细胞区室存在不同程度的缺陷，尤其是胸腺输出以及总树突细胞减少。微阵列比较基因组杂交检测发现其均携带既往未见报道的拷贝数变异。上述发现均提示 22q11.2 缺失的表型还存在其他的遗传学机制。

6.5 相关推定

6.5.1 作为基因组突变热点的低拷贝重复序列

染色体 22q11.2 区的基因组结构因其大小、复杂性和单倍型的多样性而难以阐明，并且在参考基因组中缺乏很好的代表性。尽管如此，越来越多的证据显示，低拷贝重复序列（LCRs）是其中的变异热点。作为人类基因组内最复杂的基因座之一，LCR22 容易发生非等位基因同源重组（Non－allelic Homologous Recombination，NAHR），导致包括缺失、重复和易位在内的各种异常，其中以 22q11.2 缺失最为常见。针对 LCR22 高度的复杂性以及在参考基因组中缺乏准确的表示，研究者近年来采用光学基因组定位和长程测序技术对其复杂的重复子（Duplicon）结构进行了解析。

已经明确的是，常见类型的 22q11.2 缺失均由 LCR22 导致，包括典型缺失（LCR22－A～LCR22－D；近 90％）、近端缺失（LCR22－B－B）、嵌合体缺失（LCR22－B、LCR22－C、LCR22－D）和远端缺失（LCR22－D、LCR22－E、LCR22－F）。Gavril 等（2022）通过 MLPA 检测确诊了 59 例 22q11.2 缺失，其中大多数（76％）均为典型的 LCR22－A～LCR22－D 缺失，此外还发现了 14 种非典型缺失，包括 2 个近端缺失（LCR22－A～LCR22－B）、1 个 CES（猫眼综合征区域）至 LCR22－B 的缺失、4 个嵌合体缺失（LCR22－B～LCR22－D）和 1 个 LCR22－C～LCR22－D 缺失、3 个 LCR22－A～LCR22－E 缺失、1 个 LCR22－D～LCR22－E 缺失以及 2 个小的单基因缺失（del*DGCR 8* 和 del*TOP 3 B*）。

22q11.2 缺失起源于减数分裂期 LCR22 之间频繁发生的非等位基因同源重组事件。Guo 等（2018）分析了 1680 例 22q11.2 缺失的范围，在其中 38 例（2.3％）中发现了嵌合体的近端 22q11.2 缺失。通过对 14 名个体及其亲代进行分子遗传学和单倍型分析，预测了三种可能的场景。8 名个体的近端断点发生在 LCR22－A 远端 12 Kb 的一个小 LCR 中，称为 LCR22－A+，可能导致 LCR22－A+～LCR22－B 或 LCR22－A+～LCR22－D 嵌合体缺失。在这 8 例中，有 6 人的缺失起源于携带 LCR22－A～LCR22－A+区 0.2 Mb 良性重复的亲代，在后者的 LCR22－A+中存在一处断点。另有 6 人的一个等位基因上存在典型的新发 LCR22－A～LCR22－D 缺失，并从另一名亲代继承了 LCR22－A～LCR22－A+重复，因此微阵列分析提示其为嵌合体缺失。LCR22－A+被定位至小鼠到人类之间的一个进化过程中的断裂点上，似乎是 22q11.2 染色体重排的一个局部热点。

Demaerel 等（2019）利用纤维 FISH 和光学基因组定位技术（Optical Genome Mapping，OGM）组装了 187 个细胞系中的 LCR22 等位基因，并发现了前所未有的变异水平，涉及长度介于 250～2000 Kb 的 LCR22－A 等位基因。此外，各种 LCR22 等位基因在不同群体中的出现率也有所不同。Vervoort 等（2020）对 6 例不同的非典型缺失进行了分析。其中 4 例的远端断点定位在一个 LCR22 内，提示缺失可能通过基于复制的机制发生。值得注意的是，在其中两例中，在不同取向的 LCR22－D 等位基因介导的 NAHR 之前可能还发生过一次翻转。

Pastor 等（2020）利用光学基因组定位技术分析了来自 30 个 22q11.2 缺失家系中 88 名个体的 LCR22 结构和变异。通过对这些家系成员进行光学基因组定位，表征了 LCR22 的结构、NAHR 的位置以及与缺失相关的基因组特征。尽管未能明确全单倍型的风险配置，但所有的 NAHR 事件均涉及一段包含 *FAM 230* 基因成员的片段重复作为优先的重组序列。对缺失断点的分析则表明，NAHR 优先发生在 *FAM 230* 与 LCR22－A 和 LCR22－D 内特定方向的片段重复之间。作为对 22q11.2 缺失相关的 NAHR 事件最全面的分析，上述发现证实在缺失断点周围和内部存在完整且连续的

LCR22 结构。

Dittwald 等（2013）通过分析人类单倍体参考基因组中同向排列的同源寡拷贝重复序列（Directly Oriented Paralogous LCR，DP−LCR），探讨了基因组重排的相对频率，并确定了复现性 NAHR 介导的拷贝数变异（CNVs）的新基因座。最常见的复现性 CNVs 包括 *NPHP 1* 重复、*CHRNA 7* 重复和 22q11.2 缺失。在新发的复现性 CNVs 中，最常见者为 22q11.21、16p11.2（自闭症）和 7q11.23（Williams−Beuren 综合征）缺失。DP−LCR 的若干特征，包括长度、NAHR 底层元件之间的距离、DNA 序列的一致性、GC 含量和同源重组热点基序 5′−CNCCNTNNCCNC−3′的含量等与复现性 CNVs 事件的频率相关。4 个新的相邻的 DP−LCR 侧翼和 NAHR 易发区域涉及 2q12.2q13 区，被发现与新的基因组疾病有关。

Vergés 等（2014）应用 FISH 和单倍型分析对携带缺失的成年男性精子中 22q11.2 区的缺失和重复的易感性增加以及染色单体内或之间的 NAHR 的特殊贡献进行了评估，结果提示染色单体内的 NAHR 是精子缺失率较高的原因，这将造成缺失的 22 号染色体被传递给后代。

通过对 22q11.2 缺失和重复的发生机制进行探讨，可能启发的研究课题包括：

——同源序列发生配对的原理（非碱基−氢键）。

——NAHR 发生的机制。

——染色体结构异常的发生机制及风险因素。

——缺失与重复导致疾病的原理。

6.5.2 拷贝数变异作为一大类常见的遗传学病因

越来越多的证据表明，罕见但反复出现的 CNVs 代表着出生缺陷的巨大风险因素（Hilger et al.，2020）。Di Gregorio 等（2015）发现，多达 24%的具有重大先天畸形的胎儿携带致病性的微缺失和（或）重复。此外，基因组内的罕见 CNVs 与许多发育性神经精神障碍具有显著的关联，包括精神分裂症、自闭症谱系障碍、智力障碍和注意力缺陷/多动障碍等。成年 CNVs 携带者焦虑和人格障碍的发生率明显增加，多种精神病的发病率也很高（Adams et al.，2023）。

缺失与重复分别代表了包括 NAHR 在内的基因组同源区域不等交换所造成的拷贝数减少和增加。除 22q11.2 外，染色体重组的热点区域还包括 7q11.23、17p11.2 和 16p11.2 等，涉及这些区域的微缺失和微重复综合征的总体患病率为 1/25000～1/1000（Goldenberg，2018）。

6.5.3 22q11.2 区的拷贝数增加将导致类似的中线结构异常

作为 22q11.2 缺失的对应产物，猫眼综合征、22q11 微重复综合征和 OAVS 等疾病均涉及 22q11.2 区域的拷贝数增加，可能导致相同或类似的出生缺陷，尽管症状相对较轻。

随着越来越多的病例被发现，22q11.2 微重复实际的发病率可能更高。与 22q11.2 缺失类似，22q11.2 重复携带者的表型变异很大，可从大体正常到存在轻度的学习困难和（或）多种缺陷。携带者出现各种问题的风险增加，包括胃肠道并发症、内分泌功能障碍、眼科异常、腭异常、先天性心脏病、肌肉骨骼异常和神经系统异常等。Bartik 等（2022）估计，22q11.2 重复综合征在智力障碍人群中的发生率约为 1/700。同 22q11.2 缺失相比，22q11.2 重复的外显率较低，其产前表现包括颈后透明带增厚、心脏异常、轻度的肾脏异常以及唇腭裂等（Mary et al.，2022）。出生后的表现则包括腭裂、Pierre－Robin 序列（小下颌、舌后坠及其所致的上气道梗阻）（Kylat et al.，2018）、左心发育不全综合征伴肺动脉发育不全（McMahon et al.，2015）。此外，亦存在非典型范围的重复。Sedghi 等（2015）在唇腭裂患者中发现了 22q11.2 区近端和远端的微重复，包括一种新的遗传性非典型 0.6 Mb 重复。Fischer 与 Klopocki（2020）报道了一例具有过度生长和小头畸形、轻度智力障碍、心脏缺陷、肾脏异常和面部畸形的女性。微阵列比较基因组杂交检测显示其 22q11.2 区存在 246 Kb 的重复。与之前报道的病例（携带几乎完全相同的 252 Kb 22q11.2 重复）相似，该患者也具有过度生长和小头畸形。

Dell'Edera 等（2021）报道了一例表现为 Mayer－Rokitansky－Küster－Hauser（MRKH）综合征的患者，微阵列比较基因组杂交检测显示其具有 22q11.21 区约 3.01 Mb的微重复。Buraniqi 与 Moodley（2015）则报道了一例 2 岁 10 个月的女性患儿，表现为 Mowat－Wilson 综合征，同时携带 *ZEB 2* 基因（定位于 2q22 区）的突变和 22q11.23 区重复。Mowat－Wilson 综合征是一种呈常染色体显性遗传的多发性先天异常，其特征为独特的面部外观、智力障碍、小头畸形、胼胝体发育不全、癫痫发作、先天性心脏病、巨结肠、身材矮小等提示神经嵴疾病的各种异常。Beaman 等（2019）报道了与 22q11.2 重复相关的膀胱外翻－尿道下裂复合征（Bladder Exstrophy－Epispadias Complex，BEEC），其涉及一系列的前中线缺陷，可能影响下尿路、外生殖器和骨性骨盆。

与 22q11.2 缺失不同的是，在少数病例中还存在 22q11.2 区的三倍甚至四倍重复（纯合或者范围太大的 22q11.2 缺失将无法存活）。

Pires 等（2014）报道了一例携带 22q11.2 区三倍重复的女性，表现为面部畸形、认知缺陷和心脏缺陷，其父亲则携带 2.5 Mb 的重复。Vaz 等（2015）报道了两例携带 22q11.2 区基因组重排的患者。患者 1 为 24 岁女性，携带 22q11.2 重复，患有房间隔缺损和多生牙。其同卵双胞胎妹妹在出生一个月后死亡，患有心脏锥干缺陷。患者 2 为 20 岁女性，携带 22q11.2 区三倍重复，表现为室间隔缺损和主动脉下方的膜性狭窄、面部畸形和泌尿生殖系统畸形（卵巢囊肿）。此外，其右侧面部有一个扁平血管瘤，这是 Sturge－Weber 综合征的一个特征。Idris 等（2022）报道了第 3 例携带 22q11.2 区三倍重复的患者，表现为 Peter 异常（角膜不透明及发育不良）、发育全面落后、动脉导管未闭以及主动脉瓣下狭窄等。

猫眼综合征是一种罕见的遗传病，其病因为来源于 22 号染色体的小标记染色体所造成的 22p－22q11.21 部分四体性。猫眼综合征的典型表现为虹膜缺损、肛门闭锁和耳前凸起或凹陷的三联征，具有高度的临床和遗传异质性。Jedraszak 等（2024）对 43 例经 FISH、MLPA 和（或）array－CGH 鉴定的携带 LCR22 A 上游 22q11.21 区重复者的临床表型进行了回顾分析。在所有病例中，具有上述三联征者不到一半。反之，仅 16％的猫眼综合征患者具有上述三联征，而 9％的人则未出现这三个体征中的任何一个。其他的发现还包括：心脏异常是猫眼综合征的主要体征之一（见于51%的病例），智力障碍的发生率也很高（47%）。眼球运动缺陷（45%）、腹部畸形（44%）、眼畸形（35%）和泌尿生殖道缺陷（32%）也很常见。标记染色体是最常见的染色体异常（91%），嵌合体占40%，亲代遗传的标记染色体占23%。大多数亲代传递者具有轻微或正常的表型，并且嵌合体占比很低（<10%）。

6.5.4 各种遗传变异导致发育缺陷的规律

（1）各种遗传变异可以被视为“精”的损伤。

（2）肾藏精。“精”的损伤将主要造成沿肾经、膀胱经以及任督二脉分布的中线结构的发育缺陷。

（3）肾经具有独特的路径，穿越其他四个脏，沿肾经的发育异常可能引起沿其他内脏所属经脉的发育异常。

（4）藏象理论能够对基于经络的解释提供补充。

6.5.5 对于中医经络与藏象理论实质的推定

不难看出，中医理论从整体上正确地反映了人体形成的规律。经络和藏象理论从正面对人体各部分之间在胚胎发育过程中的联系进行了系统的总结，而先天综合征则从反面为此提供了证据。需要指出的是，由于自然选择以及胚胎发育过程中的环境因素与随机事件，临床医生所描述的综合征表型可能并不完整。此外，文献所总结的各种先天综合征的表型也并非来自单一个体，而是对多个病例的总结。这些将有助于解释某些综合征的症状并非严格沿经络分布的情况。造成先天综合征的症状与中医理论的对应存在出入的因素还包括：

（1）自然选择。

（2）胚胎发育的动态性：从依赖母体到独立。

（3）生理和病理：某些缺陷如继发孔型房间隔缺损、动脉导管未闭等属于生理现象。

（4）症与征：观察的偏倚——并非所有的异常都将导致疾病。

（5）基因功能网络所具有的代偿能力。

（6）结构与功能之间的互动：继发孔型房间隔缺损、动脉导管未闭乃至小型的室间隔缺损等均可能在出生后逐渐闭合。

（7）宫内环境的影响。

（8）随机现象：尽管实验小鼠在胚胎发育早期均具有细小的第四弓动脉，许多胚胎却能够随后克服这一缺陷，拥有正常的血管发育（Lindsay and Baldini，2001）。

由于许多先天综合征已被证实与特定的遗传缺陷相关，接下来的问题是：在基因与经络之间存在何种关系？在此存在两种可能性：一是所有的基因均沿经络的路径表达，即同一经络上不同部位的发育异常是由不同的基因缺陷所致；二是不同的遗传缺陷殊途同归，从而导致相似或相同的沿经络的发育异常。Opitz 的观点似乎支持后者。总的来看，实际的情况很可能是两者并存而形成的一种复杂局面。

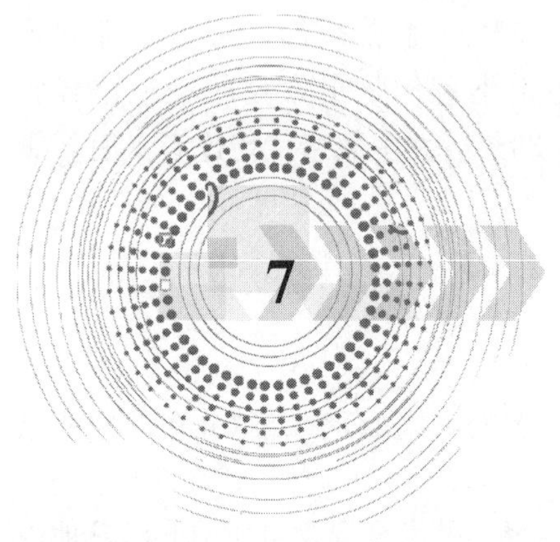

基于中医理论的人类表型组

从已有的证据来看，经络很可能是一个独立于血管和神经之外的系统，并同胚胎发育存在密切的联系。

肾藏精，为先天之本。中医所说的“肾”很可能就是人体发育的起点，与肾相连的四条经络则覆盖了人体的中线结构。各种遗传变异均可被视为“精”的损伤，可能导致以中线结构为主的发育缺陷。精生髓。“精”的损伤还可能导致血液、免疫、神经、内分泌等方面的异常。

对各种综合征的表型和遗传学发现进行总结，也可能为揭示胚胎发育及其分子调控机制提供关键的线索。

针对先天综合征的发病特点，可以借助中医理论提出一个人类表型组（Human Phenome）的模型。借助这一模型开展对先天综合征的研究，不仅可以证明中医基础理论的正确性，同时还可能提示其物质基础。

7.1 有关经络的发现

7.1.1 经络是什么?

“经脉十二者，伏行分肉之间，深而不见；其常见者，足太阴过于外踝之上，无所隐故也。诸脉之浮而常见者，皆络脉也。”《黄帝内经》对经络进行了大量的论述，如经络在人体内外的走行分布、经络与人体各部分及脏腑的联系、经络在人体生理活动中的作用、经络病变的具体表现、经络与腧穴的关系、经络在诊断和治疗中的应用等。古人认为，经脉有“行血气，营阴阳，濡筋骨，利关节”“决死生，处百病，调虚实”的重要作用，凡学医者“不可不通”。因此，经络绝不仅仅是通常所认为的“几条线”，而是一整套的理论和方法。几千年来，中医师一直是按照这种理论来诊断疾病、选穴针灸和处方用药，且常常行之有效。

经络是人体内经脉和络脉的总称。中医认为，人体有十二正经、奇经八脉、十二经别、十五络脉、孙络、十二经筋、十二皮部等。但仅十二正经与七经八脉中的任督二脉被认为是主要的经脉（称为十四经），因为唯有这些经脉具有独立的穴位。每条经络包含一条主干（经脉）以及许多分支（络与孙络），此外还有经别、经筋、皮部等附属结构。中医认为，经络是内属脏腑、外络肢节、联系全身、运行气血的通路。它们纵横交叉，循行于人体内外，组成了一个有机联系的系统。绝大部分穴位分布于经脉之上，而各种中药则被认为“归”或者“入”某条特定的经络（《中国针灸学概要》，1975）。

对于经络的本质，存在着多种假说和长期的争论（王超东等，2007）。在西方，对经络现象的解释主要集中在针灸镇痛的机制方面。较为流行的“闸门学说”（Gate Theory）认为，银针的刺激能够通过阻断其他痛觉传导的神经通路而起作用（Kroger and McClendon，1973；Clark and Yang，1974）。近年来，研究者先后运用生物物理学、组织学、生物化学等手段证实了经络的存在。然而，仍有很多人怀疑这些发现与神经有关。此外，这类实验也未涉及经络的体内部分，并且对经络的本质语焉不详。

7.1.2 考古学发现

对于经络与穴位的起源，一种较为流行的解释是，从石器时代晚期开始，古人在生产劳动中陆续发现刺激身体表面的特定位置能够缓解疼痛或不适。久而久之，人们将相邻的“止痛点”连接起来，就形成了经络。然而，无论是从《黄帝内经》中的描述还是考古学的发现来看，上述推测很可能是错误的。1973 年出土于湖南长沙马王堆汉墓中的《五十二病方》保存了对人体表面经脉的完整描述，但并未提及任何穴位。在该书中，经脉被描绘成对灸术刺激具有感应的条带。然而，该书作者仅提及了十一条经脉（未包括心包经）。这些经脉并未在体内相连或者彼此连接为一个系统，而似乎悬浮于体表，其路径和方向亦与《黄帝内经》的描述存在差别。因此，经络的发现很可能要早于穴位。在针灸治疗中，“宁失其穴，勿失其经”的提法也提示经络比穴位更重要。

7.1.3 生物物理学发现

少数患者在接受针灸时，可能产生沿经脉循行路径传递的一种麻、热、酸、胀混合在一起的难以言状的感觉，称为循经感传现象。20 世纪 70 年代，针刺麻醉被成功应用于大中型手术，并累积了大量的案例。这些现象引起了国内外学者的强烈兴趣。

20 世纪 50 年代，国外学者发现人体表面存在许多低电阻点，这些点的连线与经脉的循行路径相似。国内的研究者随即对上述现象进行了大量的研究，证实经脉具有与周围组织不同的生物物理学特性，如物质输送、低频声波传导、热辐射传导、光传导、磁学特征等。在《针灸经络生物物理学》一书中，中国中医研究院的祝总骧与郝金凯系统总结了有关循经感传的发现，其要点包括：

（1）1954—1961 年，中国科学家率先使用现代仪器对经络系统的生物物理学性质进行了测量。

（2）20 世纪 70 年代末，研究者发现 95%以上的人体表存在宽度为 1～3 mm 的隐性感传线（Latent Propagated Sensation Along the Channels，LPSC），其路径与古人所描述的经络一致。

（3）与周边皮肤相比，上述 LPSC 具有较低的电阻，称为低阻抗点线（Low Impedance Points，LIP）。

（4）1980 年，研究者发现隐性感传线能够产生高频声波，并称之为循经高振动声线（Percussion Active Points，PAP）。

（5）1980 年，研究者在大鼠和兔子身体上发现了 LIP 及 PAP。

（6）1982 年，研究者在截除的人肢体上证实存在 LIP 及 PAP。

（7）1983 年，研究者发现离体的皮肤组织中保留有 LPSC。此外，在 LPSC 及 LIP 附近存在密集的神经纤维、血管以及巨细胞的聚集。

（8）1986 年，研究者发现 PAP 与肌肉中的结缔组织之间存在密切联系。

（9）1987 年，研究者在西瓜、香蕉、黄瓜等植物果实中发现了相似的 LIP 及 PAP（祝总骧等，1989）。

7.1.4　生物化学发现

1999 年，由复旦大学等四家单位组成的多学科课题组宣布，在许多相关成果的基础上，经过三年的研究，取得了三项有关经络物质基础和功能的重大发现（《中国中医药信息杂志》，1999）。这些发现包括：

（1）首次用现代科学理论和实验手段证明经络和穴位是以结缔组织为基础，连带其中的血管、神经丛和淋巴管等交织而成的复杂体系，并形成具有综合的复杂功能的某种生理结构。

（2）初步发现与穴位相对应的深层结缔组织结构中富集有钙、磷、钾、铁、锌、锰、铬等元素，尤其是钙的含量要比非穴位的其他组织（骨骼除外）高数十至上百倍。钙离子是重要的信使物质，在人体的各种生理活动中扮演着极其重要的角色。

（3）初步发现结缔组织中呈液晶态结构的胶原纤维具有一个高效率传输红外光的特征波段，提示人体内部可能存在一个生物光子系统，在生命信息、能量的传输交换等生理活动中起重要的作用。

7.1.5　量子力学——电磁波感应

科学家认为，人体被一种独有的电磁体系包围，这一体系包含着人体现状和发展的信息。活细胞能辐射出微弱的电磁波，且每个生物分子都有自己十分微弱的磁场。当血液或淋巴液在血管中流动时，带电粒子之间以及与血管壁之间将产生相互作用。人体细胞是利用毫米波来相互联系的，其波长为 4～6 mm。只要对某个人体发出特定波长的毫米波，机体就会做出反应。脑电图、心电图出现明显的变化，受试者身体有热感。此外，人体某些部位对电磁波辐射更为敏感，奇怪的是，这些部位跟中医的针灸穴位正好吻合。

2010 年，中国留德的生物物理学家张长琳在其出版的专著《人体的彩虹》中提出了以下观点：

（1）利用现代科学仪器，通过电磁波、声波、电阻、电导等方面的实验来探究人体，解析人体电磁波、声波与经络的关系，可以轻易发现古人言之凿凿的经络如何具体存在于人体中，并如何进行能量运作和共振传送身心的信息。

（2）人体是一个生物能量场，经络是能量运行的通道，而穴位就是能量转换的节点。能量运作会产生电磁波。能量共振则会发出声音，并随着人体的健康状况和情绪奏出激越高昂、平稳祥和或委婉低沉的组曲。经络系统就是对人体能量分布的一个简单描述，是一种耗散结构，在死者身上找不到经络很正常。

（3）经络是许多电磁波叠加形成的类似于驻波的耗散结构，而波峰的位置就是穴位。当人生病时，人体的电磁场会改变，经络线也会改变，因此经络有别于血管、淋巴和神经。经络有深度和宽度，中间部分较窄，约 2.5 cm，边缘部分较宽，2～5 cm，在肌肉丰厚的地方比较深，而浅的部分就在皮下。经络感传是双向的，速度则是每秒1～20 cm。

（4）每个人身上都带着天使一般的光环（辉光），而且身体里还有一圈圈五颜六色的线条，动物、植物同样也有。当人生病时，辉光就会发生变化。人体还是一个谐振腔，随着身体、心理状态演奏出不同的乐曲。

（5）热疗、红外线治疗、频谱治疗、电针治疗、微波针灸等方法都是把一些不同波长的电磁波引入人体，从而干扰和改变人体内能量场的干涉图纹，改变能量分布，从而帮助患者恢复健康。当某个器官出了问题时，其固有频率就会改变，从而产生一个异常的驻波，导致相应的腧穴点上的能量异常升高。毫针扎进这个异常驻波的某个波峰上可以最有效地将其破坏。

（6）人体有三套通信系统。一是化学通信系统，比如信号蛋白与受体；二是神经通信系统；三是无处不在的电磁波。古印度医学（Ayurveda）所谓的“脉轮”与中医的腧穴和丹田相对应，腧穴和丹田即电磁波在颅腔、胸腔和腹腔内的反射聚集处。而德国古老的顺势疗法（Homeopathy）则通过稀释的药物以低能量形式存在，通过与疾病能量的波动取得共振来达到祛除疾病的效果。

7.1.6 解剖学和生理学的最新进展

针灸经络学长期未被西医接纳的主要原因是经脉和穴位缺乏解剖学依据。2002 年，美国佛蒙特大学的 Langevin 等宣布，发现中医所描述的经脉与人体结缔组织所形成的平面具有对应关系，而穴位则通常位于结缔组织最为密集的部位。结缔组织形成了一个遍布全身的网络，其中包含神经末梢，这就是右手受到的针刺会影响左肩的原理。研究者指出，在中医的各种疗法当中，西方研究得最深的就是针灸。大量的证据提示，针灸的确能够镇痛并有助于改善恶心、呕吐等症状。其减轻疼痛的原理在于刺激人体释放一种称为内啡肽（Endorphins）的物质。此外，针灸似乎也能够增加大脑分泌影响神经细胞功能的血清素（Serotonin），能够增强血管收缩，使人产生快感（Langevin et al.，2002；Langevin and Yandow，2002）。

北京师范大学的刘里远等发现，人体的皮肤并不仅仅是一层均匀的包被，其中的毛囊其实存在巨大的差异，这些特殊的毛囊排列成一条条环绕全身的环状线路，构成一个皮肤环路系统。用放射性核素作为示踪剂，可发现大鼠皮肤中存在纵贯全身的一系列交感物质分布线，连续清晰、左右对称，在头部和肢体末端形成环路。将大鼠全身的毛剃光后，首批新生的毛并非到处都有，而是分布在固定的线路上，3～20 mm 宽，从头部经躯干到四肢，左右对称，并在口鼻周围、阴部或腹部融合，形成环路。他们认为，上述现象符合《黄帝内经》所说的手三阳经和足三阳经的气血盛衰，可反映在分布于其上的须毛的有无、多少、长短、美恶等方面。如足阳明经与阴毛和两颊的胡须、足少阳经与胫毛和两颊的胡须、足太阳经与眉毛、手阳明经与腋毛和上唇的胡须、手太阳经与下唇胡须之间皆有密切联系。

19 世纪中叶，法国生理学家 Claude Bernard 提出了内环境（Milieu Interieur）的概念，认为内环境的相对稳定是机体独立生存的首要条件。在此基础上，美国生理学家 Walter Bradford Cannon 提出了内稳态（Homeostasis）学说。在其所著的 *The Wisdom of the Body*（《躯体的智慧》）中，Cannon 认为“液床”是保持机体稳定的条件。血液循环为机体供应氧、养料并运走细胞排出的废物，而细胞和血液之间的物质交换则必须通过组织液来进行。《躯体的智慧》的译者陈步进一步推测，人体内有两个接力式的循环系统，除血液循环外，还有经络中的组织液循环，经络是血液循环的延续。这种双循环提高了体内物质传输的效率，经络因此也是保持人体内稳态的重要因素。

中国中医科学院的张维波对上述猜想进行了验证，将《黄帝内经》与生理学知识相结合。张维波指出，古人所说的“脉”是指组织间隙，“营卫之气”指人体中的组织液。在其 2009 年出版的《经络是水通道》一书中，张维波提出了组织液在经络中流动的流体力学模型。组织液在毛细血管动脉端与静脉端压力差的驱动下，将在组织间质中流动，形成经络。张维波运用多种生物力学测量手段验证了经络的低流阻、低组织液压特性，发现了循经低流阻通道，并对该通道的几何特性、形态学、组织液量、生物物理学特性、传输特性以及病理和药物吸收的原理进行了研究。根据研究的结果，张维波对经络现象进行了详细的解释，指出经络具有传递营养物质、清除代谢废物和作为旁分泌及物理化学信息通道平衡内环境的功能。

张维波认为，经络是组织间质中具有低流阻特性的多孔介质通道。就十二经脉来说，组织液流动的主要部位是皮下脂肪与肌肉之间的浅筋膜层，但在肌肉层和皮肤中也有这种流动。这种流动尽管非常微弱，但仍可以通过一些间接的方法，如测量组织间隙中的流动阻力和放射性核素示踪来证明。这些通路一旦堵塞，就会导致代谢物和炎症因子的堆积，在局部形成炎症刺激，从而产生疼痛。作为组织液流动的通道，经络与肌肉和神经之间均存在密切的关系。组织液由于来源于毛细血管滤出的血液，若流动不畅，将会影响血液循环，使其减弱。此外，肌肉也会对组织液的流动产生影响。肌肉出现痉挛时，会使肌肉间隙中的组织液通道变得不畅通，使经络出现堵塞。针灸、按摩等手段通过调节血管和肌肉的状态，使组织液通道变得畅通，有利于清除局部产生的炎症因子，从而减轻疼痛。

上述发现均提示人体中很可能存在经络系统。然而，遗憾的是，其重要性并未得到普遍认可。除文化传统、交流不畅等因素外，关键就在于这些研究大多缺乏直接的临床意义，而仅仅从物理或化学的角度揭示了经络的部分特性。对经络的本质究竟是什么仍不清楚。此外，经络与血管以及神经丛之间的密切关系也使经络的存在变得隐蔽，并使持怀疑论者将针灸的效应解释为神经现象。

7.1.7 经络背后的量子原理

中国科学院理化技术研究所的江雷团队（Kong et al.，2023）以“经络与生理功能的联系：一种量子原理”为题在 *Nano Research*（《纳米研究》）杂志上发表论文，提出人体的不同部位是由经络的宏观量子相干态连接起来的。通过刺激穴位，相应器官的症状可以借助经络的量子态得到调节。因此，人体所有的器官均可被视为一个完整的系统。通过从外部刺激某些穴位，甚至是远离器官的穴位，即可实现对其生理功能的调节。随着科技的发展，磁成像技术可以检测到量子经络状态，而特定频率的磁刺激和光刺激则能够提供一种调节经络的方法。这些概念为揭示经络的本质以及如何发挥经络的功能提供了潜在的量子途径，并表明经络主要是生物信息（而非物质）的载体。此外，经络系统明显有别于血液系统，因为在其远程功能的执行过程中并无血液的参与。同时也应与神经系统相区别，尽管经络可以调节局部神经的状态（Kong et al.，2023）。

基于离子通道（亚纳米尺度通道）的宏观量子态概念，江雷团队提出了经络的量子原理，即穴位与器官症状在宏观上处于经络离子通道的相干状态。通过在穴位上应用中医疗法（如按摩、针灸、艾灸、电针等），借助其量子经络状态，可以很好地调节相应器官的症状。

他们通过实验发现，中枢和外周神经系统中神经细胞的离子通道（如 K^+、Na^+ 或 Ca^{2+} 通道）可以借助离子振荡释放的中远红外光子实现相干，从而形成离子通道的量子相干态。以 K^+ 通道为例，封闭在通道中的 K^+ 振荡会释放出具有特定频率的中红外和远红外光子（量子化电磁波）。通过与这些光子共振耦合，第 i 个（$i=1$，2，3，…）通道中离子振动的相位 Ψ_i 将变为相同的值 Ψ_0，从而造成多个 K^+ 通道的量子相干态。离子通道的量子相干态可能受脑电波、心跳和呼吸的影响。图 7.1 右下方的黑色和灰色曲线分别表示电磁波的随机相位（不连贯，日常活动后）和相同相位（连贯，睡眠后）。因此，通过离子通道可以看到人体处于一种普遍的量子状态。基于这一认识，他们提议经络上的特定穴位和人体的某种生理反应实际上是通过量子经络状态联系在一起的，因此可以通过外部刺激来调节其中的一种状态。针灸治疗的有效性进一步验证了经络的量子状态可通过外部刺激得到调节。

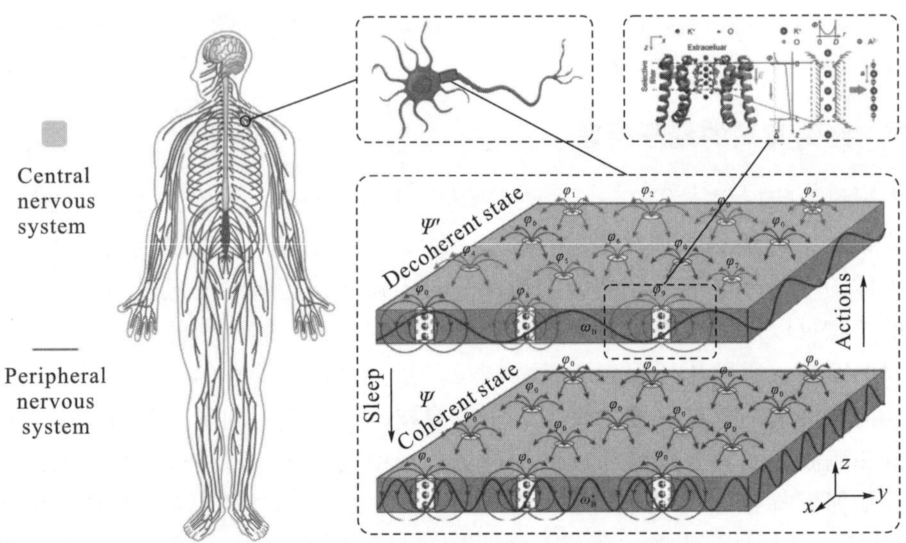

图 7.1　离子通道的宏观量子相干态：K^+ 在 K^+ 通道中的振荡释放出具有特定频率的中远红外光子（量子化电磁波）

注：通道 i（$i=1, 2, 3, \cdots$）中离子振动的相位的量子相干性将与这些光子的共振耦合达到相同的值，从而导致多个 K^+ 通道的量子相干性。黑色和灰色曲线分别表示随机（不相干）和相同（相干）相位的电磁波。Ψ 和 Ψ' 分别表示通道的相干和退相干状态。图片源自 Kong et al.，2023。

为说明量子经络诱导的穴位刺激与生理功能之间的相互作用，江雷团队以手阳明大肠经中已被证实的合谷穴与牙周神经的关系为例。在牙周神经调节过程中，通常针刺或按压刺激合谷穴。如图 7.2 所示，合谷穴和牙周神经部分分别位于 r_1 和 r_2。治疗牙周神经疼痛时，可通过按压合谷穴引起牙周神经的反应。在此过程中，外部压迫可诱导合谷穴量子相干态的局部离子通道退相干，并调节牙周神经处量子相干态的相应离子通道退相干。

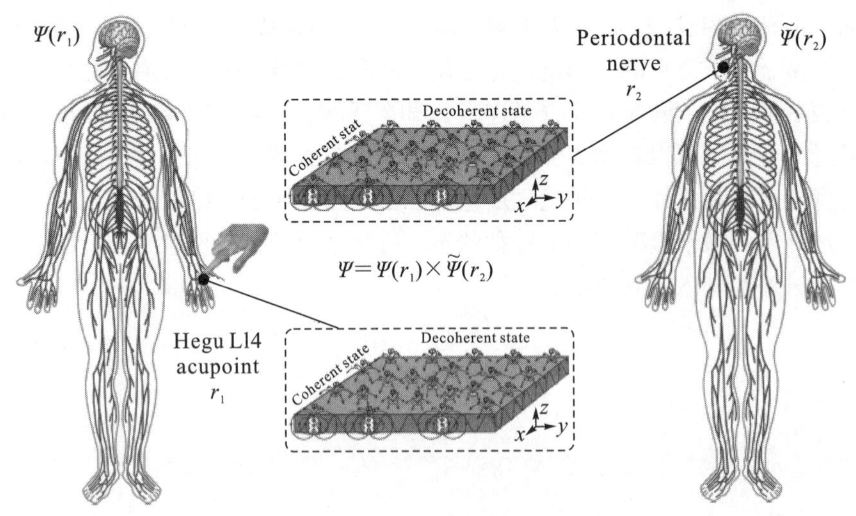

图 7.2　穴位刺激与生理功能调节的关系

注：Ψ 和 $\widetilde{\Psi}$ 分别表示与合谷穴（r_1）和牙周神经（r_2）相关的经络的量子相干态。图片源自 Kong et al.，2023。

此外，还可以将穴位刺激与生理功能之间的相互作用扩展到其他情况（图 7.3），如耳鸣与足少阴肾经的太溪穴、喉痛与足太阴肺经的少商穴、肩周炎与足阳明胃经的条口穴、牙痛与手阳明大肠经的合谷穴等都是通过不同经络的量子态联系起来的。一些症状也可以通过刺激多个穴位来调节（图 7.4）。例如，可以通过联合刺激间使穴、内关穴和足三里穴来治疗心律失常，刺激风池穴、合谷穴、足三里穴、太公穴均能够缓解头痛。

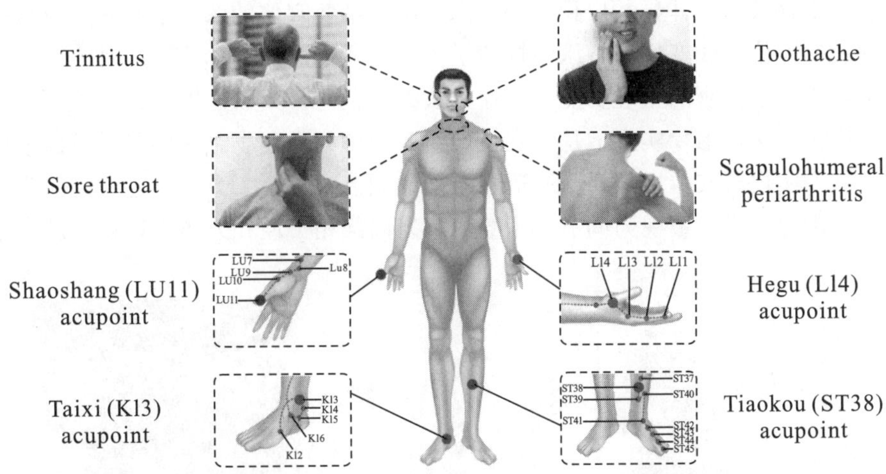

图 7.3 在量子经络状态下刺激不同经络对应的穴位来治疗若干症状

注：空心椭圆表示体内的症状，实心椭圆表示中医相应的治疗穴位。图片源自 Kong et al.，2023。

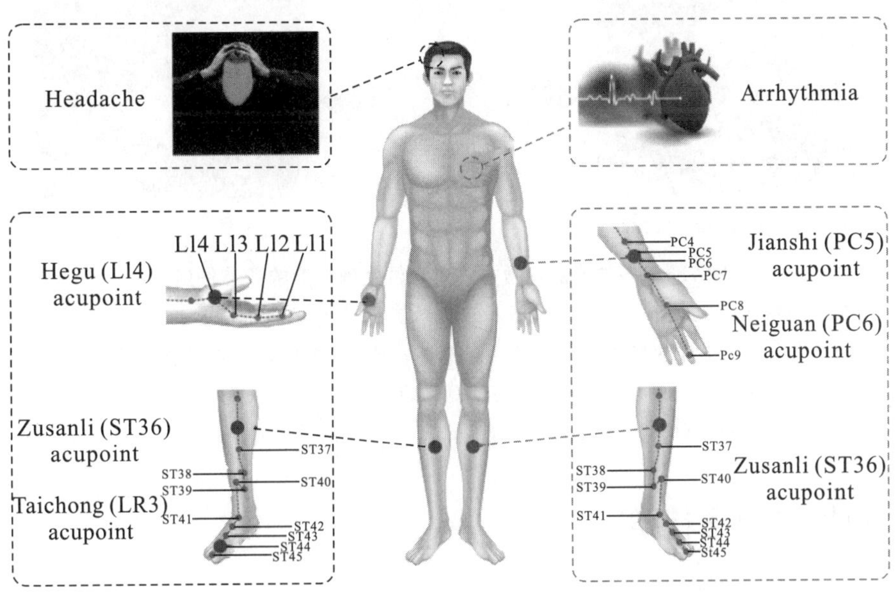

图 7.4 针对某些症状可采用多穴联合刺激

注：刺激不同经络上白色虚圆（LI4、ST36、LR3 等穴位）可以调节灰色虚圆所示的头痛；可通过刺激不同经络上的黑色实圆（PC5、PC6、ST36 等穴位）来调节黑色空心圆所示的心律失常。图片源自 Kong et al.，2023。

经络理论已传承了数千年，其采用外感刺激法调节人体的生理功能，所使用的方法包括中医按摩、针灸和艾灸等，这些方法已在世界各地广泛传播。基于提出的量子原理，按压穴位可以刺激压电蛋白——一种机械激活的 Ca^{2+} 通道，导致压电通道被打开，从而扰乱量子经络状态的一致性（图 7.5A）。在针灸治疗中，针刺会诱发局部肌肉痉挛，导致离子通道的相干性发生改变（图 7.5B），使相应的症状得到调节。基于经络系统的本质，电针被引入并显示出积极的效果。由于某些穴位的感应电刺激可以直接改变细胞膜附近的电位，改变局部电压门控离子通道的相干性（图 7.5C），因此可以通过经络的量子态来调节器官的生理功能。治疗方法如艾灸等，其有效性已得到验证。基于宏观量子态理论，艾灸治疗实际上是在穴位处引入中远红外光子。这些光子可以被离子通道吸收，从而实现对穴位局部离子通道相干性的调节（图 7.5D）。总之，任何改变离子通道状态的治疗均可以被视为调节量子经络状态局部相干性和人体生理功能的方案。

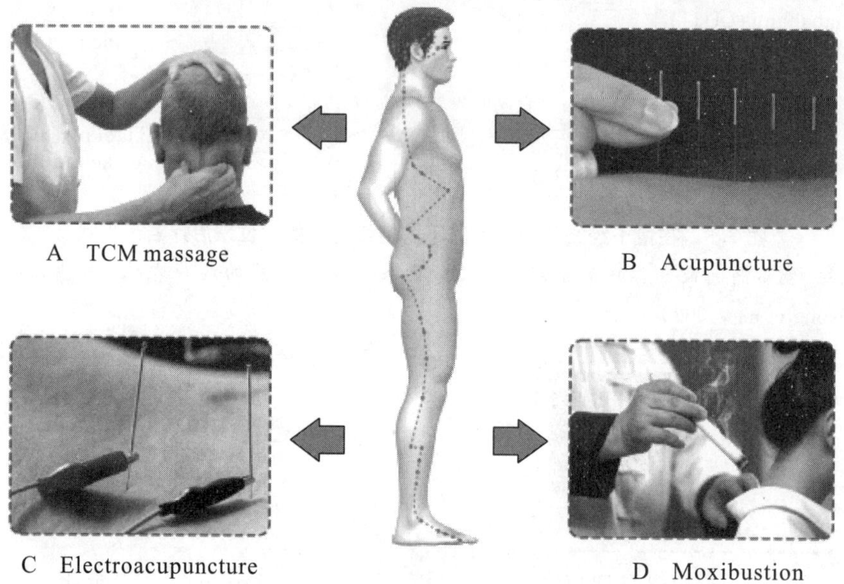

图 7.5 各种外部刺激方式对穴位生理功能的调节作用

注：经络的宏观量子态可以通过多种方式改变穴位周围离子通道的局部相干性来调控。A，中医按摩所造成离子通道阻断；B，针刺可以引起局部肌肉痉挛，导致离子通道状态的改变；C，电刺激引起的离子通道开/关局部电位变化；D，艾灸诱导的中远红外光子与离子通道的相互作用。图片源自 Kong et al.，2023。

7.2 中医之于遗传学

7.2.1 “精”与基因——一个完美的多因素疾病模型

中医认为“精”是人体发育、生长以及成熟不可或缺的物质。“精”通常被想象成一种具有支持、滋养功能，能够为生殖和发育提供基础的液态物质。尽管属于尚未分化的物质，“精”却能够赋予机体特征。身体所有的部位与器官都依赖“精”来生存。肾因为“藏精”而将这一潜能赋予所有的生命活动。因此，肾为“命之根本”。“精”的力量使妊娠成为可能，发育与成熟代表“精”的兴旺，而衰老则反映了“精”的减弱（Kaptchuk，1983）。显然，中医所说的“精”与遗传物质及其功能之间存在密切联系。

从胚胎发育的角度看，性腺衍生于肾脏原生质的一部分。在中医理论中，肾与生殖系统的关系非常密切，以至于将睾丸称为“外肾”。巧合的是，现代人所创造的“Gene”（基因）一词与古人所说的“精”（Jing）的读音亦十分接近。二者最显著的区别在于，作为一个宏观的概念，“精”概括了基因的存在及功能。由各种遗传缺陷和环境因素所致的基因组表达改变均可以被概括为“精”的缺陷。因此，中医所说的“肾”应该被理解为其在胚胎时期的结构，而“精”的损伤将首先导致与肾相连的经脉（发育学中线）循行部位的异常发育。

值得注意的是，中医将“精”的概念进一步划分为先天之精与后天之精。来源于亲代的先天之精的融合导致妊娠。每个个体的先天之精均具有独特性，并决定了他（她）的独特生长模式。在出生时，先天之精的质与量即被固定。同原始之气一起，决定了个体的基本体格与体质。后天之精则源于经消化的食物。后天之精不断地充实先天之精。二者共同构成了身体的“精”。因此，“精”是赋予机体从生到死不断发育生长动力的物质。“精”的不和谐可能与成熟失当、性功能失常、不育（孕）以及早衰有关。西医所谓的先天性缺陷通常被中医认为属于“精”的失常（Kaptchuk，1983）。

根据以上的论述，似乎可以推断先天之精指继承自亲代的遗传物质，而后天之精则是指在环境因素影响下的遗传物质的活动，二者之间存在不可分割的联系。对于任何疾病来说，“先天性”与“后天性”之间并不存在一个清楚的界线。除遗传缺陷外，其他因素如母体疾病、分娩损伤以及后天环境等亦可能为致病的原因。以 DiGeorge 综合征、腭-心-面综合征为例，尽管大多数患者在出生时均表现为发育全面滞后，但仅 10%的成年患者身高低于预期值（Weinzimer et al.，1998）。此外，除 22q11.2 缺失外，许多其他染色体或基因缺陷亦可能导致该综合征（Lammer and Opitz，1986）。

7.2.2 “精”与基因组决定论

围绕 22q11.2 缺失及其表型的研究存在以下难点：①一个小小的缺失（涉及数十至一百多个基因）何以导致如此广泛的临床表现（近 200 种症状）？②缺失的范围与表型无关。③能否将大部分问题归咎于一个基因？已经明确的是，22q11.2 缺失的范围并不完全一致，有些缺失并不重叠，部分患者亦无明显的缺失。携带相同缺失的个体（包括部分同卵双胞胎）之间普遍存在不同程度的表型差异，而彼此不重叠的 22q11.2 缺失又可能导致相似的表型。诸如此类的不确定性，为研究基因型与表型之间的对应关系提出了严峻的挑战。

许多研究者将 *TBX 1* 视为 DiGeorge 综合征、腭-心-面综合征的致病基因。然而，事实证明许多患者并无 *TBX 1* 基因的缺失或变异。因此，似乎很难将所有的问题都归咎于 *TBX 1* 。还有一些研究者提议，患者之间的表型差异可能缘于 22q11.2 区多个基因的随机丢失，因此可将其视为一个邻接基因综合征，即多个基因与之相关，而每个基因独立地导致了某种症状。在发现于 DGCRⅠ区的基因中，*GpIbβ* 与 *PRODH* 分别与Bernard－Soulier 综合征及Ⅰ型高脯氨酸血症有关。这些似乎支持上述假说。然而，22q11.2 缺失的范围与表型之间并无明显对应关系的事实又似乎并不支持这一理论。研究者提出的其他解释还包括位置效应（其他遗传变异可能对 22q11.2 缺失区内一个或多个关键基因的功能产生远距离的影响）、缺失区同源序列的变异（由缺失暴露的隐性变异）、新发变异、其他修饰基因、遗传印记、随机事件、环境因素的影响等（Lindsay and Baldini，1998）。

基因，还是基因组？上述难题已迫使研究者转而从整体的角度来思考问题。事实证明，DGCRⅠ区内的基因非常密集，并且在结构和功能上存在密切联系。例如，*DGCR 3* 与 *DGCR 4* 分别位于两条互补的 DNA 链上，一些较长的基因如 *DGCR 5* 与 *HIRA* 等则包含较短的基因，某些基因，如 *UFD 1 L* 与 *CDC 45 L*，以及 *NLVCF* 与 *HIRA* 等，拥有共同的调控元件，*DGCR 6* 则对邻近基因的表达具有抑制作用。值得注意的是，在 22q11.2 区，研究者还发现了 *LZTR －1* 、*GSCL*、*PCQAP*、*HIRA*、*DGCR 7* 、*ZNF 74* 、*TSK －1* 等多种转录调控因子。此外，22q11.2 缺失区的许多基因具有相似的表达模式（以心脏及骨骼肌为甚），亦提示其在功能上存在某种联系。Meechan 等（2011）通过实验发现，22q11.2 缺失关键区内相当数量的基因共同参与调控胚胎的早期形态发生以及随后的细胞分化，所涉及的部位包括肢体、心脏、面部以及前脑等。因此，22q11.2 区本身可能作为单一的功能结构来运行，其中任何基因或共有的调节元件遭到破坏都足以导致观察到的表型。

上述发现均提示 DGCRⅠ区的基因在结构和功能上具有复杂的联系。此外，特定的基因组背景和环境因素也可能对小鼠心血管缺陷的发生产生影响。

Baldini（2002）总结道，迄今为止，对于致病基因的寻找并未获得成功，寻找单一缺失重叠区所遭遇的挫折驱使研究者提出了复杂乃至奇异的模型。但无论什么原因使非重叠的缺失可能导致相似的异常，有一点是清楚的，那就是 22q11.2 区包含一个或多个对胚胎发育具有重要影响的剂量敏感性基因。基于上述发现，似乎有必要将 22q11.2 缺失区内的基因视作一个功能整体。此外，亦无法排除基因组内其他位点以及环境因素对其的影响。这一推理，即基因组决定论，与中医有关“精”的理论是暗合的。在家族性 22q11.2 缺失中，许多亲代仅具有轻微的异常。这一方面反映了自然选择的作用，另一方面也提示在特定的遗传背景以及环境因素的影响下，22q11.2 缺失可能并不导致严重的表型。

对于特定的症状来说，遗传异质性也是普遍的难题。以精神分裂症为例，同卵双胞胎以及患者亲属所表现的显著同病率均提示遗传因素在其发病中扮演重要角色。多达 30％的 22q11.2 缺失携带者具有某种精神障碍，其发生精神分裂症的风险比普通人群高 20～25 倍，该缺失在精神分裂症患者中的检出率则达到 2％。这些均提示 22q11.2 区可能包含精神分裂症的易感基因。然而，针对大量病例所进行的连锁分析又提示其他的染色体区域，如 6p22－24、1q21－22、13q32－34、8p21－22、6q21－25、5q21－33、12q23－24.1、10p11－15、10q25.3－26.3、17p11.2－25、11q42 等，亦可能包含易感基因（Williams et al.，2003）。除 DGCRⅠ区的 *COMT* 和 *PRODH* 外，22q11.2 区附近疑似与精神分裂症相关的基因还包括 *A 2 a*、*D 22 S 429* 、*D 22 S 310* 、

D22S683、*DGCR6*、*DGCR14*、*Synapsin* Ⅲ、*apoL1* 等。此外，8p21 区的 *NRG1*、6p22.3 区的 *DTNBP1*、12q24.11 区的 *DAAO* 以及 13q34 区的 *DAOA* 等基因的变异也可能增加精神分裂症的发病风险。值得注意的是，研究者还在精神分裂症患者中发现了大量貌似随机的染色体异常以及 DNA 拷贝数变异（Jurewicz et al.，2001）。

大量似是而非的发现使一些研究者认为，具有显著效应的基因似乎很少或根本就不存在。该病的易感性几乎肯定缘于多个具有中度影响的基因的综合效应，而大多数研究却并不具备足够的条件来揭示这种效应。“总之，上述研究所取得的结果令人失望”（Jurewicz et al.，2001）。事实上，唯一能够确定的是，各种因素对神经系统胚胎发育所造成的破坏，将非特异性地增加精神分裂症的发病风险。

从基因组决定论的角度来观察上述现象，能够较好地解释多种变异可能导致相似的表型（包容单基因与多基因论）、患者之间的表型差异、基因组其他位点的作用（遗传异质性）以及环境因素的影响等，从而解决存在遗传因素但又难以对其进行界定的难题。

7.3 中医理论与人类表型组

7.3.1 经络与发育场

综合《黄帝内经》的原文描述和先天综合征的发生特点来看，经络绝非走行于人体表面的几条细线，而是由主干（经脉）和无数分支（包括“络”“系络”“缠络”“孙络”等）所构成的一种立体结构。经络穿行于人体内外，将特定的脏腑与头颈部、躯干以及四肢的特定部位连接起来。

如前所述，《黄帝内经》原文所描述的十二正经以及任督二脉，其路径均穿越特定的脏腑。将联系特定脏腑的经脉路径与涉及该脏腑的先天综合征的发病特征进行对比，可以发现二者之间存在系统的对应关系。这种对应关系似乎是普遍（对所有内脏均适用）而全面的（Li-Ling，2003；Li-Ling and Wu，2007）。由此可以推测，经络即代表了 John Opitz 所说的发育场。作为胚胎发育早期细胞生长和迁移的结果，这些连续分布的发育场具有类似的基因表达。因此，在基因表达或胚胎发育受到干扰时，这些发育场将同时发生缺陷，形成综合征。

尽管现代解剖学将人的四肢划分为骨骼、肌肉、血管、神经、皮肤等组织，但从胚胎发育的角度看，四肢均起源于原始的肢芽，此时上述各种组织尚未发生分化。在先天综合征中，常见的肢体发育异常包括桡骨线畸形、尺骨线畸形、短肢、指（趾）畸形、马蹄内翻足等。值得注意的是，在五脏中，心、肺分别通过所属经脉与上肢的尺骨线和桡骨线相连，而肾、肝、脾则通过所属经脉与下肢相连。这种联系似乎体现在特定的先天综合征（如心-手综合征、VACTERL 联合征等）中，与特定基因在早期胚胎发育阶段的表达范围有关，同时可能反映驱动肢体演化的基因调控网络。

除经脉外，中医还将五脏与特定的身体组织和孔窍关联起来，如肝—目—筋、心—脉—舌、脾—肌肉—口、肺—皮毛—鼻、肾—骨—耳（以及二阴）等。这些关联也可能为解释综合征的发生模式提供帮助，甚至与胚胎发育早期基因的表达模式相符。

7.3.2 藏象与解剖学及生理学

《黄帝内经·素问·阴阳应象大论篇第五》记载：

"东方生风，风生木，木生酸，酸生肝，肝生筋，筋生心，肝主目。其在天为玄，在人为道，在地为化。化生五味，道生智，玄生神，神在天为风，在地为木，在体为筋，在藏为肝，在色为苍，在音为角，在声为呼，在变动为握，在窍为目，在味为酸，在志为怒。怒伤肝，悲胜怒；风伤筋，燥胜风；酸伤筋，辛胜酸。

"南方生热，热生火，火生苦，苦生心，心生血，血生脾，心主舌。其在天为热，在地为火，在体为脉，在藏为心，在色为赤，在音为徵，在声为笑，在变动为忧，在窍为舌，在味为苦，在志为喜。喜伤心，恐胜喜；热伤气，寒胜热，苦伤气，咸胜苦。

"中央生湿，湿生土，土生甘，甘生脾，脾生肉，肉生肺，脾主口。其在天为湿，在地为土，在体为肉，在藏为脾，在色为黄，在音为宫，在声为歌，在变动为哕，在窍为口，在味为甘，在志为思。思伤脾，怒胜思；湿伤肉，风胜湿；甘伤肉，酸胜甘。

"西方生燥，燥生金，金生辛，辛生肺，肺生皮毛，皮毛生肾，肺主鼻。其在天为燥，在地为金，在体为皮毛，在藏为肺，在色为白，在音为商，在声为哭，在变动为咳，在窍为鼻，在味为辛，在志为忧。忧伤肺，喜胜忧；热伤皮毛，寒胜热；辛伤皮毛，苦胜辛。

"北方生寒，寒生水，水生咸，咸生肾，肾生骨髓，髓生肝，肾主耳。其在天为寒，在地为水，在体为骨，在藏为肾，在色为黑，在音为羽，在声为呻，在变动为栗，在窍为耳，在味为咸，在志为恐。恐伤肾，思胜恐；寒伤血，燥胜寒；咸伤血，甘胜咸。"

中医将人体的内脏归纳为一种独特的等级体系。重要的内脏被划分为六对，每对由一个脏和一个腑组成（实际上，心包并未被视作阴脏，因此称"五脏六腑"）。所有的脏均属于实质器官，而腑则多为空腔器官。Kaptchuk 认为，阳腑的主要功能是接纳并消化食物，吸收其中有用的部分，传输并排泄废物。阳腑由于主要与"不纯"物质如未经转化的食物、尿以及粪便等接触，因此被认为较阴脏外在。而阴脏则涉及"纯净"或基本的物质，如气、血、精、神等。除五脏六腑外，中医还定义了六个奇恒之腑，即脑、髓、骨、女子胞（子宫）、脉以及胆等。"这些奇恒之腑无论在理论还是实践上均不重要，它们所具有的任何独特的功能均已被包含或附属于五脏的概念之中。"（Kaptchuk，1983）

在现代解剖学中，内脏之间的联系主要由各种韧带构成，这些韧带中通常包含血管、淋巴、神经及特殊的腺体导管等。在中医理论中，经脉则是内脏之间的唯一联系。古人对这类联系的描述尽管十分简略，但却非常有趣。其特点如下：①在相对应的脏和腑之间总是存在双向的经脉联系；②每个脏腑均通过经脉与至少两个其他脏腑相连。

7.3.3 人类表型组

从以上的分析来看，人体内脏的功能、内脏之间的联系以及内脏与身体其他部位及功能之间的联系均已被概括于经络及藏象理论中，这为观察先天综合征提供了独特的视角。可以明确的是，经典的解剖学并不能反映胚胎发育的机制，而任何一种基因缺陷的表型通常会有所变异。从弄清楚表型的角度来看，引入一个“人类表型组”（Human Phenome）（图 7.6）的概念似乎很有必要。阐明这一概念将会显著增进我们对疾病的理解，并有助于正在进行的基因组研究。

在以经络系统反映人体各部分在发育过程中的联系、藏象理论归纳人体各内脏的功能以及五行学说总结人的肉体与精神等之间的关联的基础上，中医理论似乎从结构、功能和精神方面完整且有机地总结了人体的构成。结合中医和现代医学的知识，可以推理出一个反映人类表型的内在规律的人类表型组模型。如图 7.6 所示，对任何一个先天综合征来说，相关的症状可以被划分为：①由“精”的损伤所导致的非特异性发育缺陷；②泌尿生殖系统缺陷；③沿与肾连接的经脉（发育学中线）分布的畸形；④沿其他经脉分布的畸形；⑤代表中医所定义的肾的功能，特别是与“髓”（血液、免疫、内分泌、中枢神经及骨骼系统）相关的异常；⑥对应五行学说的精神异常。

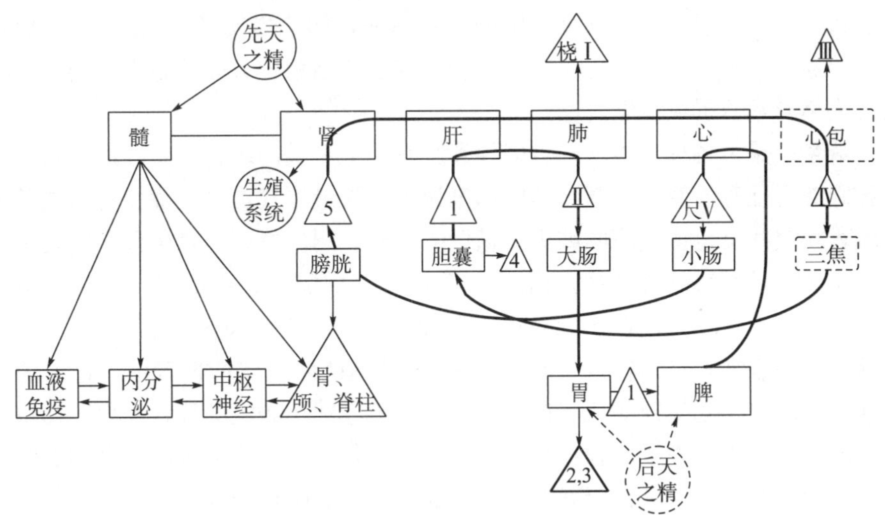

图 7.6 基于中医理论的人类表型组

注：图中三角形表示（肌肉）骨骼系统，其中的罗马数字表示手指，阿拉伯数字表示脚趾，“桡”“尺”分别表示桡骨及尺骨发育线。右半图中的粗线表示经脉的路径。各种基因缺陷都可以被看作“精”的损伤。“精”的损伤则可能导致：①泌尿生殖系统的异常发育；②沿与肾脏相连的四条经脉（发育学中线）的异常发育；③沿其他经脉的异常发育。“精”的损伤亦可能导致“髓”的异常，造成血液、免疫、内分泌、中枢神经以及骨骼发育的异常。图片源自 Li-Ling，2003。

与现有理论相比，基于中医理论的人类表型组可以为综合征的发生提供更清晰的解释。譬如，13 号染色体三体的症状包括全前脑畸形、窄眼距、唇腭裂、小指/趾重复、室间隔缺损、房间隔缺损、右位心等。因此，多余的13号染色体可能导致沿身体中线以及与心脏相连的经脉的严重发育异常。对表现为柳肩（锁骨发育不良）、拇指三指节以及先天性小细胞型贫血的Aase综合征来说，其发病机制似乎符合于精—髓（贫血）、精—肾经—肺经（桡骨发育线畸形）的主题。与之类似，22q11.2缺失的许多表现，如法洛四联征—拇指畸形，以及永存动脉干、左心室发生不良、室间隔缺损、马蹄内翻足、扁平趾、腭裂、蝶形椎骨等，均与特定经脉的循行路径一致，并似乎反映了关键基因的表达或者肢体形成的模式。

除沿经络分布的异常外，先天综合征的其他绝大部分症状均可以用藏象理论来解释。从发育学角度看，人体的发育很可能正是以肾的原生质为起点展开的一系列分化和生长。作为"精"的损伤，各种遗传缺陷将主要导致沿与肾相连的四条经脉的发育缺陷，以及各种与中医所定义的肾功能相关的异常。因此，中医的脏腑概念对于具体的解剖结构确有所指，所强调的则是这些结构在功能方面的综合性，其实质是一种功能解剖学。

人类表型组亦可能帮助临床预测。以22q11.2缺失为例，肺脏的牵涉似乎很容易由肺部血管、气管、喉及桡骨发育线的畸形来推断。有关呼吸系统异常的报道尽管相对少见，但事实上频发的呼吸窘迫与肺部感染是许多携带者一岁之前频繁入院的首要原因。约85%的22q11.2缺失携带者具有心智及语言发育迟缓、智力障碍、行为及精神异常等。在五行学说中，每个脏同某种特定的情感相关，如"恐伤肾"。这可能为探索各种精神疾病的遗传学基础，如22q11.2缺失相关的妄想型精神分裂症以及Angelman综合征相关的人格异常等提供线索。

变得清楚的是，各种遗传缺陷可能导致具有相似模式的综合征。因此，对于唐氏综合征及猫眼综合征等涉及众多基因的疾病来说，能否最终找出每个症状背后的基因令人怀疑。倘若将这些染色体缺陷归纳为"精"的损伤，"肾藏精""肾生髓"的理论则明显适用于见于21号染色体三体中的白血病之类的症状。需要指出的是，这种归纳既未否定寻找重要疾病如21号三体相关的早老性痴呆的易感基因（如果有的话）的必要性，亦未抹除这些综合征各自的特点。比如，在21号染色体三体携带者中，合并的心脏房室通道缺陷与十二指肠闭锁或狭窄很可能代表沿心经和小肠经的异常发育，而桡骨及尺骨发育线畸形则分别代表了沿肺经和心经的异常发育。此外，许多不同名称的综合征实际上是缘于同一基因的变异，而许多综合征的名称，如颅骨骨性连接-桡骨发育线缺陷(Craniosynostosis-Radial Aplasia Syndrome）及短肋-多指（趾）综合征（Short Rib-Polydactyly Syndrome）等，仅片面概括了所涉及的症状。

人类表型组在许多方面与人类基因组具有相似性。人类基因组由全套的人类染色体以及线粒体DNA组成，而基于中医理论的人类表型组亦完整地涵盖了人体的结构、功能以及精神等方面。正如人类基因组序列中尚有大量的信息，如junk DNA等尚属未知，人类表型组亦有许多内容有待于发现。在人类基因组测序完成后，研究者已转而从功能角度来对基因组进行探索。因此，人类表型组的确立将为研究基因组的功能提供模型。更为重要的是，对于经络路径与藏象理论的探索将很可能为揭示疾病的发生机制以及开发新的治疗方法提供线索。

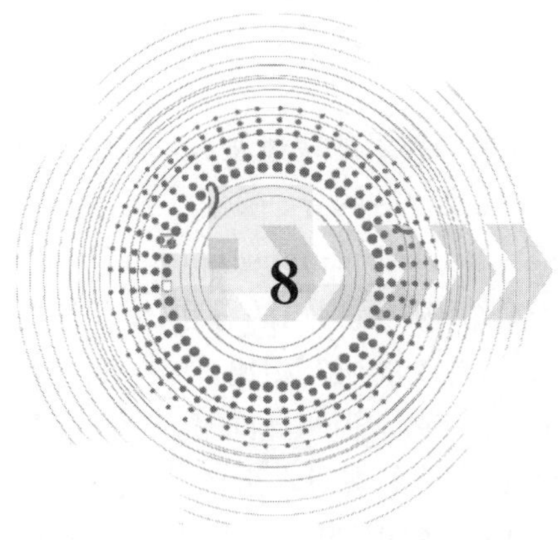

证明的思路

分子实验已成为现代生物学和医学的重要研究手段。然而，面对 22q11.2 缺失综合征这类复杂的遗传学问题，分子研究正在遭遇巨大的困难。“寻找唯一答案”似乎已是无法实现的目标，为此，我们亟需调整角度，采取新的研究思路。

传统的生物学实验往往聚焦在少数几个分子上，而这并不能全面反映实际的情况。近年来，新的组学研究方法被用来系统分析样本中的分子变化，之后再借助计算机进行分析，但分子网络的复杂性仍然对结果的可重复性、明确性和意义的解读提出了巨大的挑战。

鉴于经络和藏象理论与先天综合征的对应关系，似乎可以借助中医理论来对胚胎发育及遗传学的发现进行梳理、归纳和整合，这将有助于阐明人体发育的分子调控机制，同时明确中医人体概念的物质基础。

综合运用计算机分析和分子实验，我们进行了以下探索：

(1) 预测人类 DNA 序列所包含的特殊序列，进而在精子标本中检测到相关的变异，并总结其发生的规律。

(2) 通过实验揭示经络与藏象理论所总结的人体特定结构之间的关系的分子机制。

(3) 对先天综合征的表型进行统计学分析，其结果将为验证中医理论和预测分子网络的结构提供重要的线索。

8.1 湿实验与干实验

围绕 22q11.2 缺失及其相关疾病所开展的大量探索，是过去 30 多年里分子生物学研究急剧膨胀的一个缩影。这类研究将人类对疾病的认识从症状描述推进到了分子水平，不仅极大地深化了对发病机制的认识，还可能使传统的对症治疗进展到病因治疗、早期预测和干预，以及个体化治疗。

对人类遗传病的认识，起源于 19 世纪末临床医生对 21 三体综合征和若干与近亲婚配有关的遗传代谢病的描述。进入 20 世纪后，医学遗传学先后见证了对人类性别决定机制的发现、对核酸作为遗传物质的认识、DNA 双螺旋结构的解析、染色体病的发现、对基因的认识等。20 世纪 70 年代之后，DNA 测序、DNA 重组与克隆、PCR 等技术的发明引发了大量的分子遗传学研究。近年来，飞行质谱、微阵列芯片、二代测序、三代测序等技术的诞生，为研究者提供了更强大的工具。

随着高通量测序、微阵列芯片、质谱分析、分子成像等技术的快速发展，许多研究者转而从组学（Omics）的角度来观察隐藏在各种生命现象背后的分子变化。组学具体包括基因组（Genome，特定组织中 DNA 序列的总和）、转录组（Transcriptome，特定组织中 RNA 序列的总和）、蛋白质组（Proteome，特定组织中蛋白质的总和）、代谢组（Metabolome，特定组织中生化代谢产物的总和）等。与传统的研究相比，组学测量能够更全面地反映特定生命现象的分子特征（Molecular Profile）。但与此同时，对于海量的组学数据的解读又向研究者提出了巨大的挑战。对遗传学家来说，由 A、T、C、G 四种碱基排列而成的基因组数据就好像是一本天书，如何从中识别出基因、表达调控序列、重复序列、回文结构等已成为巨大的挑战。

继人类基因组计划之后，针对许多其他物种的 DNA 测序也取得了迅速的进展。以我国的华大基因为例，该测序中心每天都在产生海量的序列数据。存储于各种数据库中的基因、蛋白质、转录物、代谢物等生物学数据种类繁多且数量巨大。为解读这类数据，各种生物信息学软件应运而生，而这也引发了对各种算法的研究。分子生物学的突飞猛进，恰好又赶上了以计算机和互联网为标志的信息技术的飞速发展时期。数据库、网络以及高性能计算等技术，使海量生物学数据的存储、共享和挖掘成为可能。欧美许多大学在其学科分类中将遗传学（Genetics）、基因组学（Genomics）以及生物信息学（Bioinformatics）划为一类。随着计算机应用的不断深化，早期的生物测量学（Biometry）、生物统计学（Biostatistics）已逐渐演化为计算生物学（Computational Biology）。而对于信息分析结果的验证，又催生了系统生物学（System Biology）。

近年来，信息分析在生物医学研究中得到了广泛的应用，尤其是在核酸及蛋白序列比对、基因芯片数据分析、质谱结果分析以及蛋白质结构预测等方面。与简单统计相比，针对各种生物数据的特点所提出的算法表现出了强大得多的识别能力。这种以计算机为工具的生物学研究被形象地称为干实验，以区别于以瓶瓶罐罐以及各种化学试剂为研究工具的传统研究（湿实验）。

结合中医理论对先天综合征进行观察，显然突破了既往对疾病症状孤立而简单化的思维。针对 22q11.2 缺失的发生机制和表型，似乎可以提出以下问题：

（1）遗传变异的发生有何规律？

（2）如何解读先天综合征的表型所包含的信息？

（3）什么是综合征、畸形发生的机制、发育遗传学机制？

（4）围绕 *TBX 1* 的进一步研究——可否将所有问题都归咎于 *TBX 1* ？

（5）修饰因素的寻找（信号转导通路与上下游基因）。

（6）越来越多的考虑——基因组测序结果的解读（序列变异与拷贝数变异）、“基因”概念的复杂性（小 RNA、表观修饰）。

（7）如何将研究的内容从单一基因扩展到多个基因，乃至基因网络？

（8）神经精神症状的解剖学及生理学基础（寻找原因）。

(9) 莫衷一是的组学研究是什么——分子通路与基因网络。

(10) 朝哪里挖掘、挖什么——生物信息学研究。

8.2 理论突破——进化与发育

8.2.1 海克尔的胚胎发育重演律

1859年，达尔文的《物种起源》正式出版，震动了整个西方学术界。进化论已成为当代生物学的核心思想之一。生物学家认为，进化论有三大经典证据，即比较解剖学、古生物学和胚胎发育重演律。

德国生物学家恩斯特·海克尔（Ernst Haeckel，1834—1919）（图8.1）是达尔文的拥趸。在其1866年出版的 *Generelle Morphologie der Organismen*（《有机体普通形态学》）一书中，海克尔概括了他在19世纪50年代到60年代的理论研究成果，并借此提出了胚胎发育重演律，认为动物胚胎在发育过程中所经历的阶段就是该物种过去进化路线的重演。海克尔用图片的形式展示了不同的物种在胚胎发育的最早阶段几乎完全相同，从而证明所有的物种都拥有共同的祖先（图8.2）。因此，研究胚胎发育的阶段，实际上就是研究地球上生命的历史和多样化，这就意味着研究者可以通过比较那些不同分类单元生物的胚胎发育阶段来研究其间的进化关系。

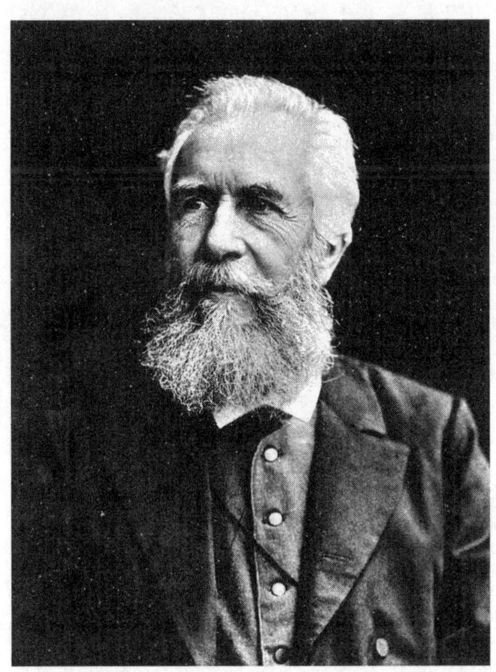

图8.1 恩斯特·海克尔（Ernst Haeckel，1834—1919）

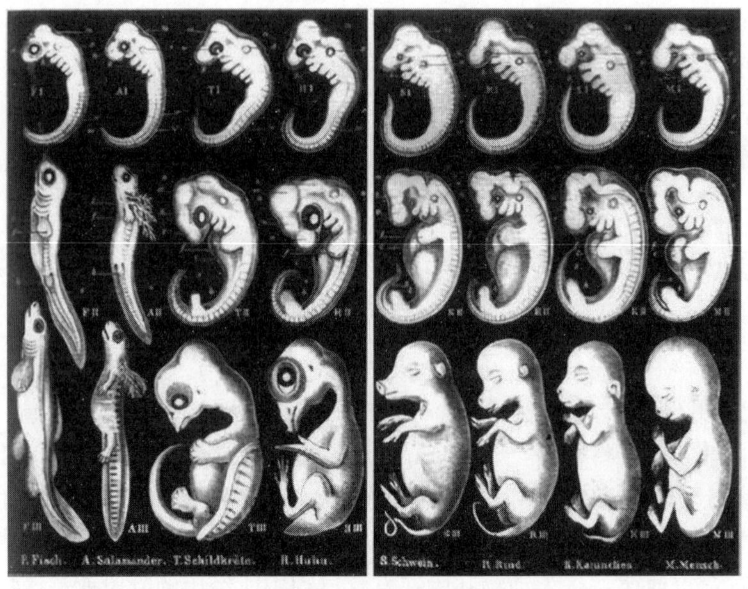

图 8.2　海克尔所展示的胚胎发育图

注：从这张图上可以看出多种脊椎动物在胚胎时期都非常相似。

海克尔提出了三个假设：第一个假设是高级动物的胚胎发育代表了低级动物的进化；第二个假设是在胚胎发育末期，不同物种长相相似的胚胎会通过增添或减少一些特征来改变模样；第三个假设是高等生物的早期胚胎发育比低等动物快。

胚胎发育重演律认为，人类胚胎的发育过程实际上就是人类从水生动物进化为陆生哺乳类动物的一次重演。如果用肉眼来观察胚胎的发育，会看到受精卵逐渐生长为类似蝌蚪或小鱼的形状，之后再长出四肢，最后尾巴渐渐退化。

按照上述理论，我们只需要研究胚胎的发育路线，就能够了解物种的进化历程。然而事实并非如此。此外，研究者后来发现，海克尔选择了长相本就相似的物种胚胎来进行实验。他对这些胚胎的模样做了手脚，将其本来并不相似的模样人为改造成相似的。这导致他所提出的胚胎发育重演律遭到质疑，被认为是一场惊天骗局、科学界的耻辱。

海克尔的理论并不完美。但是从遗传与发育的角度看，人类的进化的确经历了从水生到陆生，其身体结构也在不断地向适应环境的方向演化，而推动这一进程的内在因素，必然是基因的变异与遗传。

8.2.2　“我是一只鱼”

在研究生物进化的过程中，化石是重要的证据。在越古老的地层中，挖掘出的化石所代表的生物结构就越简单，分类地位越低等，水生生物的化石也越多。在距今越近的地层中，挖掘出的化石所代表的生物结构越复杂，分类地位越高等，陆生生物的化石也越多。因此，化石在地层中出现的规律表明，地球上的生物进化的总趋势：结构上由简单到复杂、进化水平从低等到高等、生活环境从水生到陆生。

大约在古生代泥盆纪末期（距今约 3 亿年前），某些具有肺的古代总鳍鱼类尝试登陆并获得成功（图 8.3）。这在脊椎动物的演化史上是一件划时代的事情。生命起源于水中，动物躯体结构的绝大部分是水，所有的细胞活动也都是在水环境中进行。具有这种结构和功能的水生动物一旦登陆，将立即面临严峻的环境条件，存在着一系列亟待解决的问题。

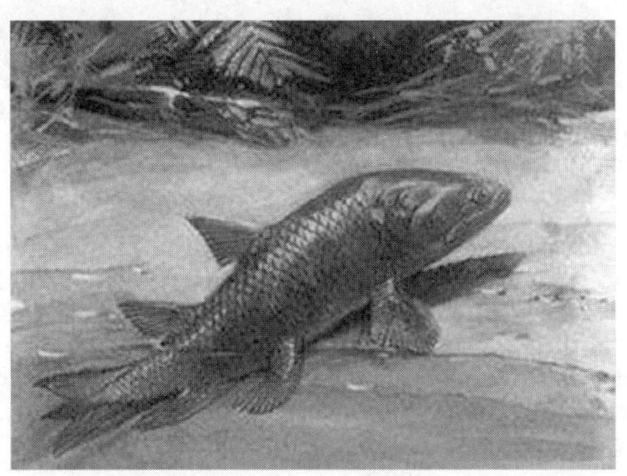

图 8.3 古生代泥盆纪末期总鳍鱼类尝试登陆并获得成功

在此之前，昆虫、植物已经成功登陆。水陆环境的主要差异包括：①空气中的氧含量比水中高。陆生动物获得氧气要容易得多，但摄取氧气的器官必须进行彻底变革。②空气的密度远低于水。因此，陆生动物必须支撑自身的重量。③空气的温差远大于水。水中的温度较为稳定、变化幅度较小，而陆地上的温度变化则要剧烈得多。④陆地的环境更具多样性。

水陆环境的巨大差异，使上陆动物面临许多难题和巨大的挑战。要成功登陆，它们必须解决以下问题：①如何在陆地上支撑体重并进行活动？（胸腹鳍向四肢演化）②如何呼吸空气中的氧气？（鳃和鳔向肺演化）③如何防止体内水分的蒸发？（鳞片向羽毛演化）④如何在陆地上繁殖后代？（卵生向卵胎生、胎生演化）⑤如何适应陆地的温度变化，维持体内生理、生化活动所必需的温度条件？（二腔心向三腔心、四腔心演化）⑥如何适应陆地多样的环境？[颈部的演化、鼻腔与口腔的分隔（后鼻孔的出现）、泄殖腔的分隔、大脑（包括感觉器官）的不断演化等]

在从鱼到两栖纲和哺乳纲的进化历程中，上述问题不断得到解决，基本上解决了在陆地活动、呼吸空气、适应陆地环境等方面的问题（图 8.4、图 8.5）。

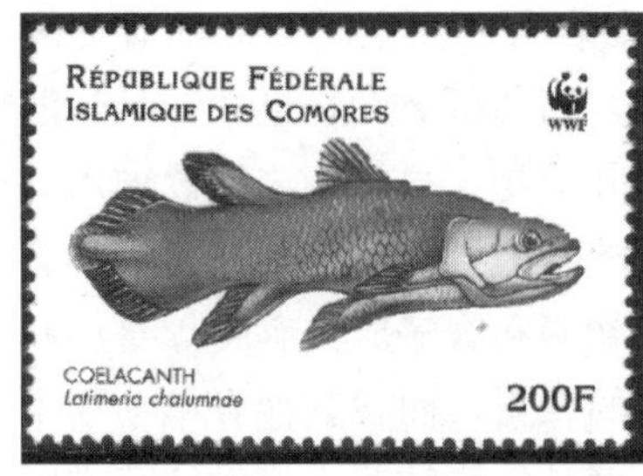

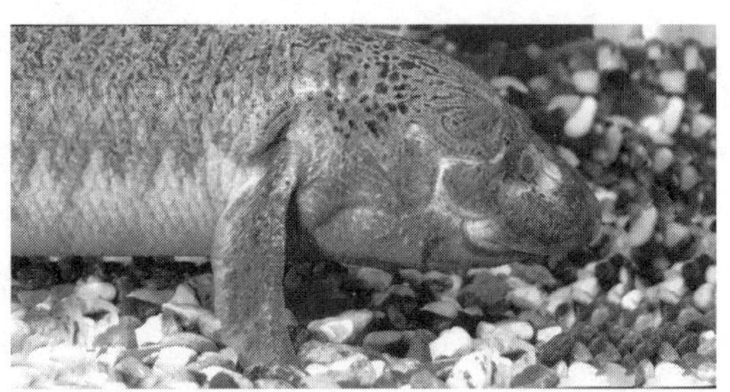

图 8.4 四肢的进化

注：左图为 1998 年科摩罗邮票上的总鳍鱼，右图为澳洲肺鱼。

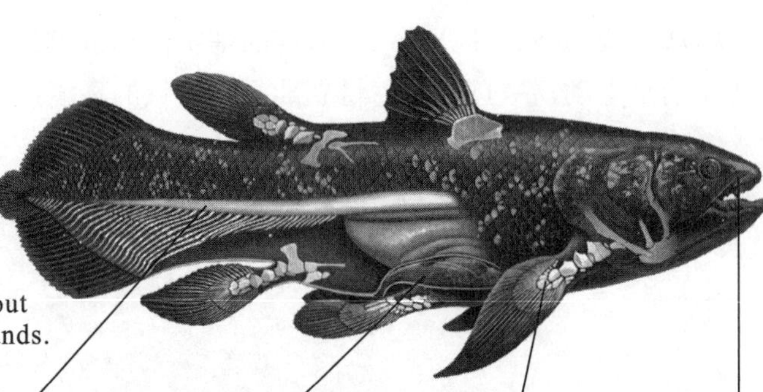
Ancient Anatomy
Named by a 19th-century naturalist, from the Greek for"hollow spine"—a nod to the hollow spines that are part of its fin structure. The prehistoric looking coelacanth can grow to about six feet and nearly 200 pounds.
Notochord
This tough, elastic tube, which is partially hollow and filled with fluid, acts as a spine for the coelacanth.
Live litter of pups
Coelacanths give birth to a litter of up to 26 live and fully developed "pups." Gestation is likely a year or more.
Lobed fins
Also found in lungfishes, the fleshy fins can swivel to allow coelacanths to maneuver precisely.
Rostral organ
The sensory organ perceives electrical impulses in water, probably to help locate prey in dark depths.

图 8.5　腔棘鱼的解剖学特点

注：腔棘鱼的脊柱中空且充满液体，一直向后延伸至尾尖。这种鱼为卵胎生，并且具有灵活的肢状肉鳍。图片源自 http://www.dinofish.com/。

腔棘鱼被认为是爬行类、鸟类以及包括人类在内的哺乳动物的共同祖先。这是一种与普通的多骨鱼和鲨鱼完全不同的鱼，它属于一个单独的类群——总鳍鱼亚纲，又被称为肢状鳍鱼。换而言之，这是一类长着“腿”的鱼，又因其脊柱中空、一直延伸至尾尖而被称为“空棘鱼”。腔棘鱼的外观与大多数现代鱼类相似，但鳍的结构非常特殊。每个鳍都具有发达的肉质柄，其内具有中轴骨骼，鳍梢的小骨骼依附于中轴骨与身体相连接。这些小骨骼的排列方式和形状与原始的四足动物——鱼石螈的四肢骨十分相似。腔棘鱼的鳃盖退化，鳞片又大又厚，表面有很多皱纹，覆盖了一层珐琅质。

总鳍鱼类被认为是所有四足动物的祖先，不仅能够呼吸空气，还能将鳍当作脚来走路。这是鱼类向两栖类进化的重要证据。在泥盆纪末期，腔棘鱼的祖先凭借强壮的鳍爬上陆地。经过一段时间的挣扎，其中一支越来越适应陆地生活，最终进化为真正的四足动物。

在鱼类和其他无足动物向陆上动物进化的时期，以腔棘鱼为代表的总鳍鱼类有着非常发达的腿（其实是鳍），甚至能够像两栖动物那样在岩石和树上爬行。随着地理、气候等变化，在 3.3 亿年前，它们中的一部分爬上陆地，向两栖类动物进化，最初演变为类似青蛙和蜥蜴的动物，之后又进化为鸟类和四足哺乳动物。科学家之所以做出这样的判断，是因为：①总鳍鱼类具有与原始的四足类相似的附肢骨骼；②其口盖上具有作为肺呼吸道所必需的内鼻孔，根据化石推想，总鳍鱼的胸鳍和腹鳍应具有支撑身体和调节运动的功能；③腔棘鱼体内终生保留了一条充满液体的脊索，而在其他脊椎动物中，脊索会骨化为脊椎的一部分。科学家通过观察发现，腔棘鱼的胸鳍几乎能做所有方向的转动和支撑的姿势。这证实了由鳍演变到四肢的推论，也支持了总鳍鱼类是四足动物的祖先的观点。此外，与大多数鱼类不同，腔棘鱼是卵胎生的，这意味着其后代将在雌鱼体内的卵中发育，并且在出生时就是幼鱼。

8.2.3 前肾、中肾与后肾

在西医看来，肾脏只是一个泌尿器官，兼具一些内分泌功能。中医则认为，肾为先天之本，肾藏精、生髓、主骨、主生殖，肾开窍于耳和二阴，因此具有重要的功能。

人类胚肾的发生需要经历三个阶段：从头端到尾端先后形成前肾、中肾和后肾。前肾和中肾是生物进化过程的重演，而后肾才是人的永久肾。

鱼类缺乏后肾，仅有头肾和中肾，其中头肾主要执行免疫功能，而中肾除执行排泄功能外，还存在造血组织，因此具有造血功能。鱼的前肾仅在胚胎时期有功能，等到了成体之后，前肾就退化为头肾。头肾并不具备泌尿功能，而是一种拟淋巴组织，有毁灭陈旧血细胞的功能，还能形成白细胞，因此是一种造血和免疫器官。

鱼的中肾位于头肾的后方、体腔的背壁、鱼鳔的背侧方，在鱼成体后代替前肾执行泌尿功能。鱼的泌尿系统还包括输尿管、膀胱和泄殖腔三个部分（图 8.6）。在胚胎时期，输尿管以前肾管的形式存在。在成年后，由于前肾退化，前肾管分化为中肾管和米勒氏管。中肾管具有运输尿液的功能，而米勒氏管则退化成为鱼的输卵管。

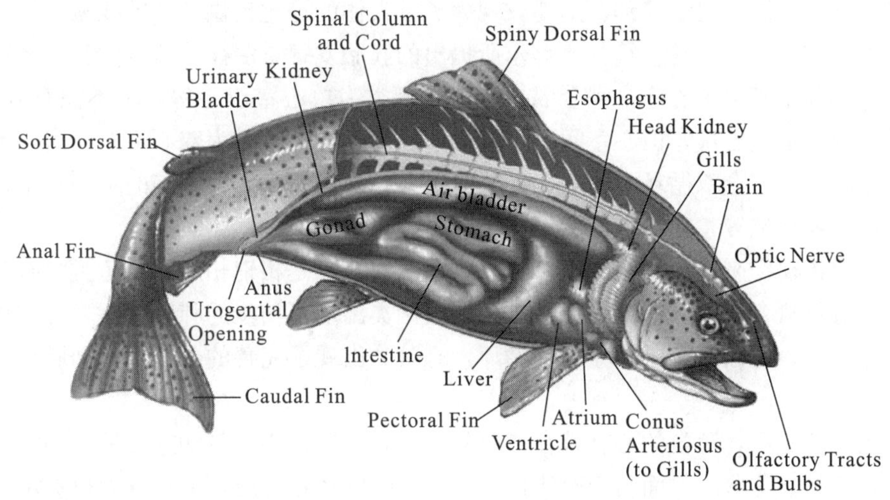

图 8.6 鱼类的解剖

注：心室（Ventricle）、心房（Atrium）与鳃（Gills）、胸鳍（Pectoral Fin）相靠近；尿生殖道开口（Urogenital Opening）、肛门（Anus）、膀胱（Urinary Bladder）、肾脏（Kidney）、性腺（Gonad）关系密切；肾脏一直向头部延伸，到达接近头部的位置，称为头肾（Head Kidney）。

大多数鱼的膀胱其实就是输尿管的一部分膨大，即输尿管膀胱；还有一部分鱼的膀胱是由对着中肾管开口的泄殖腔壁突出而成，其中肾管与膀胱之间并无直接的联系，因而被称为泄殖腔膀胱。

鱼的泄殖腔其实就是鱼的排泄孔道。大多软骨鱼的泄殖腔集排粪、排尿、排卵功能于一体，外观可见一个排泄孔。硬骨鱼的泄殖腔则通常形成两个孔道：一个负责排粪便，另一个负责排尿和排卵；或者一个负责排尿，另一个负责排粪便和排卵。尽管其外观仍是一个腔孔，但在腔孔内部已经有了分化。

后肾是脊椎动物肾脏最高级的类型。就哺乳类动物而言，其后肾是一对豆形的排泄器官，负责过滤并形成尿液，经输尿管、膀胱和尿道排出体外。后肾出现之后，中肾和中肾导管都失去了泌尿功能，而转变为生殖系统的组成部分。中肾导管完全成为输精管，遗留下来的中肾排泄小管则形成附睾等结构。

从上述内容来看，胚胎期的肾脏除泌尿功能外，还与造血、生殖具有密切联系。此外，前肾与耳朵、后肾与泄殖腔和腹鳍（后肢的原形）邻近，很可能拥有共同的基因表达，并且在发育上具有密切联系。

8.2.4　四腔心的演化

中医认为“心主脉”“心开窍于舌”。

2022年9月16日，Trinajstic等在*Science*杂志上发表论文，宣布在一种古代的有颌鱼（Gogo鱼）化石中发现了一颗3.8亿年前的立体心脏以及一套独立的胃、肠和肝脏。这些古老的化石表明，在无颌脊椎动物和有颌脊椎动物之间有一个更大的飞跃。这些鱼的心脏在嘴里和鳃下，就像现在的鲨鱼一样。其“S”形的心脏由两个腔室组成，较小的腔室（心房）位于顶部。上述发现为了解人体的进化提供了新的线索。

心脏结构的进化，基本符合海克尔所提出的胚胎发育重演律。所有的脊椎动物都有心脏：鱼类为单心室单心房，完全混合血；两栖类为单心室双心房，为不完全双循环；爬行类为双心室双心房，但心室间不完全分隔；鸟类和哺乳类为双心室双心房，为完全分隔的四腔心，完全双循环。因此，一些对于人类来说属于发育缺陷的结构异常，如心房、心室间隔缺损等，在较低等的动物中则属于正常现象。

对于脊椎动物来说，心脏的发育和呼吸系统的发育是相辅相成的。鱼类没有肺，血液路经鳃进行氧合，只有一套循环系统，到两栖类出现了初步的肺，直至鸟类和哺乳类拥有完善的肺，逐渐就有了独立的肺循环，心脏才出现了完善的分隔，将动脉血和静脉血完全分开。

如图8.6所示，鱼类的心脏就在口腔的后方，心房、心室与胸鳍靠近，心室通过动脉干与鳃相连。这些一方面与中医所描述的心经的路径相对应，另一方面也提示这些结构很可能具有共同的基因表达。

陆地生命的出现见证了对更为复杂的循环系统的需求。在鸟类、哺乳动物和鳄鱼中，心脏被完全分隔成左右两半，形成肺循环和体循环系统，这是维持体温恒定的关键。然而，目前对于羊膜动物心脏的演变知之甚少。在心脏间隔的演变过程中，爬行类的心脏一直是争论的主题：它们究竟拥有单个心室还是两个不完全分隔的心室？Koshiba－Takeuchi等（2009）研究了红耳滑龟（Red－eared Slider Turtle）、巴西红耳龟（*Trachemys Scripta Elegans*）、绿变色蜥（Green Anole）以及绿安乐蜥（*Anolis Carolinensis*）的心脏发育，重点研究了心室中的基因表达。这两类爬行动物最初都形成了一个心室，均匀表达*Tbx 5*基因（人类心－手综合征的致病基因）。相反，在鸟类和哺乳动物中，*Tbx 5*的表达仅限于左心室前体。在后期，*Tbx 5*在乌龟（而非蜥蜴）的心脏中的表达逐渐局限于左心室的前体，并形成左右梯度。这表明*Tbx 5*的表达在进化过程中被细化为形成心室的模式。为支持这一假设，他们发现小鼠心室中*Tbx 5*

的缺失将导致单个心室缺乏明显的均一性，这表明在间隔中需要 *Tbx 5* 。重要的是，*Tbx 5* 在整个发育过程心肌中的表达模式错误也将导致心室分隔缺陷。因此，心室间隔正是借助陡峭而正确定位的 *Tbx 5* 表达梯度而建立的。上述发现揭示了羊膜动物进化的一种分子机制，并提示发育调节因子表达的改变是脊椎动物进化的关键机制。*Tbx 5* 基因在乌龟和鸟类胚胎心脏中的表达见图 8.7。

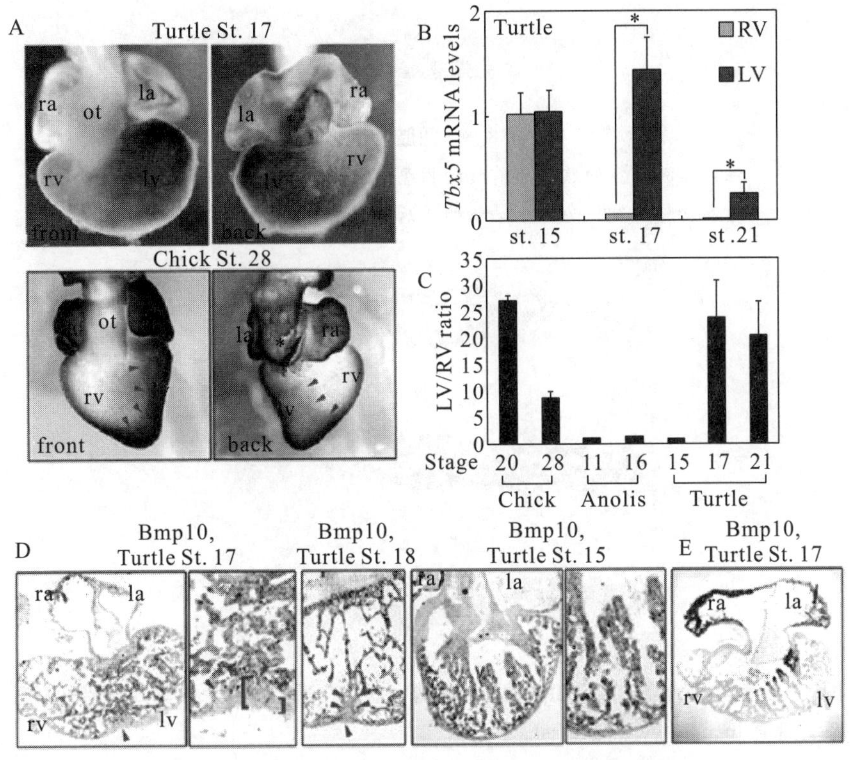

图 8.7　*Tbx 5* 基因在乌龟和鸟类胚胎心脏中的表达

注：A、B，左心室高于右心室；C、D，在鸡和乌龟的胚胎中左心室高于右心室，在蜥蜴中则不然。图片源自 Koshiba-Takeuchi et al.，2009。

8.2.5　四肢的演化

在进化的过程中，脊椎动物的四肢经历了从无到有、从简单到复杂的演变。鱼类的胸鳍与四足动物的前肢同源，腹鳍与后肢同源，尾鳍则与尾巴同源（图 8.8）。鱼鳍从简单的透明结构演化为具有皮、肉、骨、血管、神经等结构的运动器官，并被赋予各种特殊的功能，其关键的驱动仍然在于基因变异与遗传。

肺鱼有 4 亿多年的历史，是鱼类的“老祖宗”。肺鱼的存在，为了解鱼类向原始两栖类的进化提供了参考。肺鱼身上披着瓦状的鳞片，背鳍、臀鳍和尾鳍连在一起，其肉柄状偶鳍内的支持骨为“原鳍型”，由一长列中轴骨及两侧的辐状骨组成。这些小骨骼的排列方式和形状与原始四足动物——鱼石螈的四肢骨十分相似（图 8.8 至图 8.10）。肺鱼鳔的构造很像肺，能够进行气体交换，故有人将其称为“原始肺”。对绝大多数鱼类而言，鳔的作用主要在于帮助鱼上浮或下沉，增强平衡性，呼吸则通过鳃来完成。而肺鱼的特别之处就在于它不仅能通过鳃来呼吸，也能通过鳔来呼吸。

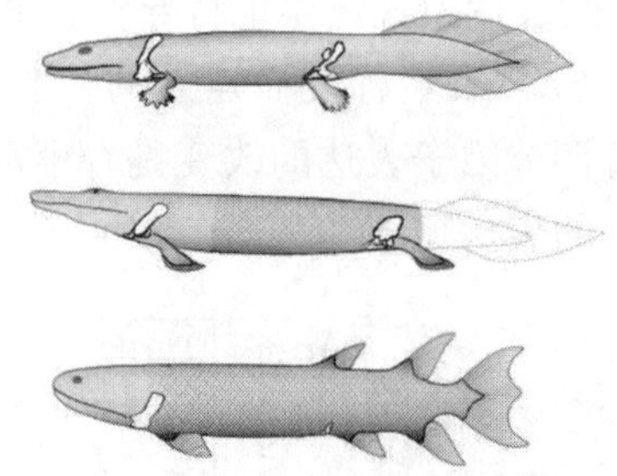

图 8.8　四肢的进化

注：非洲肺鱼的胸鳍为前肢的原型。腔棘鱼的肢状鳍，其中胸鳍和盆鳍将演化为陆生动物的前后肢。

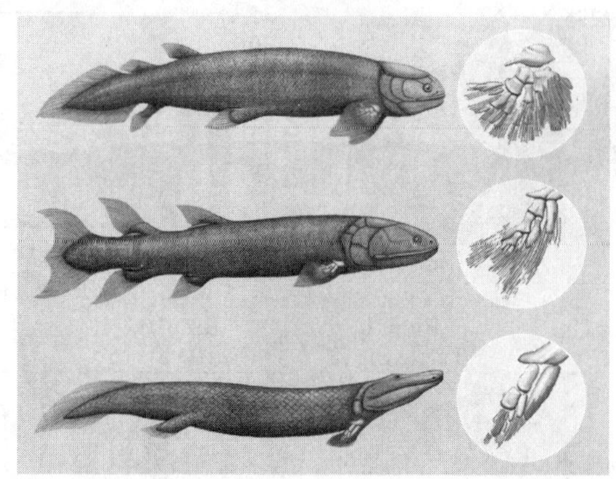

图 8.9　鱼类的胸鳍与四足动物的前肢同源，腹鳍与后肢同源，尾鳍则与尾巴同源

注：图片源自 http://www.dinofish.com/。

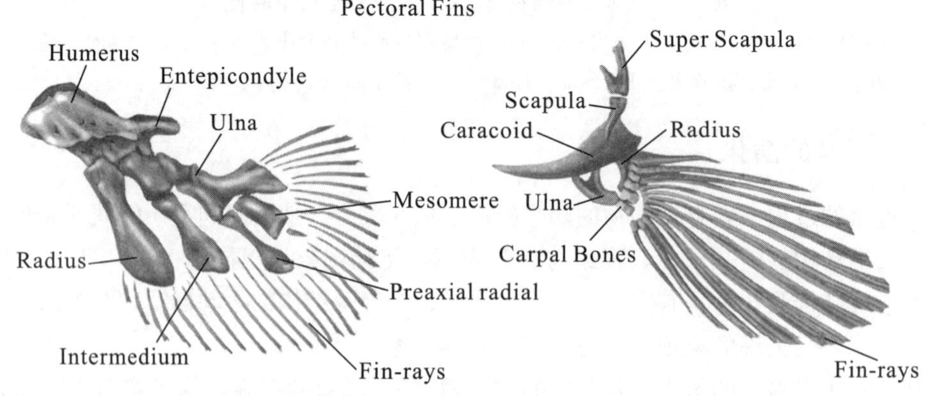

图 8.10　肺鱼（左）与辐鳍鱼（右）胸鳍中的骨骼

注：肺鱼胸鳍的结构非常特殊。每个鳍都具有发达的肉质柄，其内具有中轴骨骼，鳍梢的小骨骼依附于中轴骨与身体相连接。这些小骨骼的排列方式和形状与原始的四足动物——鱼石螈的四肢骨十分相似。其胸鳍的骨性结构包括内上髁（Entepicondyle，肘关节的原型）、肱骨（Humerus）、桡骨（Radius）以及尺骨（Ulna）。

8.3 遗传突变发生的规律

从人群的角度观察，许多遗传缺陷均可能导致患者早期死亡或无法生育，但其发生率却能长期保持相对稳定。对于这一现象的解释就是新突变（*de novo* Mutation）的不断产生。新突变指患儿所具有的某种遗传缺陷在其父母的血样中并不存在。换句话说，这类缺陷很可能发生在亲代产生的生殖细胞中。以唐氏综合征为例，早在20世纪30年代，研究者就注意到生育唐氏综合征患儿的大多为高龄或曾经连续生育的妇女。1959年，21号染色体三体被证实为唐氏综合征的病因。分子遗传学研究进一步证实，在近90%的病例中，多余的那条21号染色体来自母亲，其原因为卵母细胞减数分裂期同源染色体的不分离（Gómez et al.，2000）。在男性体内，减数分裂终生都在进行。因此，由精原细胞不断产生的精子总是“新鲜”的。而在女性体内，在出生时所有的卵细胞都已经过减数分裂Ⅰ期而处于休止状态，直到排卵期。卵母细胞长期受内、外环境因素的影响并不断老化。这些均可能导致染色体不分离，并能够解释高龄母亲为何容易生育唐氏综合征患儿。

在分子水平上，一些特征性的DNA序列如重复、CpG岛、回文结构等亦被发现可能诱发遗传变异。1996年1月15日，美国的*New Yorker*（《纽约客》）杂志以“Silent Sperm（沉默的精子）”为题刊登了Lawrence Wright的一篇报道，指出人类精子的质量已显著下降。据Murature等（1987）的调查，美国男性的精子数目在过去半个世纪中下降了近三分之一，并仍有加速的趋势。此外，多个国家的研究亦提示，损坏或畸形的精子的比例明显升高。张树成等（1999）发现，这一趋势在我国汉族人群中更为显著。而且，一个地区工业化程度越高，精子质量下降的速度就越快。上述发现引起了人们极大的关注。

针对22q11.2区PATRRs序列的研究，从分子水平揭示了看似随机的染色体畸变的一种重要的发生机制。回文序列由于能够在生理温度下形成发夹或十字形结构，因而可能是诱发基因组变异的重要原因（图8.11）。对精子中突变型t（11；22）易位的动态检测有可能为阐明精子产生过程中双链DNA的断裂与修复机制提供线索。Kurahashi和Emanuel（2001）发现，t（11；22）易位在正常男性的精液中广泛存在并具有相当高的发生率，而这些个体的外周血检测则为阴性结果，从而证实其为产生于精子形成阶段的新突变。温僩等（2007）通过实验证明，由PATRRs序列介导的其他染色体易位亦存在于正常男性的精液中，从而证明由回文序列导致的基因组不稳定性是一种较为常见的突变机制（图8.12）。

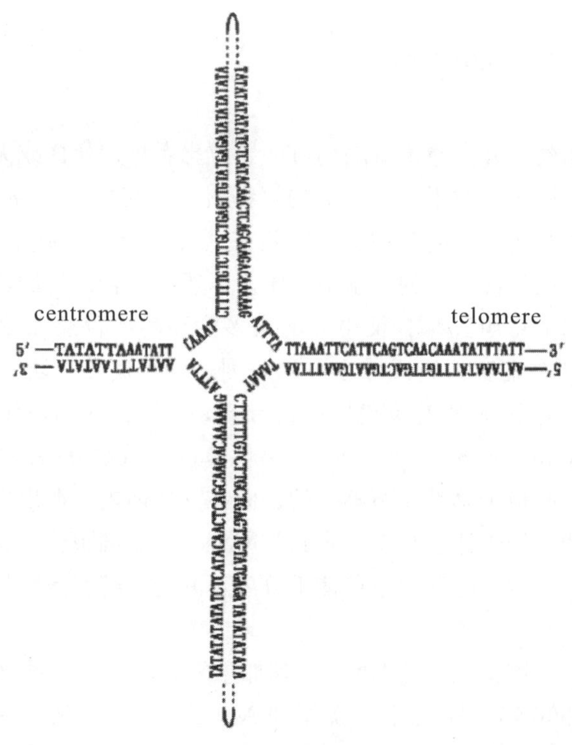

图 8.11　对 t（11；22）易位连接片段采用在线回文序列预测软件进行分析的结果

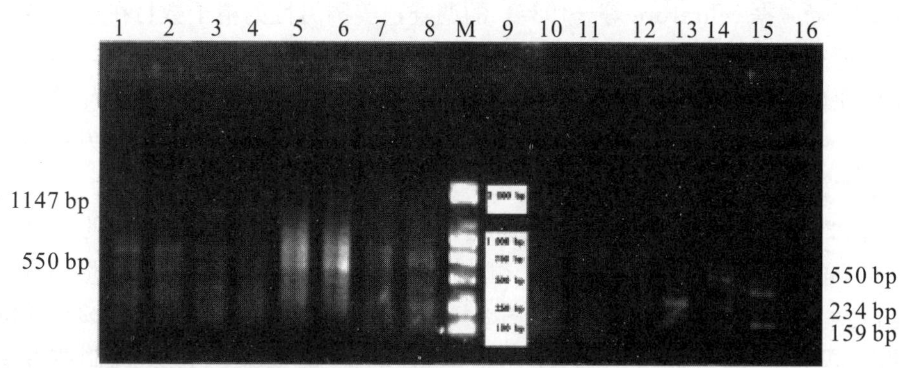

图 8.12　利用多重巢式 PCR 对精子中的易位突变进行检测的结果

注：M，DL2000 DNA 分子量标记物；1～8，t（11；22）易位片段（550 bp）和 t（1；22）易位片段（1417 bp）；9～16，t（11；22）易位片段（550 bp）、t（17；22）易位片段（234 bp）以及 t（X；22）易位片段（159 bp）。图片源自温倜等，2007。

从 der（22）以及合并 22q11.2 缺失的染色体易位的发生机制来看，由特殊 DNA 序列诱发的某些遗传突变需要两代或者更长的时间才能够致病。这与三核苷酸重复（Trinucleotide Repeats）的异常扩展（动态突变）所导致的神经肌肉系统疾病，如脆性 X 综合征、亨廷顿舞蹈症、强直性肌营养不良、延髓－脊髓性肌萎缩、齿状核－红核－苍白球－丘脑底核萎缩、脊髓小脑共济失调、青少年脊髓型遗传性共济失调等相似（图 8.13）。有证据显示，高生育年龄与上述动态突变有关（Cleary and Pearson，2005）。然而，对于 22q11.2 缺失/重复来说，诱使其发生的流行病学因素仍不甚清楚。

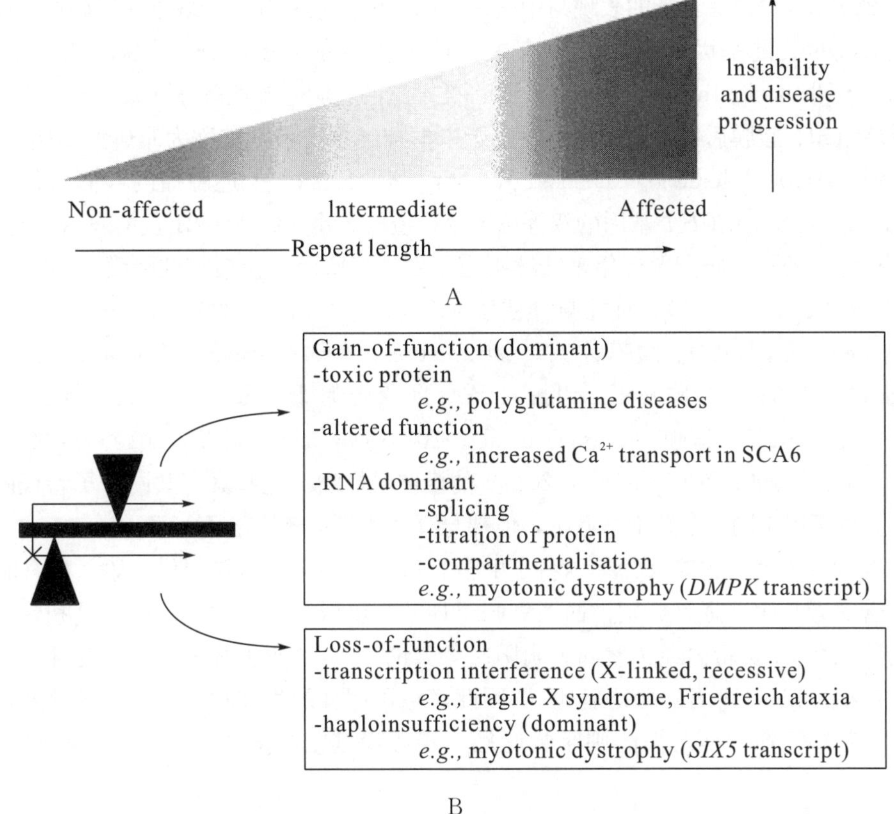

图 8.13 动态突变导致疾病的机制

注：A，随着重复序列的扩展，基因组的不稳定性逐渐升高，临床表现为发病年龄提前、病情加重。图片源自 Cleary and Pearson，2005。

B，根据其对于基因转录和表达的影响，动态突变又可以分为功能获得性突变以及失功能突变。图片源自 Richards，2001。

22q11.2 区所包含的 DNA 序列的特征以及所涉及的多种类型的突变再次表明，人类基因组中存在易于突变的区域。这类区域在某种意义上也代表了人体固有的弱点，人类并非“坚不可摧”。

中医“精”的概念与人体的形成和发育以及生殖、遗传等密切相关。中医认为，过度操劳和纵欲均可能造成“精”的损伤。近年来，增塑剂、汽车尾气、吸烟、饮酒、微量元素、温度、药物（抗肿瘤药物、性激素、性保健品等）、噪声、辐射、毒品等环境/药物因素均被证实与精子质量的下降有关。对各种新突变进行量化检测，可望为评估精子质量提供一种分子水平的指标，并借此揭示遗传突变发生的规律。

8.4 经络与藏象理论的分子基础

人类的 DNA 序列被完全测定之后，遗传学研究已进入“后基因组时代”。研究者业已认识到，除寻找基因外，对其功能以及基因之间的相互作用进行认识同等重要。

从 22q11.2 缺失综合征的表现与中医理论的对应关系来看，经络似乎与调控胚胎期躯体模式形成的关键基因的表达模式有关。对此亦存在更多的证据。恶性横纹肌样瘤（Malignant Rhabdoid Tumors，MRTs）是一类罕见的胚胎起源性恶性肿瘤，常见于肾脏以及肾外软组织、腹膜后以及膀胱中。发生于中枢神经系统者则被称为非典型畸胎样瘤/横纹肌样瘤（Atypical Teratoid/Rhabdoid Tumors，AT/RTs）。上述肿瘤的共同特征为染色体 22q11.23 区 *SMARCB1* 基因的双等位突变，造成 SMARCB1/INI1 蛋白表达的消失。

值得注意的是，研究者近年来陆续报道了发生于胸腔（包括肺及胸膜）（Lee et al.，2002；Forest et al.，2012）、脊柱与脊柱旁（Zarovnaya et al.，2007；White et al.，1999；Chakrapani et al.，2012）、腹膜后（Newsham et al.，1994；Besnard-Guérin et al.，1995；Perry et al.，2005）、盆腔（Raspollini et al.，2012）、膀胱（Savage et al.，2012）、阴户（Kim et al.，2012）、肝脏（Kuroda et al.，2005；Machado et al.，2010）以及头颈部（White et al.，1999；Bishop et al.，2014）的横纹肌样瘤。这些具有共同分子特征的肿瘤的分布显然不属于同一个解剖学系统，但却与肾经和膀胱经的路径一致。

中医的藏象理论也能够为揭示特定的器官所共有的分子机制提供线索。以耳和肾为例，尽管二者相距遥远且分别被西医划归于神经和泌尿系统，中医却认为耳和肾之间存在着密切联系。《黄帝内经·素问·阴阳应象大论》曰：“肾主耳……在窍为耳。”《黄帝内经·灵枢》曰：“耳者，肾之官也。”因此，肾司理耳的生理功能，耳窍反映着肾的病理变化。肾精充沛，耳窍得濡则听觉聪敏，步履稳健。“肾气通于耳。肾和则耳能闻五音。”

外耳、中耳和内耳畸形以及各种听力缺陷在 22q11.2 缺失携带者中相当常见。研究者亦发现泌尿生殖系统的发育缺陷与 22q11.2 缺失密切相关，具体的畸形涉及肾、输尿管/膀胱以及尿道等。Cuestas 等（2006）系统回顾了医学文献中涉及外耳畸形与泌尿系统异常的报道。对 32983 例婴儿的荟萃分析提示，二者存在显著的关联。此外，耳聋在遗传性肾炎（如 Alport 综合征，其特征为血尿、蛋白尿及慢性进行性肾衰竭合并耳聋和眼病）以及后天性肾病如慢性肾炎、肾衰竭患者中的发生率均远高于其他人群。研究者推测，内耳具有与肾相同的抗原可能是造成肾病患者内耳功能障碍的原因，而 Alport 综合征的病理基础则是肾小球基底膜与内耳基底膜的共同成分整合素 α1β1 以及转化生长因子 β1 的异常（Cosgrove et al.，2000）。

Tbx1 对耳的发育具有重要的调控作用。纯合型的 *Tbx1* 突变可导致外耳、中耳以及内耳的严重缺陷（Arnold et al.，2006）。在咽弓的发育过程中，*Tbx1* 的表达依赖于 Shh 信号，阻断 Shh 信号的正常转导将导致咽弓发育的严重滞后（Garg et al.，2001）。此外，在第四咽弓动脉的发育过程中，*Tbx1* 可通过与 Smad1 结合，负调控 Bmp/Smad1 信号通路，从而控制血管平滑肌和细胞外基质的分化（Papangeli and Scambler，2013）。

张静淑等（2009）通过实验证明，*Tbx1* 在小鼠的肾脏中亦存在表达，并同 *Hoxd10* 存在双向调节作用，*Hoxd10* 则通过影响 TGFbeta/Bmp 信号通路参与调控肾的发育（Fu et al.，2014）（图 8.14、图 8.15）。

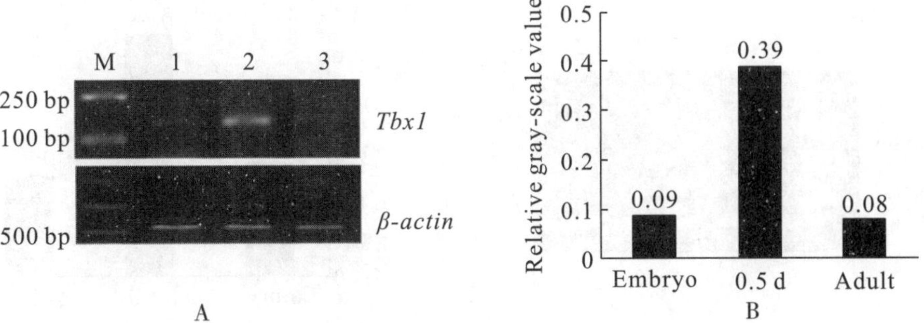

图 8.14 *Tbx 1* 在不同发育时期鼠胚肾中的表达

注：A，由 RT－PCR 测定的 *Tbx 1* mRNA 水平。Marker，DNA 分子量标记。泳道 1～3 分别为鼠胚、0.5 天新生鼠、成年鼠。B，不同发育时期 *Tbx 1* 表达的相对强度。图片源自 Fu et al.，2005。

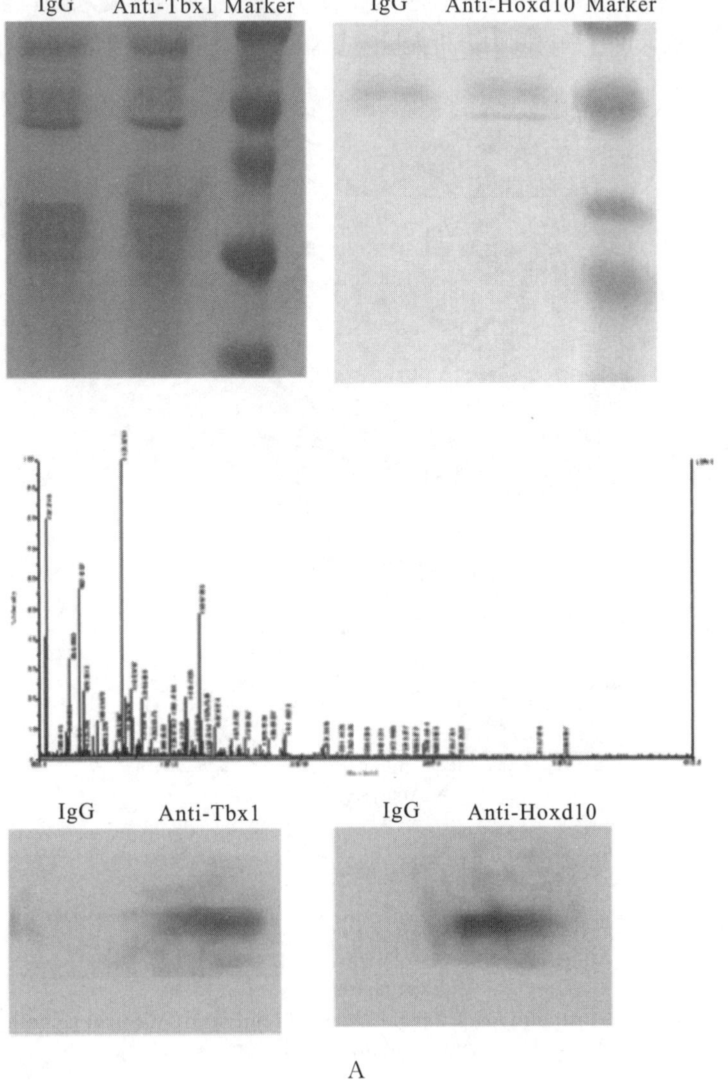

A

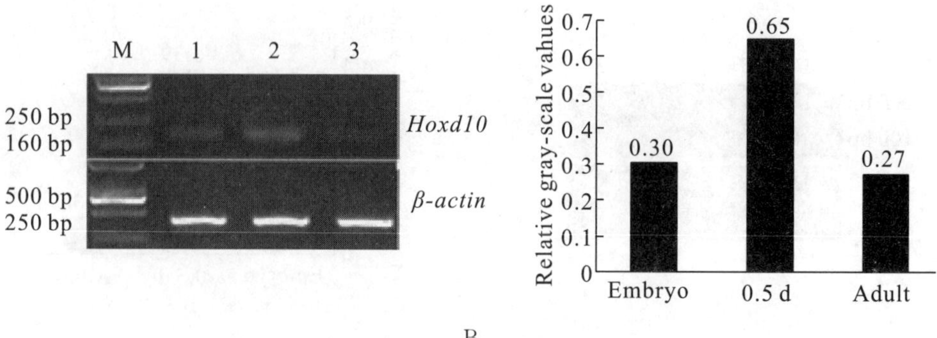

B

图 8.15　小鼠耳及肾组织中 *Tbx 1* 与 *Hoxd 10* 的相互作用

注：A，免疫共沉淀实验证实 *Tbx 1* 与 *Hoxd 10* 在蛋白水平存在相互作用。B，不同发育时期 *Hoxd 10* 表达的相对强度。图片源自 Fu et al.，2012。

20 世纪 90 年代发明的微阵列芯片是一种以硅片、膜片或培养板为载体的高密度、微量、自动化的加样方法，可在短时间内分析大量的 DNA 序列，实现高通量检测（图 8.16）。

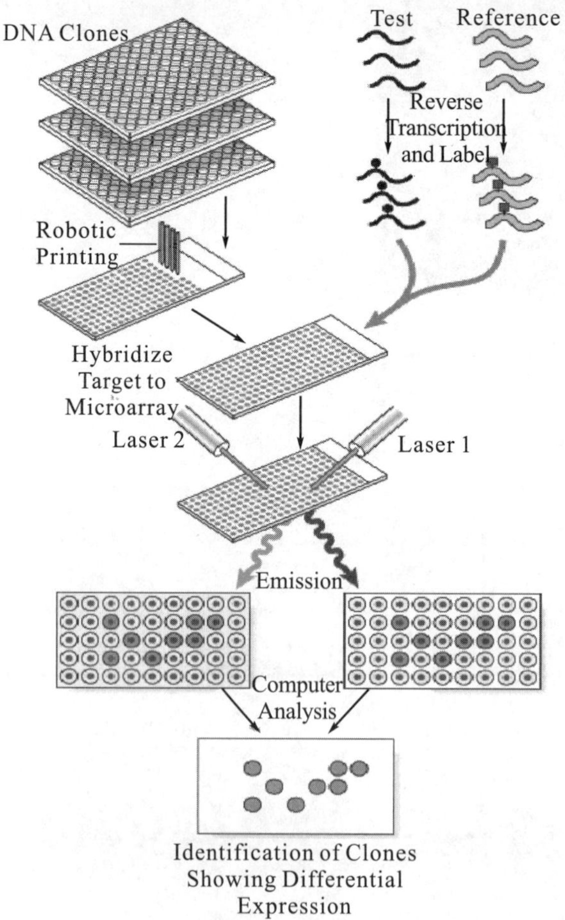

A

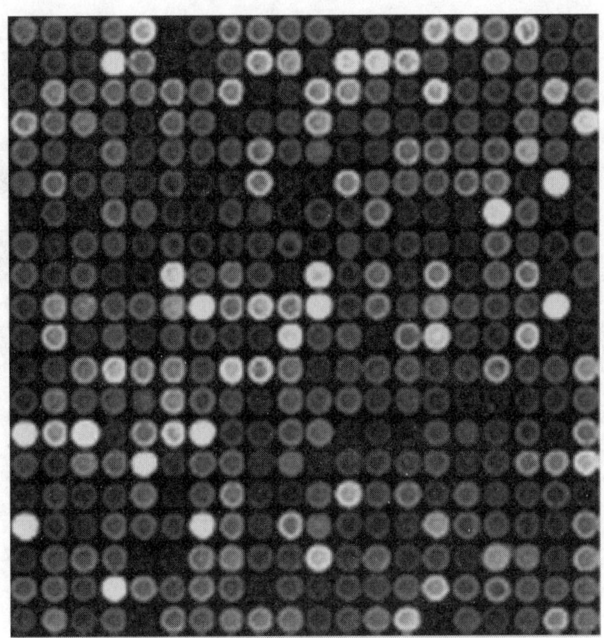

B

图 8.16 利用微阵列芯片检测基因的表达

注：A，实验室克隆的大量 DNA 片段被打印为载体玻片上的微阵列。在检测时，从标本和对照组织中提取的 mRNA 首先被逆转录为 cDNA 并标记上不同的荧光颜料，之后与微阵列芯片上的 DNA 片段进行杂交。B，根据 DNA 的杂交情况，微阵列芯片上的不同区域将呈现不同颜色和强度的荧光信号，借此可以测量标本与对照 cDNA 的比例，即两种组织中基因表达的相对强度。图片源自 Turnpenny 和 Sian，2005。

利用微阵列芯片，可以检测疾病与健康组织中众多基因的表达差异，并由此发现与发病相关的基因。庆大霉素（Gentamicin）是一种氨基糖苷类抗生素，对需氧革兰阴性杆菌具有抑制和杀灭的作用，其不良反应为耳毒性、肾毒性。李金玲等（2013 年）利用包含 28000 个已知基因的 Affymetrix 230 2.0 芯片，检测了庆大霉素给药组和对照组新生大鼠耳、肾和肝组织的基因表达谱。通过比较，发现涉及免疫反应以及细胞凋亡、坏死等过程的多个基因的表达发生了变化（附表 13），其中已知与耳毒性、肾毒性相关的基因有 21 个（附表 14、附表 15）。对耳、肾组织中表达显著上调而在肝组织中变化不明显的基因如 *Ddit 3* 、*Parp 14* 等进行深入分析，则有望阐明庆大霉素毒性的分子机制以及耳蜗、前庭和肾的共同分子特征。

8.5 表型数据的比对

基因型与表型的对应关系是遗传学研究的核心问题。传统的研究聚焦在基因与蛋白质数据的相似性方面。通过局部相似性比较，可以找出 DNA 或氨基酸序列相似的分子，而这种相似性又可能提示共同的进化起源或者功能上的相似性。

近年来，研究者通过 DNA 碱基和蛋白质序列比对（Sequence Alignment），在基因组序列拼接、基因及其调控序列预测、功能注释（Functional Annotation）、进化等方面开展了大量的研究，并取得了许多重要的发现（图 8.17、图 8.18）。

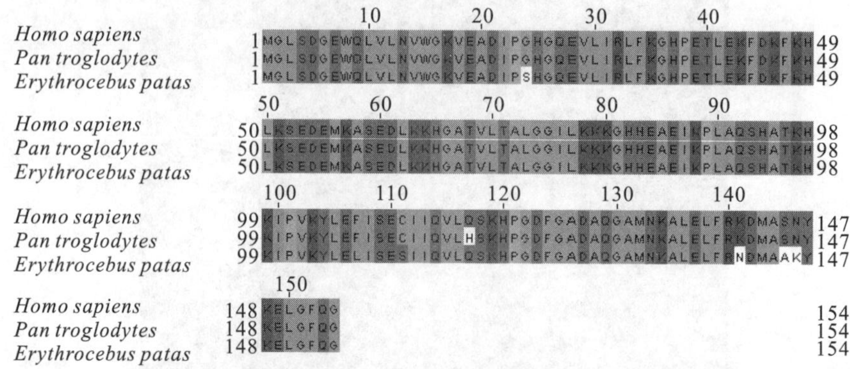

图 8.17 灵长类肌红蛋白（Myoglobin）**氨基酸序列的比对结果**

注：人类与黑猩猩的序列几乎完全一致，而红尾猴的序列则差异较大。图片源自 http://lclane2.net/myoglobin.html。

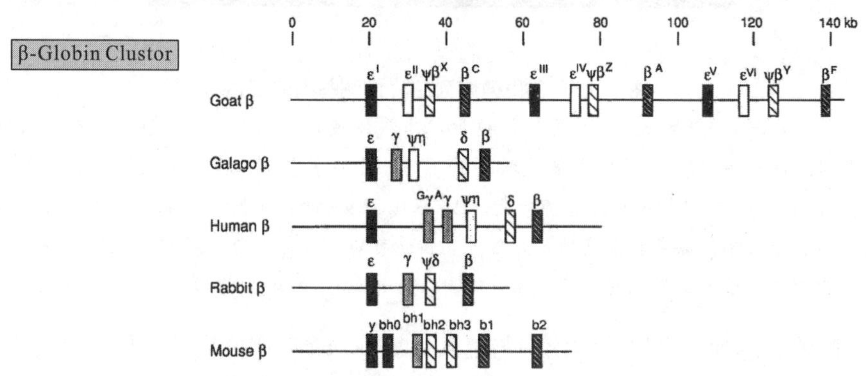

图 8.18 哺乳动物 β 珠蛋白基因簇的结构

注：序列比对提示山羊、樱猴、人、兔子以及小鼠等哺乳动物的 β 珠蛋白基因簇均包含多个基因，而这些基因均来源于一条古老基因的不断复制（以山羊为甚）。根据 Hardison 和 Miller（1993）重绘。

表型是解读基因和蛋白质功能的依据。事实上，人类对于生命现象本质的探索就起源于对表型的观察和比较。19 世纪中叶，达尔文与孟德尔通过对生物表型进行详细的观察、比较和分析，分别发现了物种进化与遗传的规律。在临床上，医生对于患者的诊断也是一种表型比较，只不过更具有主观色彩并且较为粗略。从分子生物学的角度看，表型的相似性亦可能反映基因之间在功能上的联系以及由此延伸而形成的分子网络。通过比对综合征的表型，则可能预测致病基因以及基因与蛋白质之间的功能联系。

除转基因动物外，许多物种的正常表型也可以被用于探索人类出生缺陷的发生机制。从进化角度看，人类的某些出生缺陷，如室间隔缺损、虹膜缺损、多指（趾）、皮肤松弛症、毛发异常等，在某些其他物种中则属于正常表型。因此，观察同源器官形态的进化，选择具有代表性的物种，通过测序找出相应的基因变异，能够在一定程度上解决收集人类遗传病家系的困难。

表型的相似性亦可能提示共同的分子调控机制。*CHD 7* 基因的半合性是CHARGE联合征（眼球缺损、心脏缺陷、后鼻孔闭锁、生长发育迟缓、生殖器发育不良、外耳异常/耳聋）的主要病因。Randall 等（2009）发现，*ChD 7* 基因的杂合突变可导致与 *Tbx 1* 基因缺失相似的第四咽弓动脉的发育异常，但发生较晚，而 *Tbx 1* 与 *Chd* 基因的双重突变则能够加重小鼠第四咽弓动脉、胸腺以及耳的发育异常。二者在咽弓外胚层中的正常表达对于咽弓动脉的正常发育均至关重要。

对于先天综合征的观察，亦启发了表型比对（Phenotype Alignment）的思路。对先天综合征的表型进行比对，将有助于发现功能相关的基因和共同的发育学机制。

20 世纪 60 年代，美国约翰霍普金斯大学的 Victor A. McKusick 创建了人类遗传性状与疾病分类。经过不断充实与更新，其逐渐发展为由美国国家生物技术信息中心（National Center for Biotechnology Information，NCBI）发布的在线人类孟德尔遗传分类（Online Mendelian Inheritance in Man，OMIM），为人类基因与遗传性状提供了最为全面、权威和及时的信息。OMIM 数据库目前提供所有已知的人类遗传病以及超过 12000 种基因的相关信息，其内容则聚焦于表型与基因型之间的关系。

利用生物信息学手段对先天综合征的表型进行比对，建立在以下假说之上：

（1）由各种临床症状组合而成的表型之间具有可比性。

（2）导致相似表型或具有相似表达时空模式的基因在功能上存在联系。

（3）在表型或表达模式上具有重叠的基因中，涉及范围更大者在功能上处于更上游的位置。

（4）具有显著统计学意义的非随机症状之间在发育上存在联系。

通过对 OMIM、GenBank、GeneCards、PubMed 等公共数据库中的临床以及基因表达数据进行整理和标准化，可以获得用于表型比对的树形数据（图 8.19）。

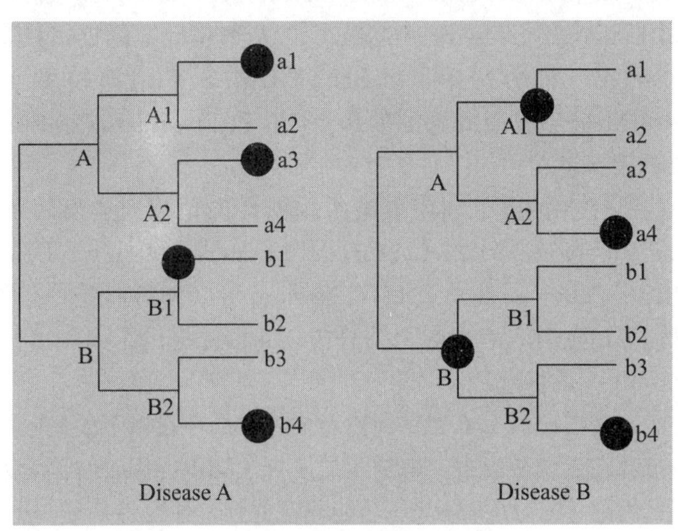

图 8.19 树形表型数据的比对原理

注：疾病 A 与疾病 B 分别具有 4 种表现，其中仅 1 种（b4）完全一致。然而，将二者的表型通过整理转化为树形数据后，其相似度将大大增加。

除比对外，对于先天综合征的表型还可以进行以下的研究。

（1）简单统计：对于某种症状或特定的症状组合在数据集中出现的频次进行统计，这将有助于确定其相关的基因。

（2）关联规则（Association Rules）：在一堆离散的数据中找出最为突出的组合。对综合征来说，寻找其症状之间的关联对于临床预后具有重要的价值。以 22q11.2 缺失为例，研究者曾发现甲状旁腺功能减退与 T 细胞功能缺陷之间存在关联（Herwadkar et al.，2010）。

（3）模式识别（Pattern Recognition）：采用类似于单倍型分析的算法，从一组综合征中抽象出代表性的模式来。Piran 等（2011）比较了法洛四联征相关的心血管畸形和心外畸形的发生模式。他们根据患者是否具有面容异常、学习困难以及发音障碍，将其分为综合征组和非综合征组，并发现前者具有更多的肺动脉狭窄、主要体－肺侧支动脉、肌肉骨骼系统异常、泌尿系统异常、神经及精神障碍、甲状腺异常以及听力异常等。临床上，这类非随机出现且不易由单一的病变来解释的症状群又被称为关联征（Association）。典型的例子包括 VACTERL 关联征（椎骨缺陷、直肠肛门畸形、心脏缺陷、气管食管瘘合并食管狭窄、肾脏畸形以及肢体畸形）、MURCS 关联征、CHARGE 关联征等。

（4）模式比较：可被用于评价先天综合征的发病模式与中医概念的一致性。

与基因和蛋白质数据（字符串）不同，表型数据通常为自由文本（Free Text）。以 OMIM 为例，其数据来源于对医学文献的手工整理和输入，因此存在单复数混用、同义词、否定词、异体字以及拼写错误等问题。从信息分析的角度看，需要建立统一的表型描述系统，以增强疾病症状之间的可比性和比对的准确性。

在对 OMIM 数据的挖掘过程中，研究者主要采取了三种方法将表型词汇映射为标准词表，包括医学主题词（Medical Subject Headings，MeSH）、统一医学语言系统（Unified Medical Language System，UMLS）和人类表型本体论（Human Phenotype Ontology，HPO）。在三种方法中，MeSH 和 UMLS 采用得较多。然而，仍存在 MeSH 未包含 OMIM 全部表型概念的问题。Fan 和 Friedman（2008）为此提出了对 UMLS 概念语义的重新定义。

近年来，一些研究者提出了利用表型的相似性来预测人类疾病相关基因的方法（Freudenberg and Propping，2002；Cantor and Lussier，2004；van Driel et al.，2006；Zhang et al.，2010；Cohen et al.，2011）。Nagaraj 等（2010）进一步将进化、基因调控以及组织特异性等信息引入表型的相关分析，并借此提出了人类遗传病组（Human Hereditary Diseasome）的概念。

在可行性方面，表型比对远不如序列比对成熟，尚存在以下的局限性。

（1）缺乏规范：在症状分类中，解剖学与发育学知识混用，解剖学系统与解剖位置混用（如头颈部、腹部等），结构异常与功能异常并列，原发性病变与继发性病变不分，某些病变分类含糊（如疝气等）。

（2）数据的不完整性：在缺乏理想模型的情况下，许多结果可能并不能反映客观事实并且难以解释。

(3) 语义分歧：解剖学描述与疾病概念的关联，如“大脑”与“脑出血”，后者究竟是大脑结构还是血管的问题？

(4) 概念分歧：对于表型的分类，究竟应该基于解剖学、生理学还是胚胎发育学？

8.6 中医理论驱动的系统生物学研究

著名的实验物理学家欧内斯特·卢瑟福（Ernest Rutherford）认为，“All science is either physics or stamp collecting”（除了物理学，所有的科学都是集邮）。意思是说，仅有物理学形成了严密的体系和理论架构，其他科学，如化学、生物学、医学等，在很大程度上仍停留在描述、分类和猜测的阶段（图 8.20）。对于生物信息学研究的终极挑战是，除基于中医理论的人类表现组外，我们还能抽象出其他总结人类综合征发生规律的公式吗？

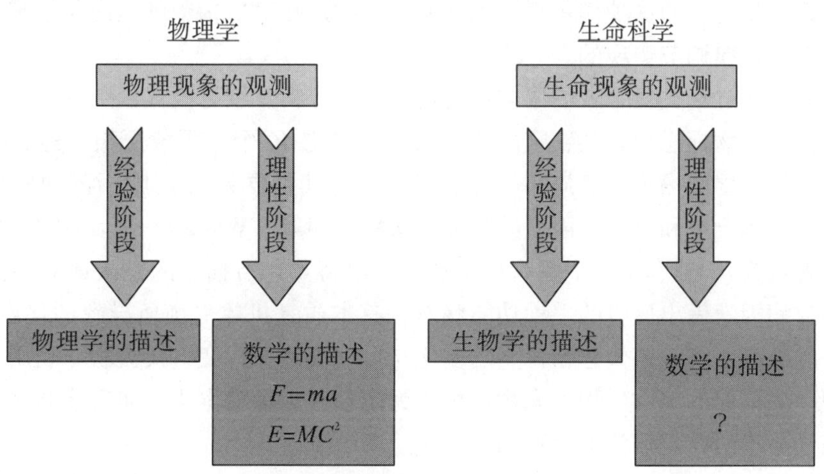

图 8.20 “除了物理学，所有的科学都是集邮”（Ernest Rutherford）

近年来，以高通量 DNA 测序为代表的组学测量技术与人类基因组计划的同步发展，极大地提高了实验数据的产量，并对生物实验的设计产生了深刻的影响。通过对各种细胞网络乃至整个生物体的功能状态进行测量，组学技术可以获得从基因序列到蛋白质表达以及代谢模式等多个层次的海量数据。有人将 20 世纪 90 年代称为“头脑的十年”，之后的十年则是“测量的十年”。这意味着人类在如何回答科学问题方面已进入了一个崭新的时代，即“大生物学”以及对健康和疾病现象更具系统性的测量。

医学研究正在因“组学”的概念而发生根本性的变化。在过去，研究者通常采取假说驱动（Hypothesis-driven）的策略，即事先提出某种经过推敲的问题或假说，之后再通过实验来获取数据进行验证。而组学的研究策略则是，无需事先提出某种问题，而是运用组学技术直接采集基因组或蛋白质组数据，之后再通过分析来提出并验证某种联系，即数据驱动（Data-driven）。这种研究策略的转变，为发现未知的生物学机制以及明确生物体对药物或营养物的反应提供了机会。

鉴于与先天综合征的症状特点之间的相似性，中医理论或许能够为挖掘生物组学数据提供理论框架，有可能克服目前生物信息学研究所普遍具有的缺点，即由数据不完整而导致的分析偏倚与混淆。

中药的复杂成分，使其很难用西医的方法进行鉴定，并且这样做也不合理。对此，我国学者提出了利用生物芯片与高通量筛选技术探索中药作用机制的思路（刘文泰等，2008）。魏刚等（2012）研究了五子衍宗丸对无精症模型小鼠生精能力恢复作用的全基因表达谱。通过对基因芯片数据进行分析，证实五子衍宗丸对睾丸的生精能力具有明显的促进作用。在睾丸的全基因表达谱中，差异表达 2 倍以上的基因有 842 个（2.65%，上调 355 个，下调 487 个），差异表达 4 倍、5 倍以上的上调基因和下调基因分别有 27 个、9 个和 72 个、23 个，提示五子衍宗丸在促进生精过程中的基因表达以负向抑制/下调作用为主，并主要通过对黏附功能、细胞周期、细胞因子－细胞因子受体作用、Hedgehog、Jak－Stat、Mapk、Notch、Toll 样受体、Wnt 等 9 个信号通路的干预调节来提高生精能力。利用类似的方法，王宁等（2012）证明金匮肾气丸亦能促进无精症小鼠生精能力的恢复，而这种作用则可能是通过多种途径对生精干细胞内与细胞增殖分裂相关的基因的正向调节实现的。

王喜军等通过对黄疸患者的尿样进行代谢组学分析，结合模式识别分析，发现了相关证型潜在的生物标志物，共鉴定阳黄证相关标志物 40 个、阴黄证相关标志物 49 个，首次从代谢组学层面揭示了黄疸病的发病机制，将其主要关联于 D－谷氨酰胺、D－谷氨酸代谢，酮体合成和降解，丙氨酸和天冬氨酸代谢等（Wang et al.，2012）。

研究者认为，“证”作为中医诊疗体系的突出特点，所描述的是人体对内外各种环境变化和致病因素做出反应的一种功能状态，其本质是机体失衡所导致的代谢和（或）相关网络的改变。将人体代谢物含量的变化与生物表型的改变直接关联，利用组学分析方法发现中医证候的关键生物标志物，可望为阐释其生物学本质，实现诊断客观化、规范化和病证分型治疗提供依据（Wang et al.，2012）。

基因表达谱、蛋白质表达谱、代谢谱检测等组学技术，也为将传统中医药的研发从粗放迈向药理学的精细化提供新的思路。这些一方面可望明确中医典型证候的分子特征，另一方面也可能发现相关的标志物，验证中医验方的疗效，筛选中药配方，乃至扩大中药材的品种和来源（“洋中药”）。

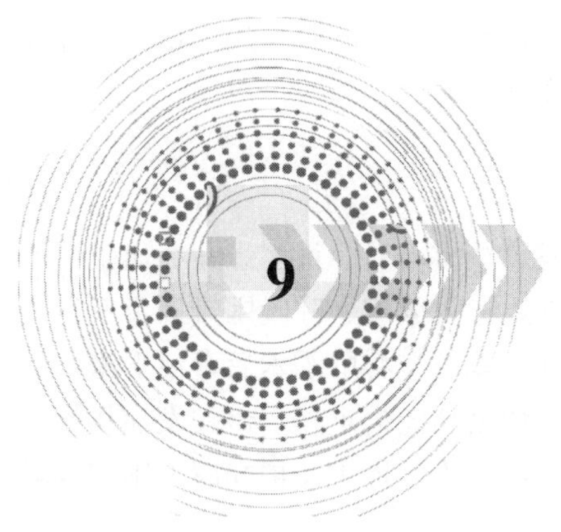

未来医学之门

经过数百年的发展，西医已实现了对许多疾病的诊断与治疗。然而，以 22q11.2 缺失为代表的疾病，其复杂性、迁延性和难治性向临床诊治提出了挑战，同时也因其所展现的基因型与表型的复杂对应关系，向探索病因的还原论思维提出了挑战。

生命是复杂的动态系统。驱动个体胚胎发育和生老病死过程的，乃是一个有序的基因大合唱。忽略前者所具有的动态特点以及后者所具有的复杂网络性质，将难以正确地总结出规律来。在遗传学研究上，经典的孟德尔方法正在遭遇挑战，而新的方法仍有待于探索。

尽管具有正确的基本概念，中医也亟待改变。

唯有将现代的分子研究与古老的中医理论相结合，将微观的发现与宏观的理论相结合，建立起统一的知识体系，才有望拨云见日，开启未来医学之门。

9.1 变化了的疾病谱

随着传染病逐渐得到控制，出生缺陷相关的疾病在儿科门诊和住院患者中所占的比重越来越大，其高病残率和高死亡率也给家庭和社会造成了沉重的负担。

尽管医学在快速进步，但严重出生缺陷的治疗仍与过去一样棘手。以 22q11.2 缺失为例，研究者将这类疾病总结为“小缺失，大效应”（Lüerssen et al.，2004）。随着病例的积累，研究者意识到，22q11.2 缺失不仅能够导致出生缺陷，同时也是一种与多种神经发育障碍中常见的行为缺陷的易感性相关的重要基因组异常（Motahari et al.，2019）。这些异常涉及遗传学、心血管病学、免疫学、内分泌、整形外科、语言听觉以及儿童发育等。在与 22q11.2 缺失相关的 180 多种症状中，相当一部分需要临床干预和长期随访。这些疾病都是沉重的话题。根据其出现的时间和性质，可以将这些症状归纳如下。

9.1.1 需要手术的严重畸形

与 22q11.2 缺失相关的心血管畸形、胃食管反流、吞咽困难、肛门直肠畸形、疝气以及其他严重出生缺陷可能需要手术治疗。对于胸腺缺如或发育不全，研究者正在尝试进行胸腺移植、造血干细胞移植或者间充质细胞替代治疗。具有心脏疾病、误吸、鼻咽反流、声门下狭窄、喉蹼等的患儿可能还需要经皮肠内营养。

9.1.2 病情复杂需要反复入院

多数 22q11.2 缺失综合征患儿出生体重极低，发育严重落后。许多患儿在出生后不久即夭折，其余则表现为复杂的病程。除心脏手术外，进食困难、呼吸困难以及反复感染是其一岁之前频繁入院的原因。值得一提的是，即便能够在心脏手术后存活下来，许多患儿在发育方面仍表现极差。胸腺移植虽然有助于免疫功能的重建，但并发症相当常见。诸多的异常将造成患儿生理与社会功能的严重受限，为其提供监护和康复则需要耗费大量的人力和物力。

9.1.3 致死性的严重感染

22q11.2 缺失综合征患儿发生严重感染的比例高达 75.9%。其免疫异常包括淋巴细胞减少（93.1%）、T 细胞减少（71.9%，CD4+T 细胞减少者比例为 64.1%）、乙肝疫苗抗体缺乏（46.2%）以及完全型 DiGeorge 综合征（2.3%）。患儿的死亡率达 12.8%，35 年预估生存率为 77.5%。反复发生的严重感染与生存率下降密切相关。此外，自身免疫与神经精神异常和甲状旁腺功能减退之间也存在显著的相关性（Yu et al.，2022）。

9.1.4 神经缺陷与智力障碍

22q11.2 缺失综合征患儿所具有的耳聋、语言阙如、学习困难、精神障碍等需要及早发现和干预。患儿发生全身性癫痫的概率增大，诱发因素包括低钙血症、手术、缺氧、抗精神病药物和发热等。局灶性癫痫、肌阵挛和全身强直性阵挛发作均见于报道。此外，22q11.2 缺失与帕金森病风险的显著增加有关，肌张力障碍的发病也有所增加（Hu et al.，2019；Palleis et al.，2023）。多细小脑回等神经放射学异常在 22q11.2 缺失者中相当常见（Bayat and Bayat，2022）。

Hooper 等（2013）发现，22q11.2 缺失综合征儿童和青少年在认知、智商以及学习成绩等方面的表现明显较差。从婴儿期开始，运动迟缓（通常伴有肌张力减退）和语言缺陷较为常见。在学龄前和小学阶段，学习困难非常普遍。大多数患儿的智力均处于临界水平（IQ 70～84），近三分之一具有轻至中度的智力障碍。严重智力障碍在成年患者中更为常见（Swillen and McDonald－McGinn，2015）。

9.1.5 精神疾病

22q11.2 缺失综合征患儿发生自闭症谱系障碍、注意力缺陷/多动障碍、焦虑障碍和情绪障碍、精神病和精神分裂症等的比例明显偏高（Swillen and McDonald－McGinn，2015；Fiksinski et al.，2018）。

Hooper 等（2013）发现，与对照组相比，22q11.2 缺失综合征儿童及青少年具有更明显的社会行为困难和精神症状，并且更可能在青春期晚期/成年早期出现严重的精神疾病。Leader 等（2020）发现，在 22q11.2 缺失综合征儿童和青少年中，胃肠道症状与睡眠障碍、自闭症谱系障碍以及自残行为之间存在关联。睡眠障碍则与自残行为、攻击性/破坏性行为和刻板行为之间存在关联。

22q11.2 缺失综合征对大脑和行为具有显著的影响。Patel 等（2022）发现，成年 DiGeorge 综合征患者情绪障碍和焦虑障碍的患病率高达 24.7%和 16.4%，其次为精神分裂症和其他精神疾病（14.0%）。在情绪障碍患者中，8%存在重度抑郁，7%存在双相抑郁。45.1%的患者存在精神病合并症。

多达 30%的 22q11.2 缺失综合征青少年和成年患者具有精神分裂症样症状（Jonas et al.，2014）。Gur 等（2021）总结了国际 22q11.2 缺失综合征大脑及行为联盟（the International 22q11.2 Deletion Syndrome Brain Behavior Consortium）所取得的发现。对于神经认知、嗅觉和神经影像学数据的分析表明，该综合征存在与特发性精神分裂症类似的受损模式。

Jhawar 等（2021）发现，22q11.2 缺失及其相关的认知缺陷、精神障碍以及社交障碍表现可能增加青少年的压力以及发生精神病的风险。除缺失综合征本身对个人技能和认知能力的影响外，来自环境的影响，包括患儿对抚养方式和家庭沟通的响应以及对教育环境的高需求等也不容忽视。

9.1.6 患儿的照护和教育问题

Goodwin 等（2020）详细记录了将一名 22q11.2 缺失综合征患儿抚养至成年的亲身经历。Goodwin 等（2017）以“You don't know until you get there”（体验了才知道）为题，记录了抚养一名患有 22q11.2 缺失综合征的成年后代的积极和消极的生活体验。养育患儿的痛苦包括耻辱、迷茫、悲伤和内疚。污名化逐渐破坏了独立、友谊和本能的判断。由于缺乏对该病的认识，其后代遭受了层层阻碍，从而引发了愤怒，而确诊则带来了相反的宽慰和悲伤。随着时间的推移，他们开始重视自己独特的“成就”，重视通过同理心、谦逊、感激和自豪表达真实的“自我”。

Allen 等（2014）探讨了 22q11.2 缺失综合征患儿的家庭环境与其行为和认知发育的相关性。他们发现，家庭氛围和养育方式与患儿的社会行为和认知/学习成绩之间存在中度关联。体罚、社会经济地位、父母管教和家庭结构能够可靠地预测患儿的社会行为和认知结果。Sandini 等（2020）发现，22q11.2 缺失综合征患儿的认知障碍将影响亲子交流，并造成相互影响。父母与患儿在精神病理学上存在互动，父母早期的焦虑和抑郁与随后出现的儿童精神病理学之间存在相关性。Snihirova 等（2022）则发现，亲代因素、压力以及毒品使用等均可能影响患儿的心理健康。

9.1.7 心理、社交及家庭问题

22q11.2 缺失综合征对儿童和年轻人的情绪影响是显著的——他们通常不理解缺失的后果，并且未得到理解和管理其感受、行为或问题的策略。这将导致一系列的问题，在家庭和学校以不同的方式表现出来。Wray 等（2023）调查了患有 22q11.2 缺失综合

征的儿童和年轻人对与其心理健康、行为、学习和沟通困难相关的挑战的看法。访谈和调查显示情况喜忧参半，一些儿童和年轻人未报告持续存在的问题，其他有问题的人则得到了帮助，但相当一部分人的需求未得到满足并希望得到帮助。三分之二的人表示经常有负面情绪，近一半的人在社交方面存在困难。家庭成员是其主要的支持来源，教学助理被认为是学校能够提供的重要支持。此外，在与其子女沟通 22q11.2 缺失综合征的精神表现时，家长希望专业医护人员能够围绕这些问题的沟通提供实际、个性化和持续的支持。

Leader 等（2023）发现，22q11.2 缺失综合征的成年患者普遍存在心理问题、睡眠障碍以及适应性生活技能水平低下。睡眠问题、抑郁与焦虑分量表评分之间存在相关性，抑郁、精神病与日常生活技能活动之间则存在负相关性。

在生育方面，Chan 等（2015）发现，22q11.2 缺失的女性生育足月小样儿的比例明显偏高，死产率也更高，其原因包括母体疾病、社会支持不足、不安全的性行为、22q11.2 缺失诊断的延误和（或）缺乏遗传咨询等。

9.1.8　对医疗所造成的负担

22q11.2 缺失由于涉及众多的基因，发病机制复杂，目前尚缺乏有效的治疗。对症的药物包括 LSD1 抑制剂反苯环丙胺（Tranylcypromine）和维生素 B_{12}（大脑皮质异常）、利鲁唑（Riluzole）（改善记忆）、选择性血清素再摄取抑制剂（改善认知缺陷）、哌甲酯（Methylphenidate）（注意力缺陷及多动症）、硼替佐米（Bortezomib）（难治性免疫性血小板减少症）等。

显然，22q11.2 缺失综合征患儿对家庭、社区以及医疗机构所造成的负担是沉重而长远的。对其的管理需要儿科、内科、外科、精神病学、心理学、干预疗法（物理、职业、言语、语言和行为）和遗传咨询等的协同。整体护理最好由多学科团队提供，并采用前瞻性的方法。优先事项往往随年龄的增长而变化，从喂养困难、感染和先天畸形手术，尤其是婴儿期和幼儿期的心脏和发育异常，到长期沟通、学习、行为和心理健康困难等，最好通过定期评估来考虑和启动管理。定期监测生长、内分泌状态、血液学和免疫功能，以便进行早期干预，尽量保持健康（Habel et al.，2014）。Fung 等（2015）制定了首套指南，重点关注 22q11.2 缺失综合征成年患者的神经、精神、内分泌、心血管、生殖、心理社会、遗传咨询等。

22q11.2 缺失综合征之类的疾病，给家庭和社会造成了巨大的经济负担。Benn 等（2017）估算，在美国，22q11.2 缺失综合征患者的平均医疗费用为 727178 美元，其中以产前（2599955 美元）或出生后第一年（1043096 美元）确诊的患者、心脏异常或转诊进行心脏评估的患者（751535 美元）和 T 细胞计数低的患者（1382222 美元）的费用较高。医疗支出包括与妊娠直接相关的产前护理、分子/细胞遗传学诊断、遗传咨询、手术和（或）其他治疗和管理，而大多数心理健康服务（住院患者除外），与认知、行为、言语、药物治疗和非医疗费用（特殊教育、职业培训、病休、收入损失）相关的治疗费用尚不包括在内。

9.2 基因和细胞治疗所带来的希望

1963 年，美国分子生物学家、诺贝尔奖获得者 Joshua Lederberg 首次提出了基因交换和基因优化的理念，为基因治疗（Gene Therapy）的发展奠定了基础。1970 年，美国医师 Stanfield Rogers 试图通过注射含有精氨酸酶的人乳头瘤病毒来治疗一对患精氨酸血症的姐妹，但以失败告终。1972 年，美国生物学家 Theodore Friedmann 等在 *Science* 杂志上发表了一篇前瞻性评论《基因治疗能否用于人类遗传病?》，从而拉开了基因治疗时代的序幕。

与利用基因工程技术制备人体所需的激素或细胞因子不同，基因治疗涉及运用遗传操作技术纠正或替代细胞内的缺陷基因，或者对其表达进行干预，实现功能的恢复、替代或补偿，从而达到治疗遗传性或者获得性疾病的目的。

基因治疗的应用最早是针对单基因遗传病，尤其是发病机制较为明确者。其主要策略包括基因修复（通过同源重组或靶向突变对 DNA 的缺陷进行修复或置换，使其恢复到正常状态）、基因增强（将目的基因导入病变或其他细胞，使其表达产物可以补偿缺陷细胞的功能或使原有的功能得到加强）、基因失活（通过碱基互补配对的方式在转录或翻译水平抑制特定基因的表达）、转入或抑制一些功能相关基因的表达等。基因治疗的技术路线包括靶细胞的选择、目的基因表达载体的构建、目的基因的转移等。从安全性和伦理学的角度考虑，体细胞基因治疗是目前采取的主要策略，其措施是将外源的野生型基因导入靶细胞内特定的基因座，准确地替换异常的基因，从而发挥治疗的作用。在此过程中，必须减少随机插入引起新突变的风险。外源基因的载体则需要考虑其容量、安全性、有效表达目的基因的能力、导入细胞的难易程度等。载体的转移途径包括直接活体转移（*in vivo*）和回体转移（*ex vivo*）（图 9.1）。

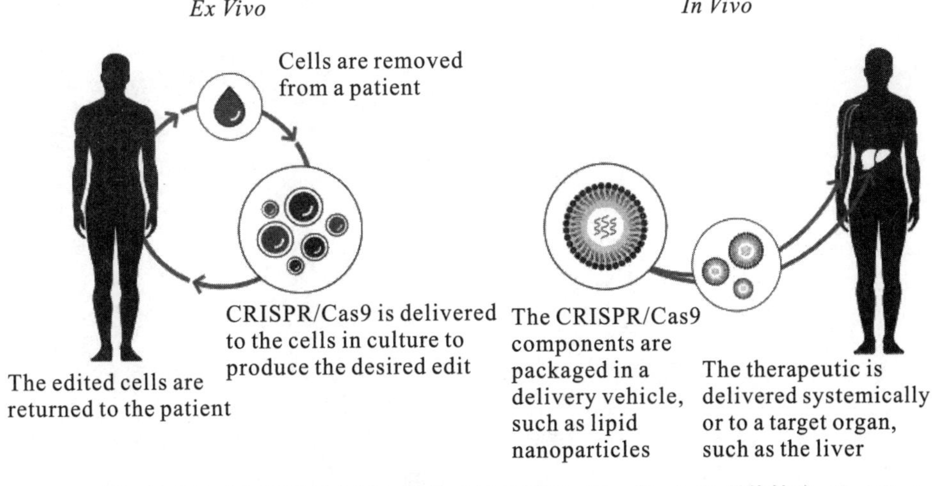
Ex Vivo
In Vivo
Cells are removed from a patient
CRISPR/Cas9 is delivered to the cells in culture to produce the desired edit
The edited cells are returned to the patient
The CRISPR/Cas9 components are packaged in a delivery vehicle, such as lipid nanoparticles
The therapeutic is delivered systemically or to a target organ, such as the liver

图 9.1 基因编辑治疗根据其选择的场景分为回体转移（*Ex Vivo*）和活体转移（*In Vivo*）

注：图片源自 CRISPR Therapeutics，2018。

1990 年，美国国家卫生研究院（National Institute of Health，NIH）的 William

F. Anderson 组织了全球首例基因治疗的临床试验。他们首先从一名患有重症联合免疫缺陷（SCID）的 4 岁女孩身上抽取白细胞，之后在体外利用逆转录病毒载体将正确编码腺苷脱氨酶的 *ADA* 基因插入其基因组中，再将这些经过基因工程改造的白细胞重新输回患儿体内。这一案例成为基因治疗发展史上的里程碑（图 9.2）。

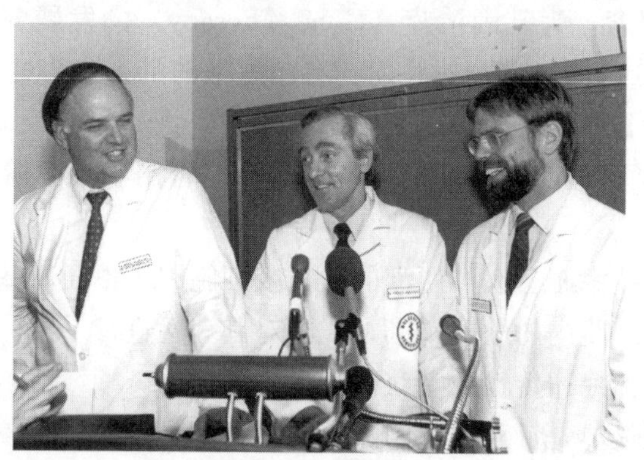

图 9.2　1990 **年** 9 **月** 13 **日**，Michael R. Blaese、William F. Anderson **和** Kenneth Culver **在新闻发布会上宣布开始第一项治疗重症联合免疫缺陷患儿的基因治疗试验**

注：图片源自美国国家癌症研究所。

基因编辑（Gene Editing）是近年来发展起来的一类能够对基因组进行靶向识别和精确编辑的技术，主要利用基因工程手段对核酸序列（DNA 或 RNA）进行修饰，从而实现对靶基因的定向改变，如基因敲除、突变、插入、置换等。由于上述改变发生在患者的基因组中，因此能够随细胞分裂而传递给子细胞乃至后代，因此被认为具有永久纠正致病突变的潜力（图 9.3）。研究者尝试使用该技术对脂蛋白脂肪酶缺乏症、腺苷脱氨酶缺乏症、视网膜色素变性、β 地中海贫血、镰状细胞贫血、脊髓性肌萎缩症等遗传病以及白血病、淋巴瘤、黑色素瘤等进行治疗，并取得了一些突破，由此吸引了大量的关注。

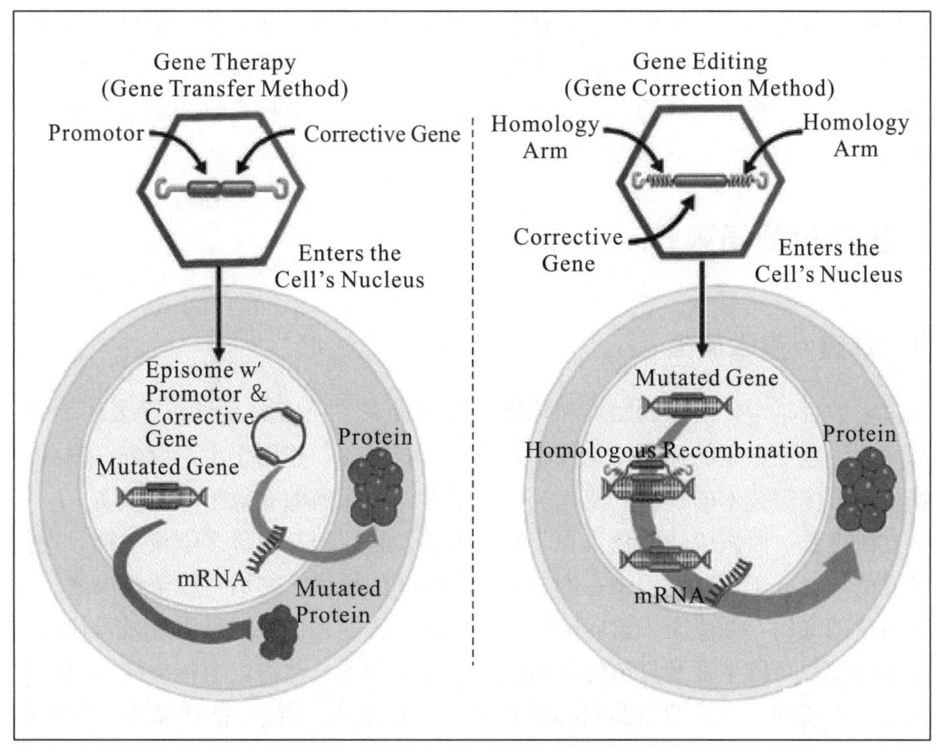

图 9.3 基因治疗与基因编辑的原理

注：左图，基因治疗（Gene Therapy）涉及使包含纠正基因（Corrective Gene）与启动子（Promotor）的附加体（Episome）进入细胞核，表达正确的蛋白质。右图，基因编辑（Gene Editing）涉及使包含同源臂（Homology Arm）和纠正基因的序列通过同源重组替换突变序列，从而表达正确的蛋白质。图片源自 CRISPR Therapeutics，2018。

2022 年 12 月，我国复旦大学附属眼耳鼻喉科医院采用基因补偿的方式，开展了全球首例遗传性耳聋患儿的基因治疗。研究者将基因治疗药物通过微创局部注射到患儿的内耳中，弥补缺陷的耳畸蛋白，从而恢复或改善 *OTOF* 基因突变所导致的听觉和言语功能障碍。2023 年 10 月，该患儿的听力得到了明显的改善，能够进行日常对话。2024 年 1 月 23 日，美国费城儿童医院宣布其成功对一名遗传性听力损失患者进行了试验性基因治疗。患者为 11 岁男性，具有由单基因异常导致的双侧先天性极重度耳聋。患儿在接受治疗近 4 个月后，单耳听力已改善至仅有轻至中度的听力损失，其“有生以来第一次听到声音”。

随着工具的不断改良，基因编辑治疗进入了发展的快车道。TALEN、ZFN 以及几乎革新了整个基因编辑领域的 CRISPR－Cas 系统使基因编辑治疗变得容易。2020 年，来自美国加州大学伯克利分校的 Jennifer Doudna 和普朗克研究所的 Emmanuelle Charpentier 因其在 CRISPR 领域的突出贡献而获得了诺贝尔化学奖。与此同时，二人分别参与创立的 Intellia Therapeutics 公司和 CRISPR Therapeutics 公司也成长为基因编辑治疗领域的领军者。两家公司均有管线进入临床阶段，有望为遗传病的治疗带来曙光。此外，基于基因编辑技术的细胞治疗也有望迎来跨越式的发展。

需要指出的是，无论采用的是活体转移还是回体转移路径，基因治疗（包括基因编辑）和细胞治疗均存在以下风险和局限性：①安全性；②免疫排斥；③有效性；④插入基因的毒性；⑤意想不到的结果；⑥价格昂贵。此外，其前提条件仍然是需要找出致病基因来。

9.3 还原论的局限性

9.3.1 基因＝基本原因？

在过去数百年中，西医的发展和传播为人类带来了巨大的福祉。许多伟大的发现，如解剖学、生理学、生物化学、免疫学、病原生物学等，连同手术、麻醉、输血、抗生素、疫苗、影像等技术的发明，使人类实现了对许多疾病的有效治疗和预防。

从方法论看，西医成功的秘诀在于对病因的发现。与其他许多学科一样，现代医学的大量成就均获益于还原论思维，即首先找到疾病的原因，之后再设法解决之。对于病因相对简单的疾病，如感染、营养缺乏、内分泌障碍等来说，这种思维是可行的。历史上，细菌的发现与抗生素及疫苗的发明就是很好的例子。然而，与传染病不同的是，许多疾病是多因素的。常见的疾病如心血管疾病、糖尿病、智力/精神障碍、肿瘤等均具有复杂的发病机制，且治疗效果差强人意。对于遗传病来说，患者所表现的遗传倾向一方面引发了大量的研究，使人们感觉找到病因的时机已经到来；另一方面，其异质性也对还原论思维提出了严峻的挑战。

从字面上看，基因是对 Gene 一词最贴切的翻译。然而，基因就等于基本原因吗？许多人将“DNA—RNA—蛋白质”中心法则想当然地延伸到疾病，相信在每一种疾病背后都隐藏着某种基因变异，这就导致了基因决定论。

就 22q11.2 缺失来说，表型混杂的病例（并发其他疾病）以及基因型混杂的病例（存在其他基因变异）均已被发现。对于这些病例的观察，提示我们每一个人都是独特的，决定其表型的，是其独特的基因组以及环境和随机因素。将不同的个体强行划分为一类，会抹除其个性特征，导致偏倚的结论。此外，病理生理学机制以及分子网络的存在，亦对区分不同症状之间的并存（Co－existing）、相关（Related or Associated）和因果（Causal）关系提出了挑战。

从已掌握的资料来看，似乎很难把每种疾病的“基本原因”都找出来。以 DiGeorge 综合征、腭－心－面综合征为例，尽管 22q11.2 缺失涉及多个基因，但 *TBX 1* 的发现还是使许多研究者试图将全部问题归咎于这一个基因的缺失。然而，缺失区内的其他基因就不重要吗？另一个难题就是，患者表型的显著变异究竟是缘于缺失本身的微小差异，还是遗传背景以及环境因素等？

9.3.2 *TBX 1* 就是 22q11.2 缺失综合征的基本原因吗？

TBX 1 基因定位于染色体 22q11.21 区，编码一种重要的 T 盒转录调节因子。Lindsay 等（2001）通过建立 22q11.2 缺失的小鼠模型，证明 *Tbx 1* 的杂合缺失将影响

第四弓动脉的发育，纯合缺失将导致整个弓动脉系统的严重破坏，向缺乏 *Tbx 1* 表达的鼠胚中导入该基因则能够部分纠正上述缺陷。上述发现，连同 *TBX 1* 的表达模式，提示该基因在 DGS/VCFS 心血管表型的发生机制中扮演重要角色。

支持 *TBX 1* 作为 DGS/VCFS 关键基因的另一证据是，研究者还在一些具有相关表型却未携带 22q11.2 缺失的患者中发现了该基因的致病变异（Xu et al.，2014；Jaouadi et al.，2018；Haddad et al.，2019）。Ogata 等（2014）在一个表现为颅面部异常与低钙血症的家系中发现了 *TBX 1* 的杂合变异。Alghamdi 等（2019）报道了一个类似的家系，患者同时还具有耳聋的表现。Hasegawa 等（2018）报道了一例携带 *TBX 1* c.967 _ 977dupAACCCCGTGGC 新发变异的婴儿，表现为低钙血症性癫痫发作以及右侧小趾多趾，但未见腭部和心脏异常以及 22q11.2 缺失综合征的典型面容。Li 等（2019）亦在两个显性遗传的甲状旁腺功能减退家系以及一例散发患者中发现了 *TBX 1* 的致病变异。

DGS/VCFS 患者的颅面部表型涉及颅骨、颅底、颌骨、咽肌、耳、鼻、喉、腭、牙齿和颈椎等。在胚胎发育的过程中，*TBX 1* 参与调节颅骨和咽部器官祖细胞。*Tbx 1* 缺失的小鼠则表现出 DGS/VCFS 的大多数特征，包括颅面部表型。

研究者通过动物实验证明，*Tbx 1* 为咽核心中胚层细胞自主生存以及形成咀嚼肌所必需（Kong et al.，2014)，同时参与调控胸腺上皮的发育（Chitty－Lopez et al.，2022)。*Tbx 1* 的缺失可能导致类似于锁骨颅骨发育不全的畸形（Funato et al.，2015)。在两种 22q11.2 缺失综合征的小鼠模型中，早期的肌肉发生缺陷可能导致中耳炎（Fuchs et al.，2015)。此外，*Tbx 1* 参与调控大脑血管的形成（Cioff et al.，2014)，而大脑皮质的发育也有赖于 *Tbx 1* 在中胚层的表达（Flore et al.，2017)。

心脏的发生起始于两种不同的中胚层细胞祖细胞，分别为初级生心区（Primary Heart Field）和次级生心区（Secondary Heart Field)。这两种不同的中胚层谱系将产生三种心脏细胞亚型，分别为心肌细胞、心外膜细胞以及心内膜细胞。这些细胞随后与神经嵴细胞整合，最终形成有功能的心脏。Francou 等（2014）发现，*TBX 1* 参与调节次级生心区上皮的极性和动态基底端的丝状伪足。De Bono 等（2018）则证实，*T－box* 基因和维甲酸信号共同参与调节小鼠次级生心区动脉与静脉极祖细胞的分离。

值得注意的是，位于 22q11.2 缺失区两端的 *HIC 2* 和 *DGCR 6* 也被发现与心脏发育和锥干缺陷相关（Dykes et al.，2014；Gao et al.，2015)。Valenzuela 等（2016）则发现，条件敲除 22q11.2 区的 *HIRA* 将导致小鼠心肌细胞肥大、肌膜损伤和局灶性纤维化。此外，Verhagen 等（2012）报道了 8 例患者，其携带的 22q11.2 缺失均未涉及 *TBX 1*，但仍具有符合 DGS/VCFS 诊断的表型，提示 *TBX 1* 并非导致相关心血管表型的唯一原因。

TBX 1 也并非单独在工作，而是处于一个基因功能网络中，拥有上游和下游基因。位于 8p21.2 区的 *NKX 2－6* 是 *TBX 1* 的下游基因，编码一种含有同源盒的蛋白，表达于小鼠胚胎的咽弓尾侧和心室流出道。Ta－Shma 等（2014）在两个表现为永存动脉干和胸腺缺如的近亲婚配家族中发现了 *NKX 2 －6* 的纯合无义变异。Ritter 等（2020)

亦报道了一对具有永存动脉干且均携带 *NKX2-6* 复合杂合变异的姐妹。作为 *TBX1* 的负调控因子，*RIPPLY3* 在心脏发育中发挥关键的作用。在615例排除了22q11.2缺失/重复的心脏锥干缺陷患者中，Hong 等（2018）发现4人携带 *RIPPLY3* 的罕见变异。

其他染色体区域的基因变异也可能导致类似的表型。Liu 等（2018）在4例表现为DiGeorge综合征的患者中（其中3例来自同一家系）发现了 *TBX2* 基因（定位于17q23区）的杂合变异。Reuter 等（2019）发现，血管内皮生长因子相关信号通路的基因如 *VEGFR3*（定位于5q35.3区）和 *KDR*（定位于4q12区）等的单倍剂量不足与法洛四联征存在关联。Yaoita 等（2024）对11例不伴22q11.2缺失的永存动脉干患者进行了全基因组测序，在5例中发现了 *TMEM260* 基因（定位于14q22.3区）的致病性变异，此外还发现2例分别携带 *GATA6*（定位于18q11.2区）和 *NOTCH1* 基因（定位于9q34.3区）的致病性变异。

Sinha 等（2015）发现，小鼠中 *Wnt5a* 基因的缺失将破坏次级生心区的细胞部署，并可能导致类似于DiGeorge综合征的心室流出道畸形。Pane 等（2018）发现，*Tbx1* 能够抑制 *Mef2c* 基因的表达，并与初级生心区增强子组蛋白3的去乙酰化相关。*Pax9* 为心血管发育所必需，并在咽内胚层中与 *Tbx1* 相互作用，调控第四咽弓动脉的发生（Phillips et al.，2019）。Stothard 等（2020）描述了 *Gbx2* 缺失小鼠的表型，并证明在其心血管发育的过程中 *Gbx2* 和 *Pax9* 在咽内胚层中存在相互作用。Racedo 等（2017）则发现，在22q11.2缺失综合征的 *Tbx1* 条件无效小鼠模型中，减少β-连环蛋白的剂量能够明显挽救心室流出道异常。

值得注意的是，其他独立于 *TBX1* 的基因和信号通路亦可能影响心血管系统的发育。Levenson（2012）发现，*MOZ*（定位于8q11区）可能加重维甲酸对先天综合征的致病作用，提示染色质的遗传修饰可能与22q11.2缺失综合征的变异度有关。*HRT1*/*HEY1*（定位于8q21.13区）编码一种Notch和ALK1信号通路下游的转录因子。Fujita 等（2016）发现，缺乏 *Hrt1*/*Hey1* 的小鼠具有咽弓动脉缺陷以及主动脉弓及分支的严重畸形。Cheung 等（2021）则发现，*SETD5*（定位于3p25.3区）为心脏发育过程中心咽中胚层所必需。*Setd5* 基因的单倍剂量不足与小鼠的心室流出道缺陷相关，尽管未发现其与 *Tbx1* 存在相互作用。条件诱变实验显示，心咽中胚层中需要 *Setd5*，才能使心管通过球囊扩张阶段形成四腔心。

与心血管畸形类似，*TBX1* 也很可能并非DGS/VCFS颅面部异常以及神经精神障碍的唯一致病基因。

位于22q11.2区的 *DGCR2* 是精神分裂症的候选基因，参与调控大脑皮质的早期形成（Molinard-Chenu and Dayer，2018），并通过细胞黏附调控神经元树突棘的发育（Ren et al.，2023）。Mugikura 等（2015）发现，*Dgcr2* 缺陷小鼠具有步态异常、运动减少和运动协调受损。Ota 等（2013）发现，同样位于22q11.2区的 *ZDHHC8* 可能影响精神分裂症患者脑皮质的体积。此外，位于11p15.5区的 *IGF2* 能够挽救22q11.2缺失相关精神分裂症 *Dgcr8* 缺陷小鼠模型中成年海马神经发生和工作记忆缺陷的减少（Ouch et al.，2013）。在22q11.2缺失综合征的小鼠模型中，*Vegfr3* 可以调节大脑中微小血管的分叉过程（Cioffi et al.，2022）。

Brock 等（2016）在缺失 *Tbx 1* 的背景下，通过绘制腭发育过程中间充质细胞过程图，揭示了复杂的细胞增殖变化和紊乱的细胞堆积与极性。Duband 等（2016）则证实，在咽部发育的过程中，趋化因子 Sdf1/Cxcl12 及其受体 Cxcr4 位于 *Tbx 1* 的下游，Cxcr4 信号转导的减弱可导致 22q11.2 缺失综合征的主要形态学异常，提示 Sdf1/Cxcr4 轴可能在其发病中扮演关键角色。Hasten 和 Morrow（2019）则发现，咽囊内皮中 *Tbx 1* 与 *Foxi 3* 在基因水平存在相互作用。

9.3.3 修饰因素的寻找

从临床表型到基因检测，再到通过动物实验对候选基因的功能进行验证，并借此来确定疾病的“基本原因”，至少对于 DGS/VCFS 等疾病来说似乎是行不通的。这类疾病的表型和基因型的异质性，造成了对结果进行分析时的大量混淆。

TBX 1 的表达似乎赋予了 22q11.2 缺失主要的表型特征，该基因受维甲酸信号调节。在胚胎发育阶段，维甲酸信号的改变可以导致 22q11.2 缺失综合征的拟表型(Phenocopy)。Wang 等（2013）则发现，*TBX 1* 突变体的表型至少有一部分（包括唇腭裂、下颌发育不良等）是缘于过度的骨形态发生蛋白（BMP）信号转导。

Ogata 等（2014）对一个日本家系进行了详细的基因变异分析，其中三人同时具有颅面部异常和低钙血症（第 1 组），两人仅具有颅面部异常（第 2 组），三人表型正常。FISH 和拷贝数分析在该家系中未发现 22q11.2 缺失，而全外显子组测序则发现了一个 *TBX 1* c.1253delA 移码变异（导致蛋白丧失功能）、六个仅见于第 1 和第 2 组的错义变异（分别涉及 *HDAC 4* 、*AGBL 2* 、*SLC 15 A 3* 、*MRGPRF*、*CTTN* 和 *TIAM 1*）和两个框内微缺失（涉及 *CCND 1* 和 *CL 1 C 6* 基因），以及两个仅见于第 1 组的错义变异（涉及 *EP 400* 和 *CEP 76* 基因）。

Alghamdi 等（2019）在一个沙特阿拉伯家系中发现了与 Ogata 等（2014 年）报道的变异相邻的 *TBX 1* ：c.1158 _ 1159delinsT 杂合变异。在该家系中，父亲表现为先天性甲状旁腺功能减退、低钙血症、面部不对称，其三名患病的后代均具有甲状旁腺功能减退、面部异常以及耳聋。在上述两个家系中，*TBX 1* 的变异均未导致心血管异常以及智力障碍，此外，仅后者出现了耳聋，这些是否与遗传背景相关，似乎是较难回答的问题。

Ogata 等（2014）报道的日本家系以及两名患儿的面部特征见图 9.4，其检测发现的基因变异汇总见表 9.1。Alghamdi 等（2019）报道的沙特家系以及三名患者的面部特征见图 9.5。

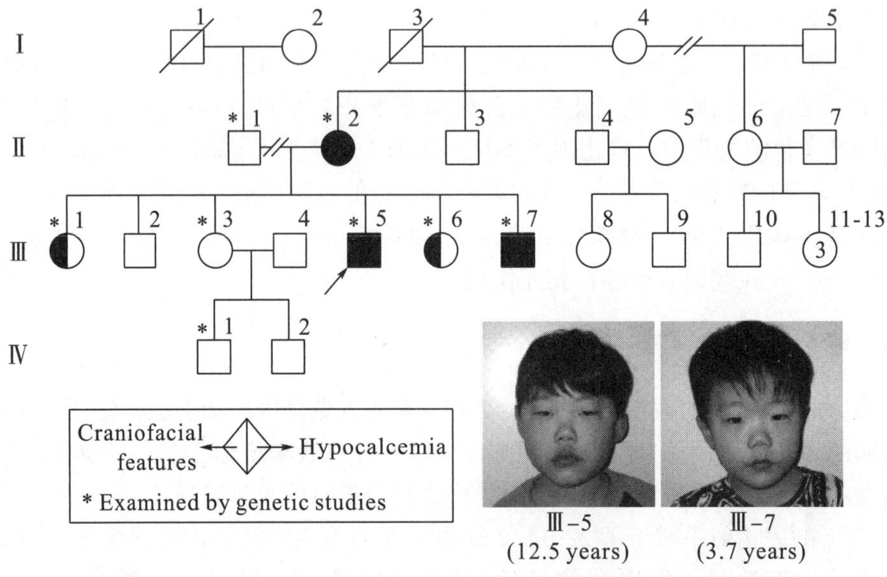

图 9.4 Ogata 等（2014）报道的日本家系以及两名患儿的面部特征

表 9.1 Ogata 等（2014）在一个日本家系中检测发现的基因变异汇总

Table S1. Summary of heterozygous non-synonymous variants.

Gene	Location	Disease association	cDNA change	RefSeq ID	Amino acid change	Predicted function		
						Polyphen-2	SIFT	PROVEAN
Non-synonymous variants that are present in groups 1+2 and absent from group 3 and control data								
HDAC4	2q37.3	Brachydactyly-mental retardation syndrome[a]	c.610G>A	NM_006037	p.G204R	Benign	Tolerated	Neutral
AGBL2	11p11.2		c.2135A>C	NM_02478	p.D712A	Damaging	Tolerated	Deleterious
SLC15A3	11q12.2		c.269G>T	NM_016582	p.G90V	Benign	Damaging	Deleterious
MRGPRF	11q13.1		c.509T>C	NM_001098515	p.L170P	Damaging	Damaging	Deleterious
CCND1	11q13	Colorectal cancer (susceptibility)[b] von Hippel-Lindau disease (modifier)[b]	c.826_828del	NM_053056	p.E276del[c]	N.A.	N.A.	Neutral
CTTN	11q13		c.1030T>C	NM_001184740	p.R344W	Damaging	Damaging	Deleterious
TIAM1	21q22.1		c.3059C>A	NM_003253	p.S1020Y	Benign	Damaging	Deleterious
CLIC6	21q22.12		c.776_805del	NM_053277	p.V259_S268del[d]	N.A.	N.A.	Neutral
TBX1	22q11.21	DiGeorge syndrome Velocardiofacial syndrome	c.1253delA	NM_080647	p.Y418fsX459	N.A.	N.A.	N.A.
Non-synonymous variants that are present in group 1 and absent from groups 2+3 and control data								
EP400	12q24.33		c.2494C>G	NM_015409	p.R832G	Damaging	Damaging	Deleterious
CEP76	18p11.21		c.1327G>T	NM_024899	p.V443F	Benign	Tolerated	Neutral

N.A.: not applicable.

[a] Caused by heterozygous loss-of-function mutations of *HDAC4*.

[b] Constituted by overexpression of *CCND4*.

[c] This deletion shortens the glutamic acid stretch from nine to eight.

[d] In-frame deletion of 10 amino acids (VEAGVPAGDS).

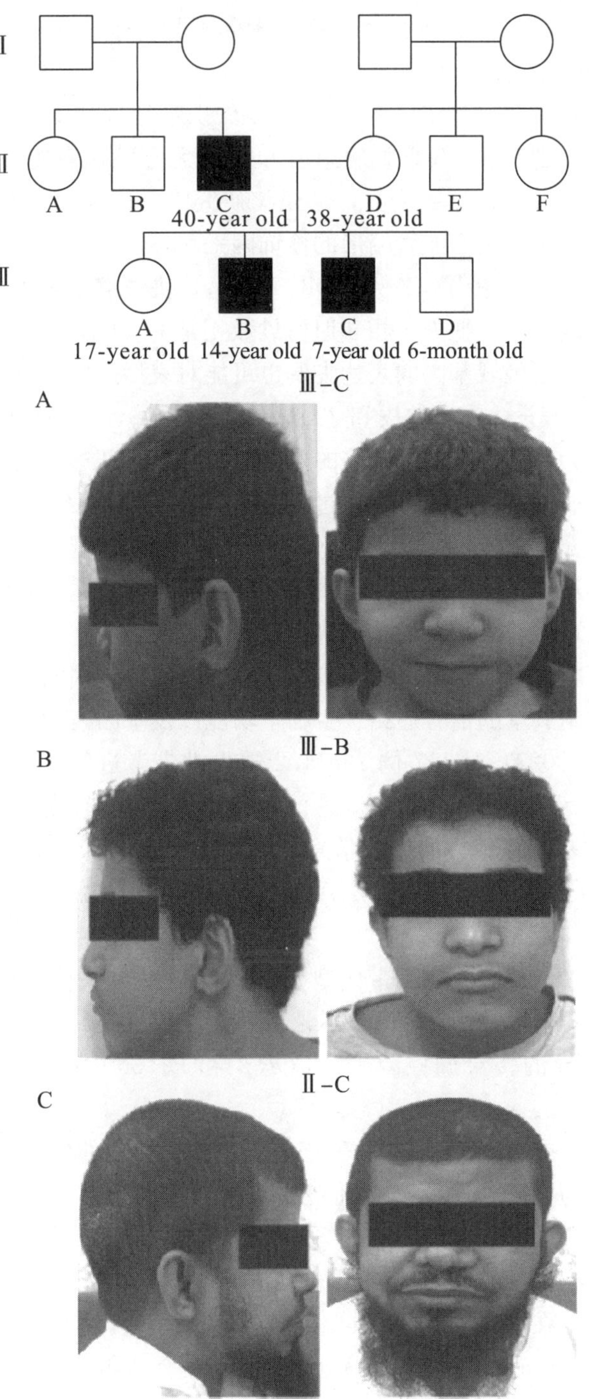

图 9.5　Alghamdi 等（2019）报道的沙特家系以及三名患者的面部特征

一些研究者推测，除 22q11.2 缺失造成的基因丢失外，另一条 22 号染色体相应区域的变异也可能影响最终的表型。为研究非缺失等位基因的变异，Hestand 等（2016）对 127 名患者的 22q11.2 区进行了测序分析，确定了多种缺失的范围，包括两种非典型缺失。他们编目了近 12000 个半合子变异的位置，其中 84%既往曾被注释。在编码区内共发现了 95 个非同义变异、3 个新的终止密码子和 2 个移码插入，推测其中一部分可能导致非典型的表型。

Mlynarski 等（2015）对 949 例 22q11.2 缺失携带者（其中 603 例具有先天性心脏病）进行了分析，分别在 18 例心脏病患者和 1 例无心脏病者中发现了涉及*SLC2A3*（定位于 12p13.31 区）的拷贝数变异，这是该研究唯一的显著发现，提示*SLC2A3* 重复可能是 22q11.2 缺失相关心血管畸形的修饰因素。

Dantas 等（2019）分析了 11 例 3 Mb 22q11.2 缺失携带者的全基因组表达数据。除位于缺失区的基因外，与缺失区相邻但拷贝数正常的 *TUBA8* 和 *GNAZ* 亦存在表达改变，提示基因组其他区域基因的表达失调也可能对表型产生影响。

Xie 等（2019）假设，在非缺失和 22q11.2 缺失的患者中，相似的遗传变异、发育途径和生物学功能会导致心脏锥干缺陷的发生风险。为验证这一假设，他们对 630 例非缺失和 602 例缺失病例进行了分析。通过对基因本体（Gene Ontology）和哺乳动物表型本体（Mammalian Phenotype Ontology）的分析，他们发现了一组与心脏发育相关的途径，之后再利用从罕见的拷贝数变异中收集的独特基因构建出基因调控网络。对这些基因网络进行聚类，并对其预测的功能进行验证。利用公开的小鼠胚胎基因表达数据，从单细胞胚胎到完整发育的心脏，进一步探讨了这些独特基因的表达模式。借助生物信息学分析确定了一组共享的信号通路、生物学功能以及基因表达模式。

Zamariolli 等（2023）对 117 例 22q11.2 缺失携带者进行了全基因组范围的分析。他们挑选了 38 例患者中的 50 个 CNVs 进行下游分析，以比较先天性心脏病患者与非患者 CNVs 所包含的基因和相关的生物学途径。在患者受 CNVs 影响的基因中，富集了与泛素化、转录因子结合位点和 miRNA 靶点相关的若干功能项，突出了表现度的复杂性。

Pinnaro 等（2020）对 31 例携带典型 3 Mb 22q11.2 缺失的个体进行了全外显子组测序和基因关联分析，以发现 22q11.2 区之外可能导致免疫失调表型的基因，结果发现参与维甲酸信号转导的转录调控因子 *NCOR2* 和 *EP300* 中的罕见变异与免疫表型有关。

Zhao 等（2023）推测，22q11.2 缺失相关心脏锥干缺陷的遗传修饰因素可能存在于 *TBX1* 的网络中。为鉴定这些因素，他们分析了 456 例患者和 537 例对照基因组中罕见的可能有害变异。之后采用基因集（Gene Set）的方法，将染色质调节基因鉴定为修饰因素。包含复现性变异的染色质基因包括*EP400*、*KAT6A*、*KMT2C*、*KMT2D*、*NSD1*、*CHD7* 和*PHF21A*。在缺失病例中，共鉴定出 37 个染色质调控基因，这些基因可使锥干缺陷的发生风险增加 8.5%。其中有许多也被确定为自然人群中散发型心脏缺陷的增加风险因素。这些基因在心脏祖细胞中与 *TBX1* 共表达，并可能处于同一遗传网络中。*KAT6A*、*KMT2C*、*CHD7* 和*EZH2* 之前已在小鼠模型中显示与 *TBX1* 存在相互作用。上述研究表明，染色质调控基因的紊乱影响了作为 22q11.2 缺失综合征和散发性先天性心脏病遗传修饰因子的 *TBX1* 基因网络，提示在先天性心脏病的发病中存在涉及 *TBX1* 基因网络的共同机制。

9.3.4 “基因”概念的复杂性

除编码蛋白质的基因外，人类基因组中还包含许多非编码基因，包括微小 RNA（miRNA）和长链非编码 RNA（lncRNA）等。它们与 22q11.2 缺失，尤其是 *TBX 1* 之间的关系也可能导致缺失者之间的症状差异（Du et al.，2020）。此外，表观遗传学机制（化学修饰）也可能对疾病的表型产生影响。这些均提示了遗传信息的复杂性。

Bittel 等（2014）检测了未合并 22q11.2 缺失的法洛四联征婴儿右心室肌肉中微小 miRNA 的表达，发现有 61 个的表达发生了显著的变化，其中 *miR −421* 的表达显著上调，并被预测与心血管调节通路的多个成员存在相互作用，从而调节细胞的增殖。*miR −421* 与 *SOX 4* 的表达之间存在显著的负相关，而 *SOX 4* 是 Notch 通路的关键调节因子，已被证明对心室流出道至关重要。

Bertini 等（2017）应用微阵列比较基因组杂交技术对 21 例 22q11.2 缺失综合征患者进行了详细的分析。他们在研究中同时考虑了蛋白质编码基因和 miRNA，以发现 22q11.2 区基因与基因组其他部分之间可能的上位相互作用（Epistatic Interaction）。对 22q11.2 缺失区所包含的基因的详细分析表明，由于 miRNA 发生的主要参与者 *DGCR 8* 的存在，该综合征可能是一种生物能量障碍或转录后基因调节改变的结果。在额外发现的 CNVs 中，仅有 4 个包含线粒体功能基因，而在 19 例患者中检测到了 11 个 miRNA，且均与 22q11.2 缺失综合征涉及的生物途径有关。CNV 和 miRNA 是在基因表达和调控水平上改变了复杂性顺序的新实体。因此，CNV 中所包含的 miRNA 属于潜在的功能变异，应被视为基因型与表型关联研究的重点对象。涉及 miRNA 生物发生的主要因素 *DGCR 8* 的缺失则放大了这种变异性。

miRNA 可能在面中部发育和 Bmp 信号转导的过程中调节 *T −box* 基因的表达。Toritsuka 等（2013）发现，在 22q11.2 缺失综合征模型小鼠的神经发育缺陷中，存在 miRNA 介导的 Cxcr4/Cxcl12 信号转导缺陷。Gao 等（2015）则发现，TBX1 蛋白的相互作用和 miRNA−96−5p 的调节参与调控颅面部和牙齿发育过程中的细胞增殖。Diamantopoulou 等（2017）发现，Mirta22/Emc10 的功能缺失变异可以挽救 22q11.2 缺失小鼠模型中特定的精神分裂症相关表型。

鉴于 22q11.2 区域包含编码转录因子和染色质重塑因子的基因，Rooney 等（2021）分析了 43 例经典缺失、2 例近端缺失和 4 例远端缺失者外周血基因组 DNA 的甲基化情况，证实在所有的经典型和近端缺失者中均存在高度特异的表观遗传学标签。Carmel 等（2021）亦在 22q11.2 缺失相关的精神分裂症谱系障碍中发现了印记基因和 6p21−22 区 *MHC* 基因座的甲基化差异。

9.3.5 动物模型——像还是不像?

22q11.2 区基因的进化保守性涉及其序列和表达模式的相似性。Guna 等（2015）绘制了人类 22q11.2 缺失区的综合图谱，描绘了所包含的基因及其在大脑中的表达情况。为鉴定推定的同源基因，他们采用标准的方法查询了斑马鱼（*D. rerio*）、果蝇（*D. melanogaster*）、线虫（*C. elegans*）以及小鼠（*M. musculus*）的蛋白质组，并对其同源基因进行了定位，以验证其同线（Syntenic）关系。他们系统地编目了这些物种的保守基因已有的敲除和敲倒模型，并对其相关表型进行了全面的回顾。

典型的 2.5 Mb 22q11.2 缺失区包含 90 多个基因。在其中 46 个蛋白质编码基因中，有 41 个在人脑中存在表达。在斑马鱼中已鉴定的同源基因与小鼠相当，并包括一些保守的基因簇结构。在果蝇中有 22 个同源基因，蠕虫中有 17 个，并涉及多条染色体。单个基因敲除的突变体可用于简单的模式生物，但不能用于小鼠。尽管在所有物种中保守的 17 个基因的敲除和敲倒模型的表型数据有限，但有证据表明它们在神经发育表型中扮演重要角色，包括 22q11.2 缺失区 6 个线粒体基因中的 4 个。

明确自闭症谱系障碍、注意力缺陷/多动障碍以及精神分裂症的发育学病因，对于建立针对这些影响大脑皮质神经回路的常见而难治的疾病的新诊疗方法来说仍是一个重大的挑战。究其原因：一是这三种缺陷的广度和重叠性，二是与每种疾病相关的变异的复杂性，三是分析高危或受累胎儿发育中断的困难性。Meechan 等（2015）提议，这种显著的遗传模型综合征的发育学机制可以用 22q11.2 缺失的小鼠模型来准确模拟和分析。

DGS/VCFS 患者的颅面部表型涉及颅骨、颅底、颌骨、咽肌、耳、鼻、喉、腭、牙齿和颈椎等，而大部分患者均具有 22q11.2 区近端 1.5 Mb 的微缺失，造成多个编码基因、miRNA 和 lncRNA 的丢失。基于对 22q11.2 区罕见 CNVs 的人类和小鼠模型的研究，Hiroi 等（2013）提议，该染色体区域多个非邻接基因的改变，加上遗传背景和环境因素的影响，会使表型以不同的概率沿预定的发育轨迹发生改变。

针对 22q11.2 缺失相关的精神疾病，研究者构建了具有不同遗传背景的模拟人类缺失的模型小鼠，但这些模型小鼠却出现了相互矛盾的表型。Fuchs 等（2013）发现，$Df^{1/+}$ 小鼠具有与 22q11.2 缺失携带者类似的显著听力损失，但通常仅涉及一只耳朵，对其中耳的解剖和组织学分析也未发现明显的异常。这些小鼠具有中耳炎的常见症状，包括渗出过多和黏膜增厚等。

Saito 等（2020）构建了 3.0 Mb 22q11.2 缺失的小鼠模型。与现有模型类似，模型小鼠表现出听觉脉冲前抑制的减少、线索依赖性恐惧记忆的下降以及常见于精神分裂症患者中的早期视觉处理受损。不同的是，模型小鼠在行为测试中表现出低活性，并且对实验性时差反应的适应更快。

Saito 等（2021）构建了 22q11.2 区 1.4 Mb 和 1.5 Mb 缺失的两个小鼠模型，并通过行为测试对其进行了全面的分析。1.4 Mb 缺失小鼠表现出活动减少，但其他行为测试均未发现异常。1.5 Mb 缺失小鼠则表现出脉冲前抑制减少以及背景和提示依赖的恐惧记忆损伤的减少。

Tabata 等（2023）观察了 3.0 Mb 缺失模型小鼠的大脑结构，发现胚胎和成年鼠的大脑皮质在整体上与野生型无异，但单个神经元的形态发生了轻微而显著的变化。内侧前额叶皮质、伏隔核和初级体感皮质神经元的树突分支和（或）树突棘密度降低，多巴胺能神经元进入前额叶皮质的轴突神经支配减少。

9.3.6 莫衷一是的组学研究

携带 22q11.2 缺失的个体是发生精神分裂症、分裂性情感障碍和自闭症谱系障碍的高危人群。为全面揭示这类个体在基因组和蛋白质组水平的变化，一些研究者近来尝试用单细胞 RNA 测序、代谢产物以及蛋白质组检测对其进行分析。然而，由于临床表型的异质性、基因与蛋白质的巨大数量以及分子网络的复杂性，这些研究所产生的结果错综复杂，可重复性差，其结论也莫衷一是，缺乏明确的意义。

22q11.2 缺失区内的若干基因，如 *PRODH* 和 *DGCR 8* 等，与精神分裂症的发生相关。然而，这些基因与神经精神表型的内在联系尚不清楚。为阐明 22q11.2 缺失在早期神经发育中的分子后果，Lin 等（2016）对来源于具有精神分裂症和分裂性情感障碍的 22q11.2 缺失携带者的诱导多能干细胞（iPSC）早期分化的神经元中的基因表达进行了分析。他们对 8 个病例（共 10 份 iPSC 神经元样本）和 7 个对照（共 9 份样本）进行了单细胞 RNA 测序，并通过系统分析鉴定了差异表达的基因/基因模块和感兴趣的途径。通过将差异表达的基因映射至 BrainSpan 转录组，将体外神经元培养中的发现与精神分裂症大脑发育过程中潜在的功能紊乱相联系。他们发现，精神分裂症患者 22q11.2 区几乎所有基因的表达均减少了近 2 倍，745 个基因的表达在患者与对照之间存在显著的差异。对于这些基因的功能富集和网络分析，则揭示了精神分裂症和分裂性情感障碍样本中关键功能途径异常表达的一致证据，如凋亡、细胞周期与存活、MAPK 信号转导等。借助人类发育至成年期的正常脑组织的转录组图谱，他们发现差异表达的基因汇聚在由 CDC45 和细胞周期介导的子网络上，该子网络在胚脑发育的过程中被 22q11.2 缺失破坏。另一个子网络则由 *PRODH* 调节，可能导致青春期大脑功能的受损（图 9.6、图 9.7）。

Nomaru 等（2021）通过单细胞 RNA 测序在心咽中胚层中鉴定了一个以 *Tbx 1* 为标记的多谱系起源的细胞群，其具有形成心脏和鳃节细胞的双重潜能。这些细胞定位于尾侧咽器新生的中胚层中，并持续作为心咽中胚层祖细胞的来源。*Tbx 1* 能够调节这些祖细胞向心咽中胚层衍生物的分化，同时限制异位非中胚层基因的表达。进一步的研究表明，*TBX 1* 能够通过直接和间接调节多谱系起源的祖细胞和下游通路中的富集基因，同时通过改变染色质的可及性，赋予这些基因表达平衡，而染色质受扰则可能导致 22q11.2 缺失相关的发育缺陷。

De Bono 等（2023）对小鼠胚胎咽器和心脏中的神经嵴细胞进行了单细胞 RNA 测序。当 *Tbx 1* 失活时，表达 *Tbx 2* 和 *Tbx 3* 的咽神经嵴细胞可通过表达具有平滑肌基因的转录因子分化心脏神经嵴细胞的三种动态转变。此外，早期心脏神经嵴中 *Tbx 2* 和 *Tbx 3* 的失活将造成平滑肌分化失败，从而导致主动脉弓分支缺陷。*Tbx 1* 的缺失将造成中胚层与心脏神经嵴细胞之间通信的中断，使 Bmp 信号上调和过早激活，连同 MAPK 信号减弱、其他信号的改变以及心脏神经嵴的动态转换失败，进而导致主动脉弓动脉形成和心室流出道分隔的中断。

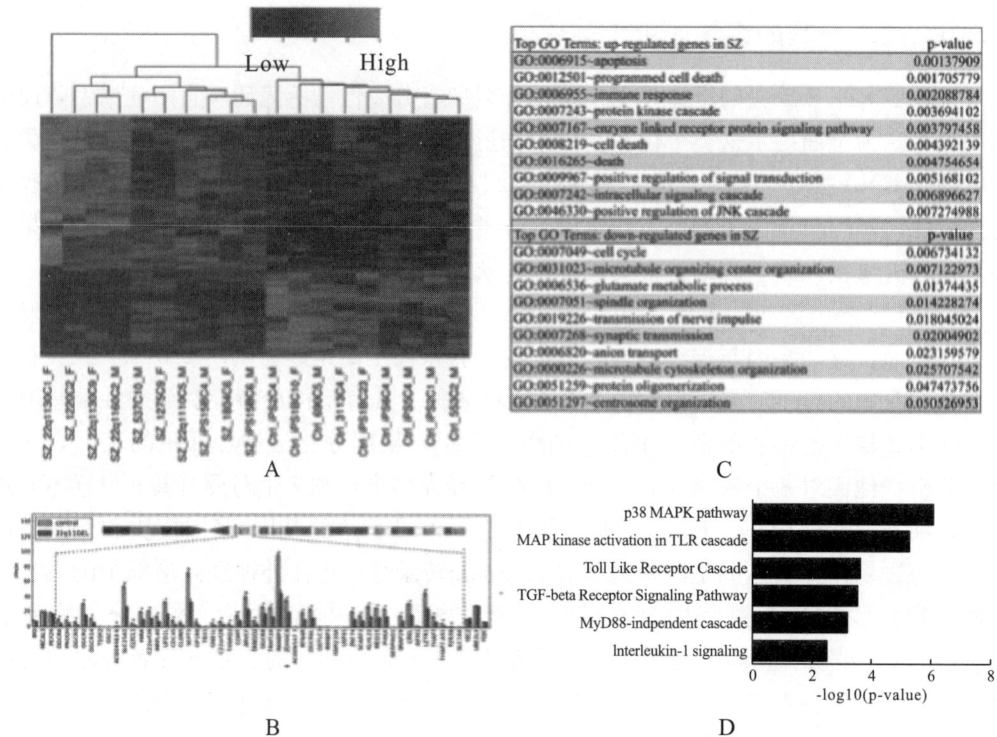

Top GO Terms: up-regulated genes in SZ	p-value
GO:0006915~apoptosis	0.00137909
GO:0012501~programmed cell death	0.001705779
GO:0006955~immune response	0.002088784
GO:0007243~protein kinase cascade	0.003694102
GO:0007167~enzyme linked receptor protein signaling pathway	0.003797458
GO:0008219~cell death	0.004392139
GO:0016265~death	0.004754654
GO:0009967~positive regulation of signal transduction	0.005168102
GO:0007242~intracellular signaling cascade	0.006896627
GO:0046330~positive regulation of JNK cascade	0.007274988
Top GO Terms: down-regulated genes in SZ	**p-value**
GO:0007049~cell cycle	0.006734132
GO:0031023~microtubule organizing center organization	0.007122973
GO:0006536~glutamate metabolic process	0.01374435
GO:0007051~spindle organization	0.014228274
GO:0019226~transmission of nerve impulse	0.018045024
GO:0007268~synaptic transmission	0.02004902
GO:0006820~anion transport	0.023159579
GO:0000226~microtubule cytoskeleton organization	0.025707542
GO:0051259~protein oligomerization	0.047473756
GO:0051297~centrosome organization	0.050526953

图 9.6　22q11.2 缺失精神分裂症患者神经元中差异表达的基因及其富集的功能

注：相对表达的热图 A 显示 782 个基因在患者与对照之间存在显著差异（患者组增强 503 个，下降 279 个）。条形图 B 显示了患者与精神分裂症样本中 22q11.2 基因（包括缺失区侧翼的 3 个基因）的批量校正表达值。星号表示全基因组水平的显著差异表达。C 图为 David 软件测定的 DEG 的富集 GO 项。D 图为软件测定的 DEG 富集途径。图片源自 Lin et al.，2016。

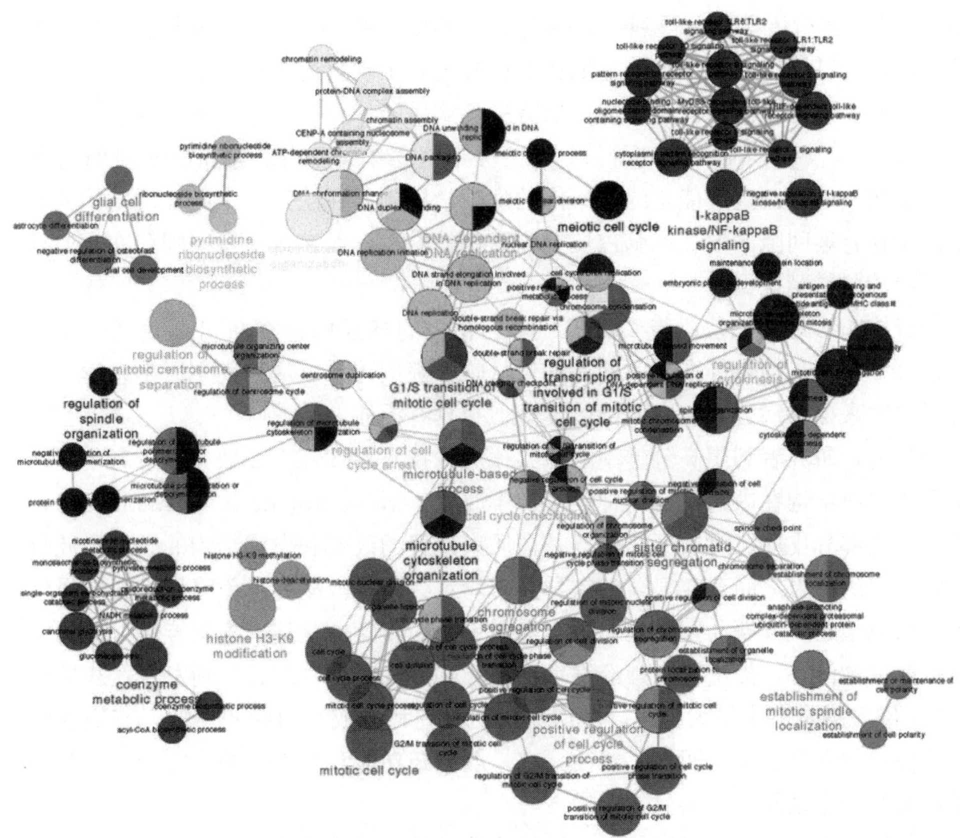

图 9.7 **胚胎期额叶皮质顶部相关** DEG **和共表达非** DEG **的** ClueGO **网络**

注：节点的大小反映了术语的统计学显著性。图中仅显示了 $P<0.05$ 的基因。对于分组术语，初始组大小设置为 3，合并组的百分比设置为 50%。一个术语可以包含在多个组中。不同群体用不同的颜色表示。小组首项（粗体）为该组最重要的术语。图片源自 Lin et al.，2016。

一些研究者推测，大脑早期发育中的代谢缺陷可能有助于解释 22q11.2 缺失神经发育表型的产生机制和确定新的治疗靶点。Korteling 等（2022）对来自 49 名患者和 87 名健康对照的干血片样本进行了非靶向的代谢分析，获得了该综合征的代谢特征以及与患者的智商及自闭症谱系障碍相关的独特的代谢组学模式。Zafarullah 等（2024）则对来自 16 名患者和 14 名健康对照的血浆样本进行了代谢及蛋白质组学分析，发现两组的代谢物之间存在大量的差异。与对照组相比，患者组的牛磺酸和花生四烯酸水平明显降低，另有 16 种蛋白质的表达发生了明显的变化，涉及基因表达、PI3K－Akt 信号通路和补体系统等 70 种途径。

9.3.7 从基因到大脑再到行为

22q11.2 缺失已被确认为智力障碍、注意力缺陷/多动障碍、自闭症谱系障碍、癫痫发作、焦虑症、精神分裂症以及早发性帕金森病等多种常见神经精神疾病的风险因素。许多人将其作为研究这类疾病的遗传学模型之一。该模型的优点在于：首先，

22q11.2 缺失在遗传学上已得到很好的表征。其次，缺失区内的大多数基因均在大脑中表达。最后，基因诊断可能在明显的神经精神症状出现之前进行，能够为早期干预提供机会。对患者进行长期随访则可能提供有关疾病风险和保护因素的重要信息（Zinkstok et al.，2019）。Seitz-Holland 等（2021）发现，22q11.2 区缺失和重复对脑白质具有相反的影响，并推测这可能是缘于不同的病理学机制。在缺失者中，微观结构的异常可能继发于脑脊液间隙的增宽和脑白质更为密集的堆积，而在重复者中则存在类似神经精神疾病中的脱髓鞘证据。

与身体畸形不同的是，与 22q11.2 缺失相关的神经精神症状出现较晚，并涉及认知、语言、智力、精神等多个方面。如何从临床表型入手，从解剖学、生理学、细胞以及分子层次来探索病因并整合局部的发现似乎具有挑战性。

近年来，研究者利用高分辨率的磁共振成像技术在 22q11.2 缺失携带者中发现了包括灰质和白质结构在内的广泛的神经影像学改变。Momtazmanesh 等（2021）发现，缺失者存在大部分皮质、皮质下结构以及白质束连接的改变和微观结构的破坏。此外，尽管不同研究的结果之间存在显著的差异，但均观察到扩散率测量值降低，各向异性分数升高。与典型的发育期儿童相比，缺失者在更大的年龄才能达到各向异性分数的峰值和径向扩散率的低谷，提示存在神经发育迟缓。Neuhaus 等（2021）则发现，灰质异位在 22q11.2 缺失携带者中最为常见，其次为透明隔腔和（或）边缘腔增宽、室周囊肿、室周结节性异位和多细小脑回等。然而，在一般认知功能和精神合并症方面，有和无脑形态学异常的个体之间并无明显的差异。

在与神经认知异常相对应的大脑结构方面，缺失者存在与记忆力减退、认知障碍、癫痫发作和情绪异常相关的海马旋转不良（Andrade et al.，2013），以及与认知力下降、社会认知异常和精神症状相关的白质微观结构缺陷（Jalbrzikowski et al.，2014；Roalf et al.，2017；Nuninga et al.，2018）。Lutz 等（2019）发现，22q11.2 缺失携带者具有显著的脑回化不足，而脑回化不足则与眶额和前扣带质层的执行功能和言语学习较差有关。此外，这些患儿还存在口语处理过程中脑活动的减少（Vansteensel et al.，2021）以及腹侧纹状体皮质系统功能的连接障碍（Tepper et al.，2022）。Sanders 等（2023）发现，与对照组相比，22q11.2 缺失综合征患儿的社交能力较差，更难以识别面部情绪，其右侧杏仁核至梭状回白质通路的各向异性分数也较高。

在与精神症状相对应的脑结构方面，Schmitt 等（2015）发现，与对照相比，22q11.2 缺失综合征患者的皮质厚度总体增加，并伴随表面积减少、局部脑回指数降低和大脑体积减小，以额叶、顶上叶和中线旁皮质为甚。与非缺失者相比，缺失者颞上回和后扣带皮质局部变薄。有精神症状的未缺失者与缺失者的模式相似，但在与精神分裂症有关的几个区域，如额上回和颞上回等，存在显著的差异。Rogdaki 等（2020）发现，与对照组相比，22q11.2 缺失携带者的全脑、总灰质、总白质、额叶、颞叶、顶叶、小脑和海马的平均体积均明显偏低。海马与侧脑室的个体差异也更大。上述结果提示 22q11.2 缺失携带者与精神分裂症的结构异常趋同，在某种程度上也与自闭症谱系障碍的研究结果一致。

作为一种较新的磁共振成像技术，扩散张量成像能够直观地显示脑白质纤维的走行，揭示其与认知缺陷和精神病症状之间的关系。Kikinis 等（2017）用该技术对有精神症状的青少年患者进行了分析，发现缺失组的胼胝体、左右上纵束以及左右放射冠的平均、轴向和径向扩散率均有所下降，但各向异性分数未减少。此外，有前驱症状者的轴向和平均扩散率均降低。Heller 等（2020）发现，额叶－纹状体－丘脑（Fronto－striatal－thalamic，FST）亚回路异常也存在于有精神分裂症前驱症状的 22q11.2 缺失携带者中，并与右侧丘脑额下回束的言语功能有关。Mancini 等（2023）则发现，22q11.2 缺失携带者的大脑颞叶存在兴奋/抑制失衡，涉及海马萎缩的精神症状的个体的海马中谷氨酸+谷氨酰胺进一步增加，这与谷氨酸水平异常升高作为兴奋毒性导致海马萎缩的理论相符。

总体而言，无论是从 22q11.2 缺失出发，通过探讨携带者大脑的结构和（或）功能的异常，再尝试用结果来解释患者的认知表现以及神经精神障碍的发生机制，还是从缺失者的某种症状出发，来探讨其神经解剖学与生理学基础，均无法完美地建立起基因型与表型的对应关系。临床观察则提示，尽管这类患者具有相似的缺失，其神经精神表型却存在显著的差异，对此的解释则包括遗传背景效应、额外的罕见致病变异以及 22q11.2 缺失区某些基因潜在的调节功能等。由于这些研究结果之间存在相当大的差异，影响了其结论的可推广性。

9.3.8 基因型与表型对应关系的缺乏

基因型与表型的对应关系是遗传学研究的核心问题。然而，对 22q11.2 缺失综合征之类的疾病来说，其基因型和表型并不“单纯”，甚至于说非常复杂。如何确定致病变异、如何正确诊断、如何寻找治疗的方法等，均对遗传学家和临床医生提出了巨大的挑战。

以 22q11.2 缺失为例，患者另一条 22 号染色体上的致病变异也可能导致隐性遗传病的表型。鉴于部分缺失者具有额外的“非典型”表现如颅缝早闭和直肠肛门畸形等，而位于 LCR22 A－B 区的 *CDC45* 则涉及颅面部的发育，其变异也被发现参与颅缝早闭的发病，Unolt 等（2020）对 15 例 22q11.2 缺失携带者进行了测序分析。这些患者具有非典型的表型如颅缝早闭、身材矮小、骨骼畸形和直肠肛门畸形等，结果在 5 例中发现了 *CDC45* 的 4 种非同义变异。他们认为，上述关联导致了一种不同于 Meier－Gorlin 综合征的疾病，可能代表一种新的疾病或者 Baller－Gerold 综合征。此外，上述发现也提示，部分 22q11.2 缺失综合征患者所具有的非典型表型是未缺失的染色体上的致病变异所致。与之相似，在一例具有精神分裂症的 22q11.2 缺失女性中，Guo 等（2020）也发现了位于缺失区的 *CLDN5* 的功能变异。Blagojevic 等（2022）则发现，即使考虑了已知的风险因素如肥胖和糖尿病等，22q11.2 缺失也与高甘油三酯血症存在关联，提示该区域存在高甘油三酯血症的易感基因。

事实证明，即便是研究得较为透彻的遗传学问题，表型与基因型之间的对应亦可能出现疑问。例如，研究者曾报道两名患者，分别携带 22 号染色体的部分重复和 22q11.2 缺失。二人外观均为男性，分别具有两性畸形和腭－心－面综合征，但 *SRY*（Y 染色体上的男性性别决定基因）的检测结果却均为阴性（Erickson et al.，2003；Phelan et al.，2003）。

遗传异质性是一个普遍性难题。目前看来，遗传异质性绝不仅限于DiGeorge综合征、腭－心－面综合征。以唇/腭裂为例，已发现500多种综合征涉及该症状，已知的病因包括基因变异、染色体异常以及致畸物接触史等。与此类似，Lurie（2003）曾以“何处寻找膈疝相关基因?”为题报道了对150名携带染色体异常的膈疝患者的研究，其结果显示，15q26、8p23、8q22、4p16、1q42以及3q22区的缺失较为常见，提示这些区域包含膈疝的易感基因，而22q11、4q28、3q32、1q25q31.2以及2p23p25区则可能包含在重复时可能导致膈疝的基因，因此很难确定膈疝的易感基因到底在哪里。已知与躁狂抑郁症存在连锁的染色体区域包括1q31－32、4p16、6pter－p24、10p14、10q21－26、12q23－24、13q31－32、18p11、18q21－23、21q22、22q11－13以及Xq24－28等（Baron，2002）。Artigas－Pallarés等（2005）总结了具有自闭症表现的疾病，其中竟包括30多种先天综合征。

Urschel等（2021)总结了遗传性T细胞疾病的特征。除22q11.2缺失外，10p缺失、*TBX1*变异、*CHD7*变异、Jacobsen综合征和*FOXN1*缺陷也可能导致相似的临床表现。

上述发现均提示了从特定症状出发去寻找基因可能遭遇的困难，即相同的症状可能源于不同的遗传缺陷。此外，试图“自下而上”，根据遗传突变来划分疾病表型（Eisenberg et al.，2010）似乎同样艰难。以22q11.2缺失为例，对其精神表型的定义长期缺乏明确的标准，携带者并不具有单一的精神症状，而是往往伴随各种发育迟缓、大脑及躯体异常以及神经认知缺陷（Verhoeven et al.，2008）。在22q11.2缺失被确定为DiGeorge综合征、腭－心－面综合征的共同原因之前，没人会猜到这两种疾病实际上属于同一范畴。类似的发现使经典遗传学面临一个巨大的挑战：在孟德尔定律和“DNA—RNA—蛋白质”中心法则的暗示下，人们倾向于认为同一遗传缺陷在不同的个体中将导致相似的表型，但实际的情况却并非如此!

对于可能涉及多个基因与环境因素的复杂性疾病，寻找其致病基因所遭遇的困难已经引起了研究者的激烈辩论。还原论思维正在遭遇挑战。与DiGeorge综合征、腭－心－面综合征类似，对许多疾病来说，核型分析发现的多种染色体异常、连锁分析提示的多个“候选”区域，连同基因功能网络（分子通路）的发现，均提示这些疾病具有比预期复杂得多的机制。

越来越多的22q11.2缺失携带者被发现具有“非典型”的表型。与此同时，一些患者则被发现合并其他疾病。研究者提议，对具有非典型特征的患者，应排除基因组中的其他变异（包括等位基因的隐性变异）以及CNV。然而，鉴于遗传机制的复杂性，想要完全排除并存的其他基因变异非常困难。反过来，如何去界定症状与缺失的相关性也并非易事。

Digilio等（2013）在一名患儿中同时发现了22q11.2缺失和20p12.2区*JAG1*的杂合变异。符合22q11.2缺失综合征的表现包括面部异常、法洛四联征、鼻音、语言落后和学习困难等，符合Alagille综合征的表现包括法洛四联征、转氨酶以及结合胆红素升高。他们发现，与上述两种疾病相关的法洛四联征在解剖学上并无明显的差别。

为解释22q11.2缺失高度可变的表现度，Chung等（2015）开发了一种利用全基因组测序和综合分析来发现遗传修饰因素的方法，其生物信息学分析流程结合了可用的工具，以优先考虑罕见且预测有害的编码和非编码单核苷酸变异（SNV）以及插入/缺失。他们对两名无血缘关系的 22q11.2 缺失综合征患者及其未受累的亲代进行了测序，并将其临床表型进行了对比。先证者 1 具有认知障碍、精神病发作、焦虑和法洛四联征，先证者 2 则仅具有青少年类风关节炎。他们在先证者 1 的 22q11.2 区发现了 *COMT* 和 *PRODH* 的常见变异，并在其他行为/神经认知相关基因中发现了罕见的可能有害变异。此外还在编码一种可能与行为障碍有关的神经保护蛋白的 *ADNP 2*（定位于 18q23 区）中发现了一种新的变异（NM _ 014913.3：c.2243G>C）。在先证者 2 的 *ZFPM 2*（定位于 8q23 区）中鉴定了一种新的非同义变异 c.1576C>T。这是一种已知的法洛四联征致病基因，可能作为 *TBX 1* 下游的保护性变异。

Güneş 等（2019）报道了一名男性患儿，表现为小头畸形、室间隔缺损、双足淋巴水肿、面部异常、视网膜病变等。微阵列分析发现其 DiGeorge/VCFS 区存在 1.6 Mb 缺失，测序分析则发现其同时携带 *KIF 11*（定位于 10q23.33 区）的杂合变异。

通过细胞/分子遗传学检测、新生儿筛查、凝血因子以及酶学测试，Cohen 等（2018）曾在 6 例 22q11.2 缺失综合征患者中发现了并存的疾病，包括 CHARGE 综合征（*CHD 7* 变异）、囊性纤维化、母系遗传的 17q12 缺失、G6PD 缺乏症、von Willebrand 病和 1q21.1 缺失等。其他被报道与 22q11.2 缺失综合征并存的疾病还包括重症联合免疫缺陷、8 三体嵌合、Bernard-Soulier 综合征、CEDNIK 综合征、X 连锁点状软骨发育不良、亨廷顿舞蹈症、髓过氧化物酶缺乏症、唐氏综合征、Noonan 综合征等（Brimble et al.，2018；Farrell et al.，2018；Abraityt et al.，2020；Manno et al.，2021；Chinton et al.，2022）。Zalewska 等（2021）甚至发现了一例同时患有 DiGeorge 综合征、Fahr 综合征（基底神经节钙化）以及 Turner 综合征三种疾病的患者。

值得注意的是，通过对全基因组范围的拷贝数变异进行分析，研究者还在一些病例中发现了与 22q11.2 缺失并存的其他微缺失和微重复，如 17p13.3 缺失（Atwal and Macmurdo，2015）、11p15.4 缺失（Pang et al.，2021）、7q11.23 缺失（Shukla et al.，2015；Evangelidou et al.，2020；Crescenda et al.，2021）等。

Smyk 等（2023）对 82 例产前和 77 例出生后确诊的 22q11.2 缺失综合征病例进行了微阵列分析，同时对 86 例出生后确诊的病例进行了全外显子组测序。除 22q11.2 缺失外，微阵列分析在 159 例患者中共鉴定出 5 种致病和 5 种可能致病的 CNVs。全外显子组测序则在 86 例患者中检出了 3 种致病和 5 种可能致病的 SNV 和小 CNV。在 15 例具有自闭症谱系障碍的患者中，Alhazmi 等（2022）则检测到了 22 号染色体多个区域的缺失和重复，包括与自闭症谱系障碍相关的 22q11.2 区。此外，通过测序还在一例患者中发现了 *TBX 1* 的变异。

9.4 生命的复杂性

9.4.1 生命现象的复杂性

复杂性（Complexity）是近年来较为热门的话题。2002 年 5 月，德国的研究者通

过 *Nature* 杂志宣布，在冰岛北部海面以下 120 m 深处发现了一种迄今所知最小的生命。这种被称为“骑行纳古菌”（*Nanoarchaeum equitans*）的微生物属于一种古细菌，其基因组仅包含大约 500 个基因，因此最多拥有 500 种蛋白质（Huber et al.，2002）。这一发现提示，再简单的生物体也包含多个具有不同功能的组分。

中国科学院的吴家睿（2002）曾以“后基因组时代的思考：生命的复杂性和复杂的生命科学”为题，对生命现象的复杂性进行了总结：

（1）生命是一种复合体。再小、再简单的生物体也是由多个执行不同功能的组分所构成的。

（2）这些组分之间有着广泛的相互作用。越高级的生命，其相互作用就越广泛。换句话说，生命的本质是由组成元素之间的关系而非这些元素本身来决定的。

（3）上述的相互作用并非直线式，而是交错编织形成的网络，具有次序和层次。生命从诞生时起就是一个相对独立的系统，并通过与外界交换物质和能量维持其有序性。各种生物大分子通过相互作用形成了不同的功能区域，这些功能区域组合为细胞，各种执行不同功能的细胞又汇聚为组织，组织与组织的结合又产生了器官，最终形成了多细胞的生物体。

（4）生物体的每个层次都具有特定的行为或性质。这类行为或性质并不存在于其组成成分中，而是由组成成分之间的相互作用形成。因此整体大于部分之和，并具有“涌现”性质（不能通过简单叠加各个成分的行为推导出系统的行为）、非线性相互作用（不可相加）以及“蝴蝶效应”（成分的微小改变常常会被迅速放大，进而导致整个系统的状态改变）等特点。

（5）生命系统具有开放性，可以不断形成新的性质或新的功能来适应外界的挑战或改变。

有学者指出，作为 20 世纪主流的分子生物学是一种“简单”的生命科学，其基础建立在还原论思维之上，而还原论思维的假设则是，在不同层次所组成的系统中，高层次的行为由低层次的行为决定。研究者通常认为，只要认识了生命的基因和蛋白质基础，就可以掌握细胞或者个体的活动规律。这种思维恰恰忽略了生命各组分之间极为重要的相互作用。

20 世纪 90 年代初，著名的科学家钱学森（1990）等将自然界和人类社会中一些极为复杂的问题归纳为开放复杂巨系统，并提出了从定性到定量进行综合集成的研究方法。这类系统的子系统数量巨大，其间的关系错综复杂，还与环境存在复杂的相互作用。钱学森指出，对于类似于人体的开放复杂巨系统，用还原论思维是不可能解析的，分子生物学已经沿还原论走到了极限。在人类基因组测序完成之后，下一步的功能研究将会困难得多。事实上，每种疾病背后都存在人体内复杂的生化反应以及复杂的基因调控网络。倘若将基因以及基因之间的关系比作网络的节点和边，这种网络将具有“牵一发而动全身”的性质。此外，表达变化最大的未必就是致病基因。因此，并非每个疾病都能被归结到基因层次的简单原因，此外也很难通过改造基因来解决整个系统的问题。

与此形成鲜明对比的是，中医不仅将人体视作一个整体，而且将人与环境看成一个整体，强调从整体角度来诊断和治疗疾病，这与系统论的观点是一致的。对于基因与疾病的关系，只有采取从定性到定量综合集成的策略，综合利用先验的医学知识和强大的计算机技术，才有希望从感性的认知上升到理性的定量认识。

德国科学哲学家 Thomas Kuhn（1962）曾指出，科学的发展是不连续的，是由在某种“范式”（Paradigm）指导下进行研究的“常规科学时期”和新旧范式转换的“科学革命时期”组成。“范式”是由某种公认的研究准则和研究实例组成，是一种在其研究领域占主导地位的理论。然而，纵观生命科学的发展史，尚未出现新旧范式的交替。

人们越来越清楚地认识到，对于复杂疾病，有必要从更宏观的角度对其进行研究。还原论思维的盛行所导致的“越微观、离真理越近”的思想是错误的。借鉴以整体观为特色的中医理论，将可能有同样深刻的发现，并带来生命科学研究的范式革命。

9.4.2 人类基因组所具有的复杂性特征

9.4.2.1 网络性

携带同样的 22q11.2 缺失，为什么有些人具有严重的表型，有些却仅表现轻微的异常？对此的一个重要解释就是基因网络的代偿作用。事实上，“基因组学”（Genomics）一词的确定即标志着研究者的思路在从单个基因向基因群、基因网络乃至整个基因组发生转变。在 22 号染色体测序完成时，一些研究者就已指出在随后的研究中可能遭遇的困难。以某种生物学过程中若干因素之间的联系为例，对于 4 种因素，即存在 13 种潜在的联系（Little，1999）。对于包含近 30000 个基因的人类基因组来说，这类联系的数量将是天文数字！Yeshaya 等（2009）曾发现，染色体 22q11.2 和 7q11.23 区的缺失均可能导致其他染色体区域基因复制时间的改变。

从错综复杂的现象中找出原因来，是对还原论思维的一项严重挑战。例如，在许多肿瘤中均同时存在多种染色体异常以及大量基因的表达变化，因此将很难判断其中哪一个是最先发生的。将表达上调者称为癌基因，表达下调者称为抑癌基因似乎过于武断。这些基因在正常情况下的功能是什么呢？此外，基因与蛋白质的变化亦可能不一致——一个基因的 DNA 序列即使不存在变异，但是当受到上游基因的影响时，其表达仍可能出现变化。

基因组的网络性质亦表现在对各种刺激“一呼百应”的反应特点上。研究者发现，给予大鼠苯环己哌啶（Phencyclidine，即“天使粉”，一种麻醉药和致幻剂）可导致其大脑前额叶皮质中多达 477 个基因表达的显著改变，涉及广泛的生理学过程，包括应激、炎症反应、生长发育、神经塑造、信号转导等（Kaiser et al.，2004）。

9.4.2.2 动态性

从形成的那一刻起，生命就是一场结构与功能的互动。对于多细胞生物来说，机体各部分之间的密切配合至关重要。分子之间的互动以及生命活动的动态特点意味着，胚胎发育一旦开始，便难以指认是什么导致了什么。换句话说，很难确定在每个现象后面都藏着一个基因。事实上，许多缺陷，如先天性心脏病中的房间隔缺损、动脉导管未闭等，均属于继发性异常。此外，小型的室间隔缺损可能自动闭合，身材矮小、免疫缺陷等亦可能随着年龄的增长而得到纠正。

在分子水平，随着细胞的不断分裂，基因与染色体均可能发生突变，并可能导致越来越复杂的重组（多米诺骨牌效应）。研究者捕获的通常只是上述动态过程中一瞬间的信息，而这些信息则很难被用于界定原发性与继发性事件。

9.4.2.3 遗传与环境

“Nature or Nurture?”（先天还是后天?）是研究者长期争论的一个话题。事实证明，即便是在同卵双胞胎之间，表型的差异也很常见。研究显示，生活方式对基因的表达存在显著的影响。在生活多年之后，同卵双胞胎的基因表达将存在巨大的差异，其原因并非基因变异，而是出生之后人体化学变化所造成的 DNA 甲基化修饰（Fraga et al.，2005）。

与先天性疾病相比，后天性疾病受环境的影响要大得多。流行病学调查显示，1990 年到 2000 年，北京市慢性病的发病率翻了一番（陶立群，2006），而这似乎很难用基因突变来解释。对于精神分裂症，已知的风险因素除遗传外，还包括高龄生育、孕期感染、妊娠与分娩并发症、儿童期及青春期社会适应不良等。对于 22q11.2 缺失相关的神经精神障碍，研究者发现，遗传因素可能影响大脑灰质的总体积、前额叶背外侧体积等与持续注意力、执行功能以及语言记忆有关的结构，从而增加精神分裂症的发病风险（Eliez et al.，2001；Kates et al.，2005；Shashi et al.，2010），携带者所具有的神经–认知障碍亦可能加重，甚至直接造成其性格与精神方面的异常（Swillen et al.，1999）。此外，母子之间的爱意表达、温情与愤怒的控制情况等对患儿精神障碍的发病亦具有显著的影响（Prinzie et al.，2004）。

早在 1959 年，Rene Dubos 即在其 *Mirage of Health*（《健康的奇迹》）一书中对普遍具有还原论思维性质的医学研究提出了怀疑：“尽管进行了疯狂的努力，导致肿瘤、动脉粥样硬化、精神异常以及当今时代其他重大疾病的原因仍不清楚。人们普遍相信，只要用科学的大炮对这些问题进行猛轰，所有疾病的原因将并且能够在预期的时间内被发现。然而，事实上，对于上述病因的搜寻似乎只是一场毫无希望的追逐，因为大多数的疾病状态均属于综合因素相互作用的间接结果，而非单一决定因素的直接后果。”变得清晰的是，遗传、环境以及机会事件事实上共同造成了基因型与表型之间的巨大鸿沟。

试想某个有缺陷的基因要导致一系列的症状将受到多少因素的影响？首先，其等位基因的表达情况。其次，其他位点的修饰基因、镶嵌性、不稳定突变、环境因素以及随机事件等均可能影响其最终的表型。此外，细胞、组织、胚胎、器官、系统、生理学等层次的生命活动亦可能导致最终的表型具有某种程度的随机性。累加起来的效应将显著降低表型的可预测性（图 9.8）。

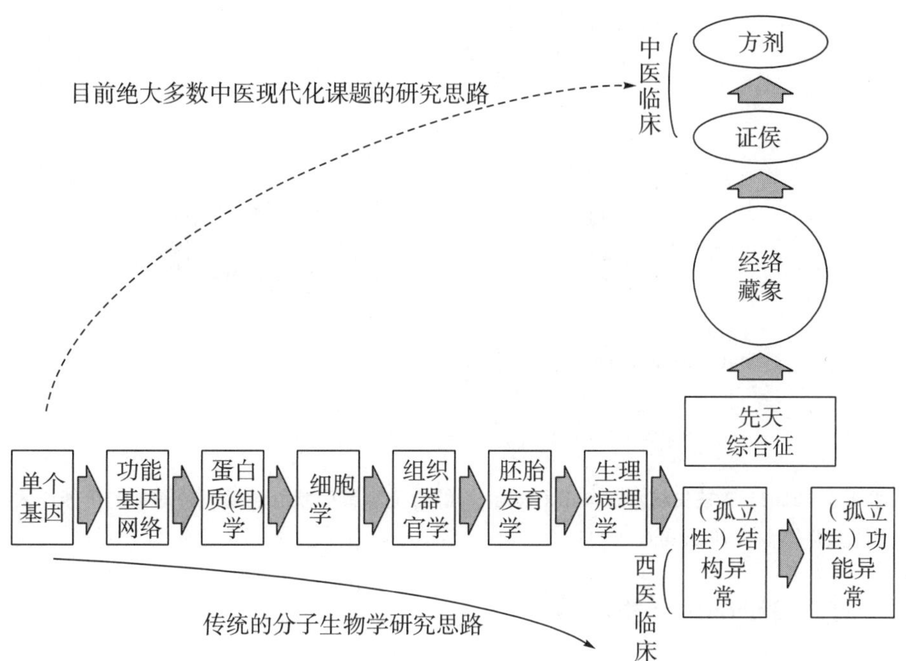

图 9.8　中医与西医尽管属于对人体生理及疾病现象描述的不同体系，但具有共同的生物学基础

注：先天综合征可能同时为揭示胚胎发育途径及经络、藏象理论的物质基础提供关键的线索。目前，中、西医学对临床问题的主流研究思路（虚、实线箭头所示）均试图在基因与临床现象之间直接寻找联系，然而由于学科之间的差距，具体的研究与实际的生物学机制存在或多或少的距离。以本书的观点看，似乎应当重点探索先天综合征与经络、藏象理论及胚胎发育之间的联系，并以此为线索构建功能基因网络。

肿瘤的发生机制——发育缺陷＋免疫缺陷。

22q11.2 缺失综合征甚少与恶性肿瘤相关联，恶性肿瘤主要涉及血液系统、肝、肾以及脑部。头颈部的恶性肿瘤很少被报道。Sarli 等（2023）报道了 5 例 22q11.2 缺失或 DiGeorge 样综合征的患儿，在随访期间意外发现其具有确诊或高度怀疑的甲状腺肿瘤，可能的原因包括 T 细胞或 NK 细胞缺乏、病毒感染、22q 缺失、胎儿期致畸物接触、自身免疫等（图 9.9）。

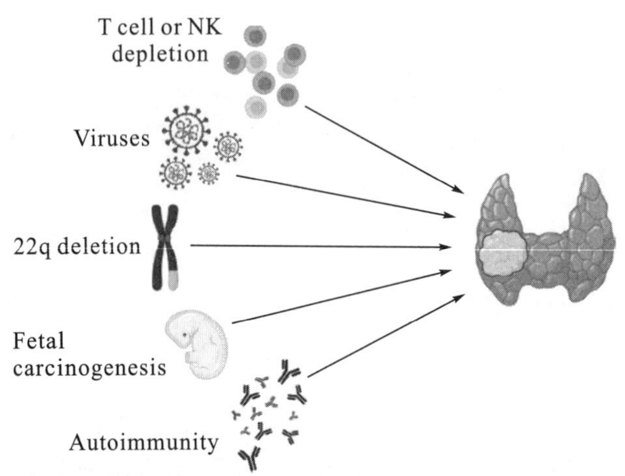

图 9.9　22q11.2 缺失综合征与 DiGeorge 样综合征患者甲状腺肿瘤风险增加的可能原因

注：图片源自 Sarli et al.，2023。

9.4.3　对综合征的进一步思考

9.4.3.1　对表型的定义

在定义某种遗传变异的表型时，通常需要将患者和非患者进行比较，其结论也可能因具体的对象而异，甚至存在争议。值得注意的是，随着比较范围的扩大，同组研究者亦可能得出前后不一致的结论。此外，患者的许多症状，如精神及行为学异常等，通常要到青春期或成年后才显现。此外，其面容特征亦可能随年龄的增长而变得不明显。

随着病例的积累，临床医生对于 DiGeorge 综合征、腭－心－面综合征患者的面容特征也越来越熟悉，但仍缺乏系统的认识。Lewyllie 等（2017）分析了 20 例缺失病例者的三维面部扫描、临床照片、全景和头影测量射线照片以及牙模。值得注意的是，与对照组相比，22q11.2 缺失综合征患儿的三维面部分析提示存在下面部发育不全的普遍趋势。头影测量在二维图像中证实其上颌骨位于下颌骨的背侧，且颅底角增大。尽管存在个体差异，但下面部后缩是一种常见的特征。此外，患儿先天性缺牙的发生率明显偏高。Funato（2022）聚焦于 DiGeorge 综合征、腭－心－面综合征的颅面部特征，并总结了可能对其产生影响的遗传学因素。

9.4.3.2　哪个系统？

在阐释许多疾病的发育遗传学机制时，西医基于解剖学和生理学对人体系统的划分可能产生相当程度的混淆——小头畸形、唇腭裂、马蹄内翻足之类的缺陷究竟是属于哪个系统的异常？对遗传学研究来说，这种分类方法的潜台词就是每个系统都有一套独立的调控基因，但这很可能是错误的——许多基因的表达并不局限于某个系统，更不局限于特定的疾病。又如，直肠/肛门和食管均属于消化道，但是从胚胎发育的角度看，前者与泌尿生殖系统具有密切的联系，与食管则关系不大。在某些情况下，建立在形态观察之上的认识并不可靠，如主动脉弓的连续性在胚胎发育时期并非如此。

9.4.3.3 何种分类依据？

人体胚胎发育与基因表达的跨系统特点亦向现有的疾病分类提出了挑战——对先天综合征来说，对其的定义应当是基于基因型还是表型？以 DiGeorge 综合征、腭－心－面综合征为例，一些研究者仍将二者视为不同的疾病。与此同时，听觉丧失、泌尿生殖系统畸形等仍未被许多教科书纳入上述疾病的症状范畴。

9.4.3.4 何为“核心症状”？

在发生机制上，一个综合征的症状可能并非完全相同。换句话说，某些症状可能属于原发异常，某些可能属于继发异常，某些则可能纯属偶然（由其他变异所致）。这是一种相当混淆的局面，但又是在着手进行研究之前应该认真思考的问题。

9.4.3.5 哪类名称？

围绕基因的研究导致了大量综合征的出现。许多人将罕见的症状组合视为综合征，并推测其缘于不同的遗传缺陷。然而，见于不同综合征的特定症状之间是否具有实质的差别？从逻辑上讲，如果说先天综合征的发生模式反映了胚胎发育时期人体特定部位之间的联系，那么这些部位在“孤立”发病时似乎不会遵循另一套完全不同的机制。由于许多基因的表达具有显著的重叠，在具有相似症状的患者中寻找共同的基因突变将很可能无功而返！

9.4.3.6 基因与发育

基因与发育之间存在密切的联系。从遗传学角度看，不同的遗传缺陷将导致不同的分子异常，然而从解剖学角度看，不同遗传缺陷导致的异常又常常具有相似或完全相同的结构。因此，遗传缺陷与发育异常之间存在着殊途同归的现象。由于分子通路通常涉及多个蛋白质（酶），不同患者所携带的变异很可能位于同一分子通路的不同基因或者同一基因的不同部位上。

9.5 看见了什么，没看见什么？

9.5.1 观察偏倚

表型是遗传学研究所依赖的关键信息。在人类基因组测序完成之后，对基因的研究已经从结构（序列）转向功能。Shprintzen（1994）指出，分子生物学家需要依靠准确的临床检查来确定根本的病因。在表型观察方面，西医过于细致的分科，使大多数医生往往只能看到疾病的某个方面。对于 22q11.2 缺失，John Burn（1993）总结道：“认为 DiGeorge、腭－心－面综合征以及锥干异常－面综合征属于截然不同的疾病，最终被证明是各研究小组分别在免疫学、颅面畸形以及心脏病学等领域的专长所致，这些不同名字的综合征越来越像是同一主题下的表型变异。”

由于自然选择、功能代偿、实验条件的局限以及观察的难度等因素，来源于临床观察的症状、实验室产生的基因表达数据以及通过基因工程制作的模型动物均可能存在相当程度的偏倚。此外，由于宗教信仰及心理因素，尸体检查不易被人所接受，因而成为表型观察一个显著的盲点。迄今为止，仅有两组 22q11.2 缺失综合征患者的病理检查结果见于报道，而二者均发现了不易通过临床观察发现的罕见症状（Conley et al.，1979；Huff et al.，2001）。Ricchetti 等（2008）使用计算机断层扫描、磁共振成像等设备，仅在 32 例 22q11.2 缺失携带者中即发现了 40 种在 X 线平片上不明显的颈椎异常。Philipp 和 Kalousek（2002）用胎儿镜直接观察夭折于宫内的胚胎或胎儿，亦发现了大量的发育异常和广泛的畸形。在临床上，医生和患者真正关心的是症状，而不是潜在的遗传缺陷。同一遗传缺陷可能在不同的组织、器官中造成不同程度的生理异常，对其影响的感受也因人而异。在近 200 种与 22q11.2 缺失相关的症状中，仅腭裂、先天性心脏病、精神分裂症等受到了重视，这显然与上述症状所产生的临床效应有关。

因此，对于任何遗传缺陷来说，其表型是否完全已知值得怀疑。广泛患病的胚胎可能早期夭折。对幸存者来说，临床所观察到的表型将取决于以下因素：①对“异常”的定义；②出生前和出生后的环境；③症状出现的时间；④不同器官的代偿功能，如脾脏的畸形完全有可能被遗漏；⑤诊断技术的特点，如与心脏畸形相比，肺部的缺陷更为隐蔽。

值得一提的是，对于表型的观察偏倚亦导致了对于大量综合征定义的不确定性。即使在权威的 OMIM 数据库中，许多综合征的“临床总结”（Clinical Synopsis）也长期处于变动之中。

在医学遗传学领域，大量的研究亦具有盲人摸象的性质，其选题、研究策略、纳入的样本、对结果的解读以及结论均明显局限于临床专科的划分以及研究者的背景。

为探索 22q11.2 缺失相关肾脏缺陷的遗传学机制，Haller 等（2017）将具有泌尿生殖道异常的 22q11.2 缺失携带者的最小缺失区定位到了 5 个基因，其中的 *CRKL* 编码一种涉及酪氨酸激酶信号转导的 src 同源衔接蛋白，并在小鼠及人类胚胎发育期的泌尿生殖道中表达。携带 *Crkl* 变异的鼠胚表现出基因剂量依赖的生长受限，纯合突变体则表现出较高的泌尿生殖道缺陷率（23%）。RNA 测序显示，在发育期的肾脏中，Crkl 及其信号通路的解偶联反应对 52 个基因的表达产生了调节作用，其中肾单位祖细胞分化调节因子 Foxd1 的表达上升了 5 倍。此外，携带 *CRKL* 杂合变异的成年男性表现为隐睾、睾丸偏小、精子数量较低和生育力低下等。Lopez-Rivera 等（2017）对 2080 例先天性肾脏和泌尿道异常患者和 22094 例健康对照进行了全基因组测序，同时对另外 586 例先天性肾脏异常患者进行了外显子组和靶向重测序，在 1.1%的先天性肾脏异常患者和 0.01%的对照中发现了 22q11.2 区的杂合缺失。他们将 DiGeorge 综合征肾脏疾病的主要因素定位到了一段包含 9 个基因的 370 Kb 区域。在斑马鱼胚胎中，*snap29*、*aifm3* 和 *crkl* 的功能丧失将导致肾脏缺陷。他们在 586 例先天性泌尿系统异常患者中共发现 5 人携带 *CRKL* 的杂合变异，包括提前出现的终止密码子。在小鼠中，*Crkl* 的失活将导致类似的发育缺陷。值得一提的是，*CRKL* 的功能之前仅在颅面部异常、T 细胞缺陷以及心血管畸形中被探索过。

9.5.2 基因表达：看到了什么、没看到什么?

为了解某个基因的功能，可以直接研究其在生物体内不同时期的表达，或者研究其变异所导致的表型。近年来，大量的研究者利用基因敲除（Knock Out）、敲倒（Knock Down）以及敲入（Knock In）实验来探索特定基因在发育中所扮演的角色。然而，上述策略似乎均存在缺陷。首先，想要完整地了解每个基因在何时、何处、以何种强度表达意味着庞大的工作量。其次，离体培养的组织不一定能反映活体内的情况。英国 *New Scientist*（《新科学家》）杂志曾预测，要完全了解一个基因的功能将平均需要 30 年。此外，致死性突变的表型也许永远也看不到。还需要考虑基因组背景的差异，即观察到的症状并非全部或直接缘于目标基因的缺陷。对于转基因动物表型的观察亦可能存在遗漏——我们对于动物面容的异常，可能远不及对人类面容那样敏感。

值得注意的是，许多基因的表达范围与其表型似乎存在相当的出入。例如，除弓动脉外，*Tbx 1* 在脊柱及泄殖腔亦存在表达（Sauka－Spengler et al.，2002），而血小板异常相关的 *GpIbβ* 在心脏和大脑中亦存在表达（Kelly et al.，1994）。尽管未导致异常的症状，但基因的表达又意味着什么呢? 在 Genecard 数据库（http://www.genecards.org/index.shtml）中的一句话"Under－expression does not always mean the lack of expression"（低表达并不总是意味着缺乏表达）颇具意味。换句话说，表达水平改变最显著者并不一定就是根本的原因。

9.5.3 实验室检查：检查了什么，漏掉了什么?

在分辨率方面，常规的染色体核型分析过于粗略，而单基因变异的筛查范围又太小，二者相差数千倍。这就好比对于寻宝者来说，除了经纬仪，剩下的就只有卷尺了。当然，高通量测序以及微阵列基因芯片的应用，已经大大提高了遗传变异的检出率。接下来的挑战，将是对众多检出的变异的致病性进行判断。

从 22q11.2 缺失的发现史来看，FISH 的应用至关重要，而 22q11.2 重复的发现则归功于对分裂间期细胞 FISH 检测结果的仔细观察。近年来，研究者运用基因芯片获得了大量的意外发现。事实证明，在表现为发育迟缓、先天畸形、面容异常、智力与行为异常以及具有相关家族史的患者中，相当比例的人具有微缺失、亚端粒区重组、衍生染色体、平衡易位等异常（Sismani et al.，2008）。在绝大多数研究中，研究者仅假设患者具有一种遗传缺陷。事实上，在一些 22q11.2 缺失综合征病例中，研究者还发现了其他的异常，如 *Connexin 26* 变异（耳聋相关，Venail et al.，2004）、15q11.2－q13.3 重复（Manolakos et al.，2011）、14qter 微缺失（小头畸形及面容异常相关，Zrnová et al.，2012）、Xp22.31 缺失、16p13.2 缺失以及 15q13.3 重复（Li et al.，2012）等。上述发现对于分析基因型与表型的对应关系提出了更大的挑战。

除少数疾病外，大量的遗传病家系向研究者提出的挑战就是：突变在哪里? 人类基因组的巨大尺寸，意味着即使投入了大量的经费与人力，研究者仍有可能一无所获。倘若导致疾病的只是一个点突变，要想找出这个突变来就好比是大海捞针。从现有的基因知识来看，通过 DNA 序列分析来寻找病因的思路并不十分可靠，因为除外显子外，内含子（与剪接有关）、启动子/增强子（与表达相关）、上游基因以及调控因子等均有可能影响目标基因的表达。

9.5.4 关联分析

目前寻找疾病相关基因的主要策略包括对患病家系进行遗传连锁分析（当基因未知时）、对候选基因的突变与发病情况进行（病例—对照）关联分析以及结合细胞学（体外实验）或胚胎发育学（活体实验）对特定基因的功能进行鉴定等。对连锁分析来说，缺乏足够的家系将严重影响定位的精度。对此，研究者通常需要借助表现相同但仅携带罕见的小范围缺失、染色体易位乃至单一基因突变的个体来寻找易感基因。事实上，即便对于22q11.2缺失之类的小范围异常，在其涉及的数百万对DNA碱基中寻找导致特定症状的基因亦非易事。对于关联分析来说，某种序列变异如单核苷酸多态性（Single Nucleotide Polymorphisms，SNPs）在患者与正常对照中的分布，即使存在统计学差异，也不会是0和100%，那么又如何来解释这种变异亦存在于一部分正常对照中的情况呢？

近年来，一些研究者将注意力集中在*TBX1*、*COMT*、*PRODH*等与心血管畸形、精神分裂症密切相关的基因上，试图通过关联分析来解释问题。然而，无论是SNP还是特定SNP的组合（单倍型，Haplotype），其结果往往很难从一个人群推广到其他人群，并且也常常难以解释其生物学意义。此外，也很难相信某种疾病的遗传因素仅分布在一条染色体上。

事实证明，序列变异，尤其是SNP在人类基因组中十分常见。对于任何一种疾病来说，研究者似乎总能在患者与对照人群中找出某种具有关联的SNP组合来，这类发现的意义因此十分有限。

9.5.5 胚胎发育过程

在基因变异与先天性疾病之间存在着不易观察到的异常发育过程。与临床对机体功能的强调不同的是，胚胎发育学主要关注的是结构的形成。以主动脉弓的发育为例，并非所有的器官在形成之初就是一个整体。此外，某些畸形则具有继发性质。在生理学方面，不同器官的代偿能力亦存在明显的差异。与心脏相比，肺、肝、脾的代偿能力似乎要强得多。此外，不同器官的发育缺陷对于胚胎生存的影响也有所不同。例如，同心、肺畸形相比，肾脏由于涉及羊水的生成以及代谢废物的清除，其缺陷将更不利于胚胎的生存。多指（趾）畸形之类的出生缺陷则很可能起源于早期的胚体模式化，而不是神经、软组织、肌肉等结构的发育异常。

9.5.6 实验的局限性

现代医学建立在解剖学与实验研究的基础上。显微镜观察、动物实验以及仪器测量等导致了实验医学的迅速发展。然而应该认识到，这类实验普遍具有片面和静止的特点，所提供的信息往往非常有限。与其他学科类似，遗传学研究亦倾向于将对象从背景中“孤立”出来。然而，简化并不等于正确的概括，整体的情况亦不等于局部发现的叠加。

对于22q11.2缺失综合征病例的观察，也彰显出统计学所面临的困难。作为罕见病，其病例数不多，表型的异质性也很强，将其强行归为一类，并试图寻找“唯一”的答案似乎是行不通的！

为消除个体差异所造成的干扰，现代医学实验往往需要大量的重复并借助于统计学。然而，事实上，正是由于研究对象的个体特征，使其具有不可叠加性。强行的抽象与统计，将导致大量信息的丢失（任何个案都是现实存在的并可能提供重要信息），同时也将人为地造成异质性（将原本不同的疾病看成相同的）。此外，出于伦理学的考虑，大多数研究仅能以体外实验的方式进行，其对于体内情况的模拟程度令人怀疑。

值得一提的是，媒体对于医学研究有时也存在炒作之嫌。希腊的 Ioannidis（2005）对 1993 年至 2003 年在 *New England Journal of Medicine*（《新英格兰医学杂志》）、*Lancet*《柳叶刀》和 *JAMA*（《美国医学会杂志》）等重要医学期刊上大张旗鼓地宣传过的 45 项声称某种药物或疗法有效的研究报告进行了回顾，其中 7 项的说法随后被证明是错误的，另外 7 项的效果则并不如当初所说的那么好。这就意味着将近三分之一的研究无法自圆其说。因此，“公众对于医学成果应保持适度的警惕”“媒体误导或夸大研究的内容会让事情变得更复杂”。

9.5.7 基因组背景——测不准现象

如何来定义某种遗传缺陷的表型？患者所表现的症状全都是由该缺陷所引起，还是与基因组背景也有关系？在 22q11.2 缺失携带者中发现的罕见症状如神经母细胞瘤、拇指三指节、颈椎异常、原发性癫痫、骨髓发育不良等，使研究者相信“缺失区内的某些基因可能导致该异常”。然而，未能证实更多的 Kenny－Caffey 综合征患者亦携带 22q11.2 缺失，又使他们质疑“22q11.2 缺失只是一个与该病无关的突变”（Sabry et al.，1999）。

与 22q11.2 缺失相似，显著的表型变异亦见于其他许多先天综合征，“既往未见报道”的症状层出不穷（图 9.10）。对于 Alagille 综合征来说，罕见的畸形可能涉及几乎每个器官（Piccoli and Spinner，2001）。对于猫眼综合征来说，60％无法仅依靠表型来识别（Berends et al.，2001）。Opitz 综合征最初曾被描述为两种不同的疾病（Cox et al.，2000），而 4pter 缺失则被证实可能导致 Wolf－Hirschhorn 综合征或较轻的 Pitt－Rogers－Danks 综合征（Kant et al.，1997）。

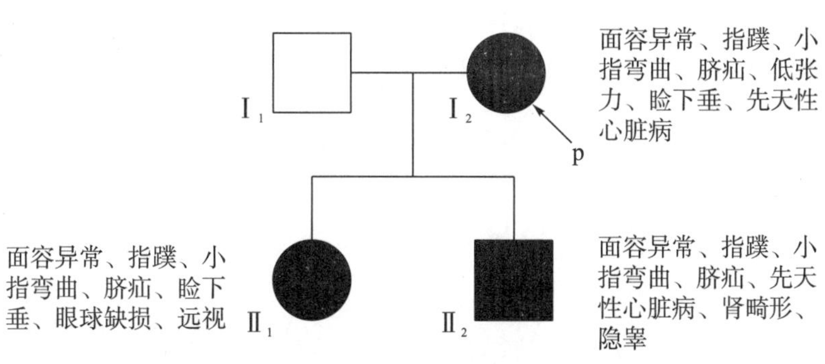

图 9.10 一个诊断为 Teebi 宽眼距综合征的家系

注：眼球缺损与肾畸形为“既往未报道的症状”。图片源自 Tsai et al.，2002。

大量的非典型病例亦对寻找基因型与表型之间的对应关系提出了严峻的挑战。从基因组的角度看，每个人都是独特的。个体的发育将可能受到包括遗传缺陷在内的多种因素的影响，其结果因此将具有随机性质而不易预测。对于疾病特征的总结，将不可避免地丢失个案的一些特征。患者之间的差异可能缘于基因组背景的差异，也可能与特定的环境有关。

9.6 当前遗传学研究存在的问题

9.6.1 复杂问题简单化

从蛋白质深入到DNA，使基础研究与临床之间的鸿沟又加宽了一级。变得清晰的是，在基因和疾病表型两端均存在复杂的情况，即基因网络的复杂性与表型各成分之间不甚清晰的关系。

与对综合征的认识存在的大量混淆相似，目前对于许多基因所具有的广泛表达的含义亦缺乏清晰的阐释。尽管许多病例实际上具有综合征性质，但在实践中研究者似乎更愿意将其视为“孤立性”“单发性”“单纯性”异常，将基因型与表型之间的复杂联系简化为寻找某种“相关性”。然而，简化往往并不等于正确的抽象和概括，这类研究所得出的结论的可靠性可想而知。

9.6.2 万花筒里的世界

加拿大遗传学家M. Michael Cohen Jr.（1997）曾调侃道：“遗传学家们宁愿分享他们的牙刷也不愿分享他们专有的术语。”迄今为止，已有几千种综合征被报道。糟糕的是，对于特定的综合征来说，往往很难确定其症状的范畴。临床诊断常常受阻于患者之间的不一致性以及模糊的诊断标准，其结果就是同一种病可能被冠以不同的名字，而不同的疾病又可能被诊断为同一种疾病。莎士比亚的名句“What’s in a name?”（名字里有什么?）成为遗传学家经常争论的一个话题。

临床上，遗传学家将大量的时间用来为观察到的综合征找一个名字——倘若既往没有相似的病例，那就可能是一种新的综合征，发现者可以就此撰写一篇病案报道，后人则可能用报道者的姓氏来为此病命名——这就是为什么西医书里总有那么多古怪的人名的原因。为此，Cohen曾不无幽默地将自己比作“观鸟者”（图9.11）。

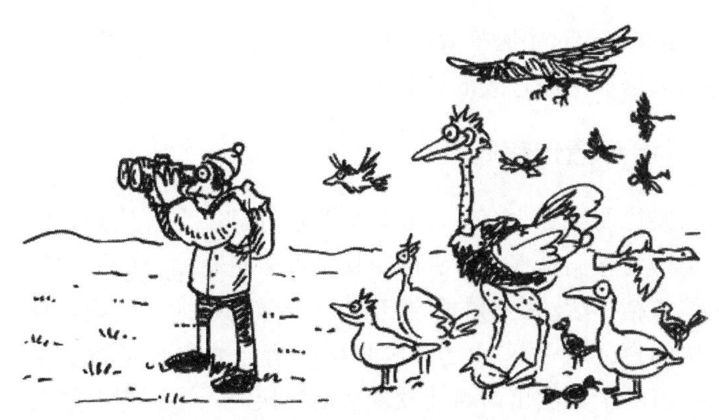

图 9.11 临床遗传学家被比作观鸟者

注：图片源自 Cohen，1997。

给一种新的综合征命名的方式包括：①病因；②显著的特征；③解剖部位；④报道者的姓氏；⑤特征性症状英文名的缩写或拼字；⑥患者的姓氏；⑦发现地地名；⑧数字；⑨综合命名（Cohen，1997）。

诚然，在描述某种综合征时，人们需要使用某种标签，因为如果将患者的症状一一罗列出来，很可能十分烦琐。此外，使用标签也能够避免直接提及患者的病情。因此，现有的许多名称仍具有一定的价值。但是应该看到，围绕名称的争论对于治疗实际并无大用，有时还可能引起患者的恐慌乃至愤懑。

9.6.3 伦理学的难点——谁有遗传病？

吊诡的是，人们一方面热衷于谈论基因，另一方面却非常忌讳被人指出患有某种遗传病。这一现象反映了基因的隐私性质。基因，归根到底是涉及传宗接代的严肃话题。毫无疑问，患有某种遗传病是极其令人沮丧的事情。遗传病的标签将不可避免地造成耻辱感、痛苦和焦虑。临床上，患者及家属不配合的现象十分常见，公开咨询的参与者极少，而参与者所关注的话题则主要集中在泄密以及纳粹优生学的危险。

9.7 中医的再发现：未来医学之门？

9.7.1 发现瑰宝

近年来，世界范围内的中医热有增无减。针刺疗法已被证实对湿疹、关节炎、慢性疼痛等许多疾病具有切实的效果，传统的中药，如六味地黄丸、补中益气汤、归脾汤、天王补心丹等，被证实具有抗衰老和抗氧化的作用，对人体老化、早老性痴呆、神经衰弱及健忘等具有疗效。生姜、栀子花、胡椒面等则具有抗癌作用。中医的合法性已相继得到日本、澳大利亚、美国以及许多欧洲国家的认可。人们围绕针灸和经络开展了广泛的研究。许多证据表明，人体内确实存在经络现象，针灸对于人体各系统和器官的功能具有多方面、多环节、多途径以及多层次的调节作用。近年来，循证医学（Evidence－

based Medicine）亦被用于对中医疗效的评价。可以预测，设计良好的随机对照临床试验的广泛开展将大大增加中医疗效的说服力。

9.7.2 中医可以治疗遗传病吗？

中医处方有时候比西医更为有效，并且更为温和和安全。比如，中医处方并不或甚少产生不良反应，因为它们是根据患者的整体情况来进行增减的。此外，中医比西医更擅长于治疗由躯体与精神活动之间的复杂互动所导致的疾病（的确，身体、心智以及精神的统一正是西医的盲区之一）。由于中医强调平衡与关联而非测量数值，因此更善于在最为复杂的西方诊断工具做出诊断前发现并治疗疾病。中医能够触及显微镜能够看见的范围之外但同样属于人体现实的地方（Kaptchuk，1983）。

诊断，还是治疗？当二者无法形成一致时，患者更需要的是什么？当研究者还在苦苦搜寻疾病的基因时，越来越多的证据提示，这些疾病很可能与多个基因有关，并受到环境因素的显著影响。令人费解的是，对于已经可以较好控制的症状如低血钙等，一些研究者仍在思考“探索钙水平异常：从遗传学的窗口中寻找新的治疗线索”之类的问题（Conley and Finegold，2002）。

中医认为，除“不内外因”（包括烧伤、咬伤、寄生虫以及创伤等）外，环境因素（“六淫”“七情”）、生活方式、饮食、性生活、体力劳动等因素均可能导致疾病。因此，中医师总是重视保健。不难看出，中医对于病因的分类及其被实践验证的治疗范围与目前正在流行的疾病谱高度一致。这种基于“证候”或者说表型的治疗也许正好符合基因组的表达规律。

9.7.3 人体作为一个神奇的整体

9.7.3.1 气的循环

有趣的是，十四条经脉头尾相连，形成了完全覆盖人体的两个环路。其中，任督二脉形成了一个沿人体前后中线的环路，十二正经则头尾相连，形成一个将内脏与四肢、头颈部、躯干等相连的环路（即所谓的“小周天”和“大周天”）。上述环路似乎提示存在某种循环或周期性活动。中医认为经脉是“气”“血”的通道。这种说法可以被解读为：①经脉的确与血管存在密切的联系；②可能存在沿经脉的节律性细胞或分子活动。

9.7.3.2 奇妙的对称

对称现象在中医理论中随处可见。与经脉有关的对称包括内/外、远/近、上/下等，与藏象有关的对称则包括脏/腑、脏/五官、脏/人体组织等，而五行理论本身就是完整对称的。这些对称非常有趣。在发育学上，它们可能正确归纳了人体各部分在胚胎发育过程中的联系，因此值得深入研究。

人体的十四条经脉特异性地将其所属的脏腑与四肢、头颈以及躯干的特定部位联系起来。通过对经络的路径进行仔细观察，可以获得以下发现：

（1）在对应的脏腑之间总是存在双向的经脉联系。

（2）每个脏腑均通过经脉与两个以上的其他器官相连。

（3）肾经的路径尤为独特。

（4）十四条经脉头尾相连，形成两个环路。

（5）除胃经外，每条正经仅与一个指（趾）相连（胃经与第二、三趾相连）。

（6）脾经与肝经相互靠近，并均与大脚趾相连。

（7）在上肢存在两个显著的关联：①肺经和大肠经与桡骨发育线；②心包经、三焦经、心经以及小肠经与尺骨发育线。相应脏腑的经脉在上肢的前后侧几乎完全对称。

（8）与肝、脾、肾三个阴脏相连的经脉集中在下肢的内侧面，而胃经、胆囊经以及膀胱经则分别经过下肢的前侧、外侧以及背侧。

（9）阴脏的经脉均与最外侧的指（趾）相连。

（10）除心包经外，所有的主要经脉均经过头颈部。

（11）任督二脉与人体的腹背侧中线几乎完全重合。

（12）五脏的经脉在颈前部集中于食管、气管以及喉部附近。

（13）六腑的经脉行经面颊、上颌、颧部、内外眦、额、颞以及牙龈。

（14）至少有三条经脉与耳相连，三条经脉与眼相连。膀胱经及督脉分别从头顶和枕部进入颅腔。

（15）每个阴脏所属的经脉均与该脏所对应的窍相连，如肾经与耳相连等。

9.7.4 中观论

Laughlin 等（2000）以“The Middle Way”（中间道路）为题对生物复杂性进行了总结：“相当一部分研究者业已认识到，流行的还原论实验甚至无法支撑对于最简单问题的超越，而生物学甚少产生简单问题。另一方面，人们似乎意识到，只有对整个复杂系统进行探究，方能达到对其的完整了解。”

自下而上（Bottom－up）还是自上而下（Top－down）？这是我们在探索基因型与表型的对应关系时可能想到的一个问题。人类基因组计划采用的是一种自下而上的策略，即通过测定整个基因组的序列来找出所有的基因，之后再通过发现所有的蛋白质与分子通路来阐明人体的分子生物学机制。然而，值得思考的是，即便是对于 HIV、SARS 病毒、霍乱杆菌等简单生物来说，对其基因组序列的测定又带来了什么呢？从人类基因组的巨大尺寸、数以万计的基因、海量的非编码区序列以及真核生物基因所特有的可变剪接现象（Alternative Splicing）等来看，自下而上的策略似乎困难重重，希望渺茫。

对于 22q11.2 缺失，一些研究者亦试图用单个基因的单倍剂量不足、基因座杂合缺失以及复杂的多基因相互作用所产生的“一个基因对应一个表型”模型来解释单个或多个表型。Motahari 等（2019）组装了 22q11.2 缺失 1.5 Mb 最小关键区内 36 个蛋白质编码基因位点的“综合序列”，加上远端 1.5 Mb 区域内的 20 个蛋白质编码位点，定义了 3 Mb 的典型 22q11.2 缺失。他们根据主要的细胞生物学功能对候选基因进行了分类，并对其中 41 个基因进行了分析，结果发现对 22q11.2 区基因功能的评估不支持目前关于任何一种 22q11.2 缺失表型的单基因理论。共享的分子功能、细胞生物学基本过程的趋同以及单个22q11基因的相关后果均表明，由于22q11.2区基因剂量的减少，多个基因将通过相互作用形成一个方阵，靶向于22q11.2缺失表型亚群的发育、成熟或稳态所必需的基本细胞机制。

基因型与表型对应关系的太多不确定性，亦向研究者提出了一个严峻的挑战——局部的发现尽管精彩，但“整体大于部分之和”这一定律将最终否定零星观察的价值。那么，什么才是恒定而可靠的呢？基因研究的意义又何在呢？从本书的角度看，答案就在于胚胎发育的过程。此外，似乎还应当从复杂系统的角度对基因组的功能进行认识。近年来，一些研究者已尝试从中观的角度来观察22q11.2缺失与DiGeorge综合征、腭－心－面综合征的联系，如将缺失区内的基因视为一个功能单元、从胚胎发育的角度来理解其致病机制等。从整体上看，在环境影响下的基因组表达异常与胚胎发育异常之间存在着较为确定的关系，并且具有殊途同归的性质。

必须承认的是，遗传因素在许多疾病的发病中的确扮演重要角色。从人群的角度观察，某些疾病在特定地区的发病率明显偏高。此外，携带某种变异的个体亦具有明显偏高的发病率。例如，22q11.2缺失综合征患儿类风湿关节炎的发病率是自然人群的50～150倍（Verloes et al.，1998）。有关基因的发现亦对疾病的分类提出了挑战。例如，自闭症、精神分裂症与双相型精神障碍在遗传学上存在重合（Carroll and Owen，2009），DiGeorge综合征、腭－心－面综合征与Williams－Beuren综合征患儿具有相似的认知异常等（Bearden et al.，2002）。22q11.2缺失相关的精神分裂症、父源性15q11缺失相关的Prader－Willi综合征患儿所表现的异常食欲，以及母源性15q11缺失相关的Angelman综合征患儿所表现的语言阙如、阵发性大笑等，又提示不同的遗传缺陷所具有的特殊表现。因此，在基因的细微变异与中医“精”的损伤之间，似乎存在一条“中间道路”。

各种先天综合征所具有的似曾相识的特点所提示的一个重要问题就是，对于这些综合征我们已经看够了吗？可以总结出某种规律来了吗？借助中医理论来观察遗传病，似乎为中观论的内涵提供了清晰的注脚——倘若无法分清彼此，那就进行概括。中医的概念能够很好地消除围绕遗传与环境的争议，以及胚胎发育学的混淆——各个系统并非独立形成之后再“整合”到一起。因此，我们应该转而从发育而非解剖学形态或遗传学的角度来认识疾病。

9.8 硬币的另一面——中医研究的现状

9.8.1 对于中医的误解与偏见

在《中医——一张没有织工的网》一书中，Kaptchuk（1983）对围绕中医的误解与偏见进行了精辟的总结：“许多西方人对于中医有着奇怪的认识。一些人将其视为江湖骗术——原始或是不可思议的想法的产物。他们认为唯有现代的西方科学和医学才掌握了真理，而所有其他的均属于迷信。另一些人则对中医抱有较为认同但同样不正确的观点。出于对许多西方科学与文化产物深度但不乏理由的不安，这些人认为更古老、空灵，或者更具有整体色彩的东方理论比西医更接近‘真理’。这种态度具有将中医从一种理性的知识系统变成宗教信仰的危险。上述两种态度均使中医神秘化，前者傲慢地对其进行贬低，后者则将其供奉在神龛上。二者均为认识中医设置了障碍。迄今为止，对西方来说中医在大体上仍属于未知。”

古老而抽象的理论、缺乏解剖学细节以及实验验证，导致中医长期被质疑和在整体上被忽略。建立在经络与藏象理论之上的针灸和中草药治疗被许多人视为原始的麻醉及抗菌治疗。许多人认为经络的真相在于神经。20 世纪 70 年代，针刺麻醉在国际上引起了轰动。之后不久，*Science* 杂志便刊登文章，用“闸门学说”（Gateway Theory）对针灸的镇痛作用进行了解释，认为对于神经末梢的持续刺激可能阻止来源于其他神经末梢的痛觉向大脑皮质的传递。亦有研究者推测，针灸可能引起内啡肽（Endophine，一种天然的强力镇痛剂）在周围及中枢神经系统的释放（Kroger and McClendon，1973；Clark and Yang，1974）。

一些西方学者亦试图通过简单化来对中医“去神秘化”。1998 年，美国国家卫生研究院宣称一万多名针灸师在抽象的经络理论的指导下使用银针来去除对假想的“气”的阻碍。研究显示，患者的康复并非缘于“气”的调理，而是神经电刺激导致的神经肽分泌。银针并非必要。神经电刺激也无需抽象的仪式。这是一种简单有效的控制疼痛及其他症状的方法，可以很容易地教给医师。

在 1998 年美国出版的 *Dictionary of Alternative Medicine*（《替代医学辞典》）中，针灸及其相关的概念被解释为，一种在中国存在了 4000 多年的医疗系统。通过将细针插入体表交会于十二条（或十四条）主要经络的水平或垂直的“能量”线上的 365～2000 个（取决于不同的针灸师）点的皮肤或更深处，来平衡人体的“生命力”。这些线条及位置据说代表了不同的内脏或组织，而针灸则能够减轻疼痛和造成手术麻醉。对此的证据并不牢靠。有关针灸镇痛效应的假说包括：①内啡肽和脑啡肽的释放；②安慰剂效应；③自我暗示现象；④人体能量或电能流动的改变；⑤闸门学说，即银针可能阻滞痛觉沿正常神经通路之外传导。此外，神经学家所发现的某些“扳机点”（受到刺激时能够减轻身体其他部位的疼痛）可能与针灸穴位一致（Segen，1998）。

上述观点，使许多人错误地认为，经过短暂培训即可掌握中医的治疗方法。在英国广播公司（BBC）的一个电视节目中，一名兽医经过 48 小时的培训即“掌握”了针灸！令人担心的是，国际上的“中医热”亦使许多人认为推销中医的时机已经到了，其结果就是大量不正规的培训班出现。然而，这很可能是短视的行为，并可能导致中医的毁灭。

9.8.2 中医目前存在的问题

国际上对于传统医学的重视，使中医迎来了再度繁荣的契机。目前国内中医界所关心的话题似乎仍是中药的产业化以及如何得到外国的认可，如标准化（同名异药、同药异名等）与质控问题（与国际接轨、通过美国 FDA 的认证等）。对于中医以及中西医结合，医学界主要存在以下几种观点：

9.8.2.1 否定主义

一些人企图利用负面的报道对中医进行全盘否定。例如，月经不调的中草药治疗被发现可能导致肾纤维化，即招来了某些西医杂志对整个中医的质疑。此外，也有许多人认为中医治疗见效慢、药力弱。

另一些人认为，“中学为体，西学为用”与“西学为体，中学为用”均行不通。前者主张坚持中医的理论框架，外加一些现代的科学技术，如专家系统、证候观测的定量化等。然而，由于中医理论和方法的模糊特性，应用人工智能、机器学习、模式识别等技术来实现自动化似乎难度较大。后者则主张用西医的方法来分析中医药。然而，从中药中提取出来的“有效成分”就不再是中药了。笔者认为，对于中医的探索的确需要放在其原有的理论框架中。中、西医属于从不同角度对人体生理以及疾病现象的描述，二者的观察对象是一致的，因此可以通约。

9.8.2.2 经验主义：黑箱论

中医注重实用和经验，讲究“师传身授”和“悟性”。然而，机制不明却使其长期处于原地踏步的状态。很难说今天的中医就比古代的高明。近年来，循证医学的开展使主流医学对中医的态度产生了一定的转变。然而，这又鼓励了黑箱论。我们必须认识到，笼统的黑箱论将导致中医基本理论的实质长期得不到阐明，使新疗法和新药的研制仅在黑暗中摸索，使中医继续遭到排斥。

中医讲究辨证论治以及个体化诊疗。然而，在市场化的进程中，业界出于对商业利益的追求，不重视对中医基本原理的阐释，而是片面追求新药开发和标准化生产。为了迎合国外，许多研究者不再坚持复方配伍的原则，而是采取量化、直观化的办法，通过动物实验与数据统计，搞清中药的化学成分，提取其有效物质，制成专门针对某种疾病的“新型中药”。有识之士指出，这是一种舍本逐末的行为。中药的有效成分被提纯之后，就不再具备四气五味的性质，无法参与中药处方的配伍。其结果并非中药的现代化，而是中药的西药化。简单模仿西药的研制，将使中药研究丧失自身的理论基础，脱离其特有的经验体系而走向歧途，不仅永远赶不上西药，而且将重蹈日本“废医存药”的覆辙。

值得庆幸的是，许多研究者发现，中医的疗法在其固有理论的指导下才能达到最好的效果。中医的有效性不仅在于其具有一套有效的治疗手段，而且在于懂得如何最好地使用它们。中医所主张的辨证论治意味着治疗方案将随具体的情况调整。这种因人而异的治疗将可能最大限度地优化疗效。

9.8.3 中医科学化的紧迫性

从本书的观点来看，对中医基本理论进行科学的阐释已找到线索。大量有关中医基础与临床的理论需要尽快被探索和更新，亟待回答的重要问题包括以下几类。

9.8.3.1 经络的确切结构与路径

经络的实质——神经嵴之类的胚胎细胞的迁移在诱导胚胎发育方面扮演着重要角色，其自身也将分化为身体的各种结构。遗传缺陷和环境因素均可能破坏这类细胞的迁移，进而导致畸形。由此可以推断，这些特殊的细胞与其衍生的结构之间在正常情况下亦可能具有某种联系，而对这些细胞的刺激则可能在局部或较远的地方产生（治疗）效应。

与其在体表的精确定位相比，经络在体内的具体路径仍有待确定。理论上讲，经脉的路径应该是连续的，不会跨越任何解剖学间隙。此外，经络的对称性也很有趣。某些经脉似乎在特定的位置具有不对称性。例如，脾似乎是五脏之中的一个异数。根据《黄帝内经》的描述，脾是唯一未被肾经穿越的阴脏。在器官进化的过程中，脾与肝似乎具有密切的联系。临床上常见的肝脾大，以及二者的经脉皆始于大脚趾背侧等，似乎都是有趣的线索。此外，鉴于每条经脉均包括左右对称的两条分支，是否存在左侧的肾经穿越脾，而右侧的肾经穿越肝的可能性呢?

9.8.3.2 沿经络的循环

“经脉者，所以能决死生，处百病，调虚实，不可不通。”中医认为，经络是“气”“血”运行的通道，经络的异常可能导致气血循环的紊乱，从而导致失衡。刺激相应的经络和穴位则可能对内脏的失衡进行调节。对于“气”的实质，现有的假说包括生命能量、细胞的滋养作用、细胞的节奏性活动、生物节奏和节律等。可以推断，同神经、内分泌等相对显著的生命活动相比，“气”可能代表一种更微弱但同等重要的活动。

9.8.3.3 脏腑的确切结构

粗糙的解剖学、晦涩的名称以及神秘的理论，使一些人对中医产生了排斥。然而，从功能的角度看，藏象理论对于人体内脏功能的概括似乎又非常准确。这一点对治疗来说也许更有用。然而，藏象理论似乎遗漏了一系列重要的内脏，如内分泌器官、脊髓以及内外生殖器等。有趣的是，除五脏六腑外，中医还定义了六个“奇恒之腑”，即脑、髓、骨、女子胞（子宫）、脉管以及胆囊。但这些奇恒之腑无论在理论上还是实践中均不重要，因为它们的功能已被包含或附属于五脏。例如，中医认为“脑为髓海”。从本质上看，脑属于脊髓的扩张。中医将精神活动的许多方面与五脏相关联似乎也不无道理，因为大脑在缺乏氧气或营养的情况下将无法正常工作。中医认为“心主神明”。有趣的是，心脏似乎具有某种思考和记忆功能。许多接受心脏移植的患者在手术后性格大变，继承了心脏捐赠者的性格（Bunzel et al.，1992）。研究者发现，一种具有长期和短期记忆的神经细胞的确在心脏中工作，并构成了一个微小而复杂的神经系统（Linton，2003）。中医认为“肾主骨”。一些患者在接受肾移植后颅内钙化点消失。尽管在早期的中医理论中根本没有胰腺的概念，然而，胰腺的功能似乎已经被归纳到了肾和脾中。在先天综合征中，胰腺畸形似乎与十二指肠异常相关联，而胰腺的内分泌缺陷则与肾脏/中线缺陷相关联。中医认为“肾主生殖”，将生殖能力直接归结于肾。在发育学上，肾与性腺则具有共同的起源。

从解剖学角度看，在五脏六腑中，肾—膀胱及肝—胆之间的对应较为合理。脾—胃在解剖学上彼此靠近，二者的位置似乎与肝—胆对称。至于心—小肠及肺—大肠的对应，若以过去的知识看，连“牵强”都谈不上。然而，某些临床现象却似乎非常有趣。例如，同其他器官相比，心与小肠均很少发生恶性肿瘤，而皮肤癌和大肠癌则均易于发生肺转移。在发育过程中，心与小肠均有一个旋转的过程。沿同一经络分布的组织在细胞学上的相似性似乎对肿瘤研究也有意义——对于横纹肌肉瘤、von Hippon－Lindau综合征以及多发性异位内分泌肿瘤（MEN）来说，到底是转移还是相应部位的细胞被诱发类似生长？至于三焦，中医将其形容为“上焦如雾，中焦如沤，下焦如渎”。从心—小肠、肺—大肠的相对位置推断，三焦很可能是指腹腔内的某种空腔结构。

9.8.3.4 进化学的联系

一些研究者推测，高等动物的胚胎发育过程就是进化的重演。与此相关的一个疑问是，人体各个系统在进化的顺序上是否存在先后，抑或同时出现？从本书的推理来看，经络系统很可能也存在于其他物种中。藏象理论甚至能够提示不同的身体部位在进化上的联系。“肺主皮毛”——水生动物演化为陆生之后，皮毛很可能与肺同时出现。作为过渡物种的两栖动物的皮肤亦具有一定的呼吸功能。考虑脏腑之间的配对，如肺—大肠，以及“肺主皮毛”等理论，探讨肺、皮肤和大肠的病理是否在基因水平存在联系将会非常有趣。

9.8.3.5 藏象以及五行理论所概括的宏观生物化学

中医将脏腑作为药物治疗的靶点。对藏象理论进行探索，将可能带来生物化学及生理学方面的重要发现。此外，藏象理论亦可能解释药物的“副作用”，如氨基糖苷类抗生素所造成的肾毒性与耳毒性等。众所周知，中药的用法是归经，讲究的是四气五味、君臣佐使。根据五行的属性，似乎可以推测，每对脏腑所属的“行”代表着某种在基因或生化水平上的类别或联系。从宏观的角度看，藏象理论很可能正确地概括了人体的生物化学以及身心医学。针灸与中草药则可能是正确而温和的调节手段。除针刺、灸疗与推拿按摩外，对于包括情绪异常（七情）、营养失衡（五味）在内的证候异常，可以开具由多种中药所组成的复方。因此，对于许多遗传病来说，尽管其致病基因未知，亦可能进行治疗。

9.8.4 结语

对于基因组复杂性和还原论局限性的认识，亦向“没有诊断，就没有特异性的治疗”的传统观念提出了挑战。从本书的观点来看，对于高血压、冠心病、糖尿病、精神障碍、肿瘤之类的疾病来说，希望将其归结于某种基因缺陷的想法无异于缘木求鱼！此外，对于这类疾病，过分强调局部因素（基因治疗）亦可能导致意想不到的副作用。以22q11.2缺失为例，研究者已发现，过度表达人类*PNUTL 1*、*CDCrel −1*、*GpIBβ*、*TBX 1*等基因的鼠胚亦具有生存力下降、心血管畸形、胸腺发育不全、中耳及内耳缺陷等表现，而过度表达 *TXNRD2*、*COMT*、*ARVCF* 等基因则可能影响小鼠的动机性学习以及短期记忆（Suzuki et al.，2009）。因此，基因研究正在迅速失去对临床医生的吸引力。医生不再关心究竟是何种变异导致了疾病，而是将注意力集中在以最小的代价解决临床问题上。许多研究者的思路亦开始向蛋白质、细胞、组织、器官等层次回归。因此，中医的基本理论将为跨越基因与疾病之间的鸿沟提供立足点。通过将经脉、藏象理论与传统的解剖学和生理学相结合，将有助于更准确地把握人体的结构与功能，这对于基础研究和临床实践都将产生重要的意义。

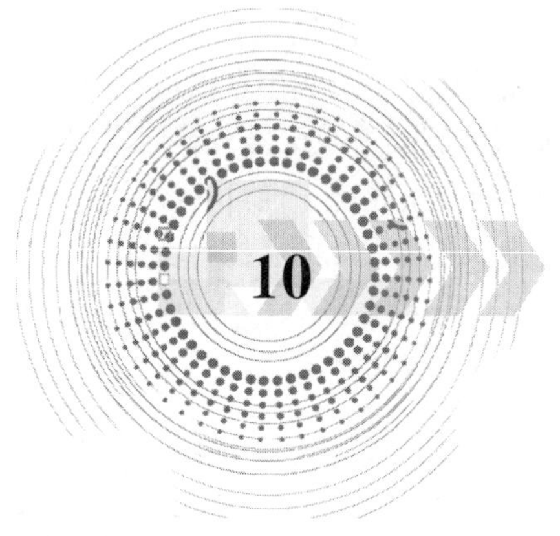

阴与阳：永恒的平衡

基因在说什么？中医的基本理论似乎为破解错综复杂的基因网络提供了线索。至此，我们又走到了生命科学的一个十字路口——是继续在分子的迷宫里探索，还是站到更高的层次来看问题？

从整体的角度来把握生命的规律，用动态的眼光来观察疾病，将机械分析的人体还原为鲜活的生命，以人为本，按照基因的工作规律来设计生活，效法自然，才有可能防病于未然，并为许多疾病找到更好的疗法。这个道理，无疑将是医学研究的终极答案！

10.1 基因的语言

人类基因组计划的目标为测定完整的人类 DNA 序列并找出其中的全部基因。在此基础上，最终实现对细胞生物学、胚胎发育学、生理学以及病理学的透彻了解。2004 年 10 月，国际人类基因组计划协作组宣布，一张精度大于 99%、误差小于十万分之一的人类基因组完成图被成功绘制（International Human Genome Sequencing Consortium，2004）。2022 年 4 月，一个名为“端粒到端粒”联盟（T2T）的国际研究团队宣布完成了最新的人类参考基因组（被命名为 T2T－CHM13）。在“后基因组时代”，科学家又启动了国际人类全基因组单倍型图计划（HapMap）、DNA 组分总汇（ENCODE）、千人基因组计划（1000 Genome Project）、转录物组计划、蛋白质组计划、药物基因组计划等大型国际合作项目。近年来，基因组、蛋白质组、克隆、基因工程、组织工程、干细胞、人造生命等术语成为时髦名词，与遗传有关的话题如 junk DNA、miRNA 等连续被权威杂志评为热门研究领域。人们寄希望于通过破解遗传密码来找到治愈疾病的良方，一时间许多人言必称基因。一些研究者则乐观地预测，人类延年益寿、彻底战胜疾病的那一天已并不遥远，干细胞、组织工程之类的技术将使治病像“换个汽车零件一样容易”。

“DNA—RNA—蛋白质”中心法则和孟德尔遗传定律是支撑当前遗传学研究的主要理论。在前者的影响下，许多人将人体视作一幢由无数蛋白质堆砌起来的房子，相信在每种疾病背后都隐藏着某种基因变异。然而，这种类似于邻接基因综合征的理论仅被证明部分正确，对于许多疾病的易感基因的搜寻并未获得成功。

人类基因组包含 20000～25000 个基因。倘若将基因组比作一个交响乐团，每个基因就是其中的一位乐手。从已经掌握的数据来看，基因表达所传递的似乎是一种我们尚不熟悉的信息，在这里不妨称之为基因的语言（The Language of Genes）。

人类珠蛋白基因的表达变化见图 10.1。

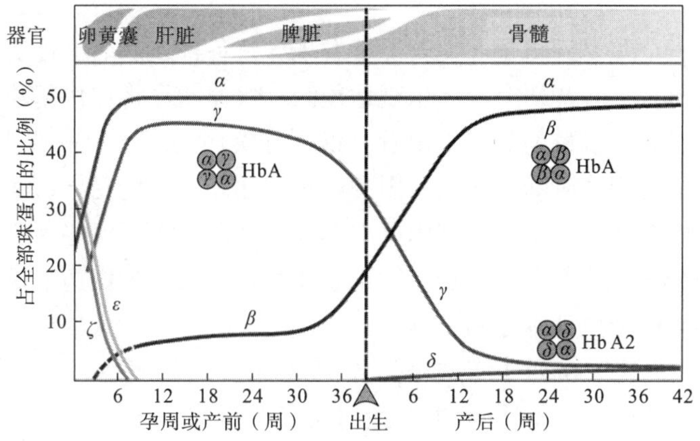

图 10.1　人类珠蛋白基因的表达变化

注：在发育的过程中，珠蛋白基因将依次被激活。α 珠蛋白基因簇中的 ζ 基因仅表达于胚胎发育的头几周，之后将被 α 基因取代。β 珠蛋白基因簇中的 ε 基因将率先表达但随即迅速减弱，而 γ 将是该基因簇在胚胎时期主要表达的基因。到出生时，γ 基因的表达将逐渐减弱，与此同时 β 基因的表达将逐渐增强。造血活动最初仅局限于卵黄囊，随时间的推移转移至肝和脾，最终集中到骨髓中。图片源自 Wood，1976。

Tbx 5 基因在乌龟、鸡以及小鼠胚胎中的表达见图 10.2。

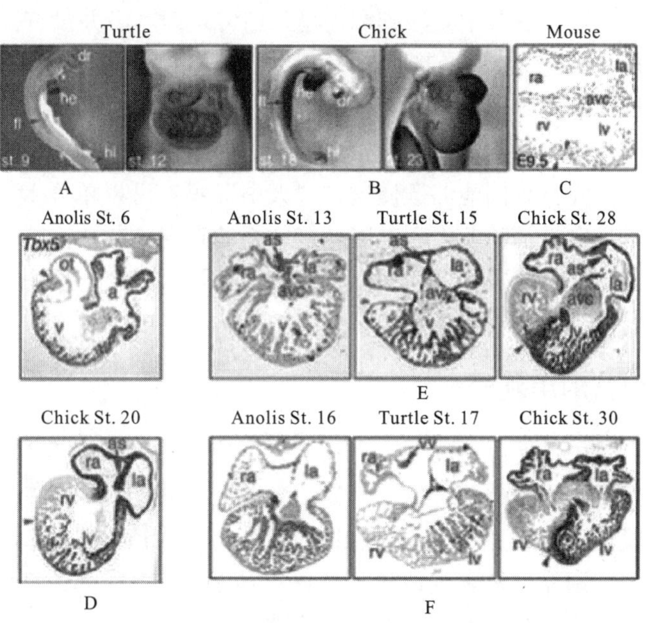

图 10.2　*Tbx 5* 基因在乌龟、鸡以及小鼠胚胎中的表达

注：由 B 图可见，除心脏外，该基因亦强烈表达于上肢中。图片源自 Koshiba-Takeuchi et al.，2009。

10.2 基因网络的解决方案

10.2.1 答案难道不在于基因中吗?

基因研究的一个重要逻辑是，倘若能够发现导致各种疾病的遗传变异，特异性的治疗就能够被设计出来。一些研究者亦乐观地预测，快速测序将加快新药的开发以及个性化治疗的实现。然而，就目前的知识来看，仅部分疾病是缘于单一或少数基因的变异，大多数疾病则几乎肯定同时受到多个基因的影响。此外，遗传变异、病原体或药物均可能导致一个以上的症状——是整个基因组而非单个基因暴露于这些因素的影响之下。这种“牵一发而动全身”的复杂体系的特征也意味着，对大多数疾病来说，个别基因绝非罪魁祸首，也不等同于“基本原因”。

Oleksiak 等（2002）测量了三种鱼类各 1000 个基因的表达，发现同一种类的任何两条鱼之间至少有 18%的基因所产生的蛋白质存在量的差异。另一项研究则提示，同卵双胞胎尽管有完全一样的基因，但仍可能存在明显的差异。同一基因在一个人体内可能产生微乎其微的蛋白质，在另一个人体内则可能产生大量的蛋白质。出生时长得很像的双胞胎在长大之后行为举止会变得完全不同，有些甚至连长相都会出现巨大的差异。这些现象背后的原因是化学物质、饮食习惯以及其他环境因素的共同影响下所发生的 DNA 甲基化修饰。这种差异也将随年龄的增长而不断变大。吸烟、饮食和锻炼等能够直接影响一个人的 DNA。此外，DNA 也会随着年龄的增长而出现更多的变异（Fraga et al.，2005）。

“DNA—RNA—蛋白质”中心法则和孟德尔遗传定律本身并没有错，只是二者均属于对单基因遗传现象的总结。换句话说，它们并不适用于所有的疾病。对遗传学家来说，一个严峻的挑战就是基因型与表型对应关系的缺乏。DNA 序列究竟能够告诉我们多少信息呢？如果说针对个别基因的测量会忽略基因组的其他部分，测定一个人的全部基因组序列又能如何呢？我们能够读懂这本“天书”吗？可以单凭 DNA 序列来预测一个人的生老病死、旦夕祸福吗？由于基因功能网络的高度复杂性，试图通过改变单个基因的表达来进行治疗的策略将可能产生意想不到的后果。这也是还原论的一个固有缺陷，即很难预测局部的调整对整个系统将产生何种影响。

10.2.2 基因网络的中观论

在过去的几百年中，还原论的方法帮助人类解决了许多科学和技术问题。DNA 和基因的发现，引发了大量的分子生物学研究。为克服技术瓶颈，微阵列芯片、大规模平行测序、超长片段测序之类的先进技术相继问世。但与此同时，海量的 DNA 序列数据、基因表达的精细调控以及表观遗传现象（不涉及 DNA 序列改变的基因表达变化）又对解读基因型与表型的对应关系提出了新的挑战。

一些研究者已认识到，大多数生物学问题均属于复杂系统问题，这类系统的功能取决于多种因素及其相互之间的作用（图 10.3）。这类系统所具有的混沌性质以及“蝴蝶效应”均对从生命活动的最底层进行纠正（如基因治疗）的效果和安全性提出了挑战（Laughlin et al.，2000）。

对于大多数疾病来说，要想完全弄清楚其背后的分子网络非常困难。诚然，对于图10.3所示的复杂系统来说，任何研究都可能发现一些既往未知的东西，然而，这类研究将不可避免地以片面的结论结束。以药物为例，除少数抗生素外，似乎很难找到其他不存在争议的药物。因此，物理学和化学领域的方法并不适用于基因或细胞研究。事实上，现有的生物医学实验存在大量的哲学难题，包括有限的揭示作用、静止性、有限的时空信息、试图将关联的因素隔离开来、与实际情况存在差距、效率低、可能偏离最初的问题、造成生物/生态污染等。基于上述原因，对这类复杂问题进行简化处理也许并不可靠，研究结果可能具有片面性，而结论亦可能失之偏颇。尽管黑箱论是探索复杂系统的常用手段，但是将几万个基因所构成的功能网络视作一个“黑箱”又似乎过于笼统。借助中医的理论，对分子生物学实验的零散发现进行整合，对其中的功能模块进行解析，达到对基因组功能的恰当认识似乎才是可行之道。

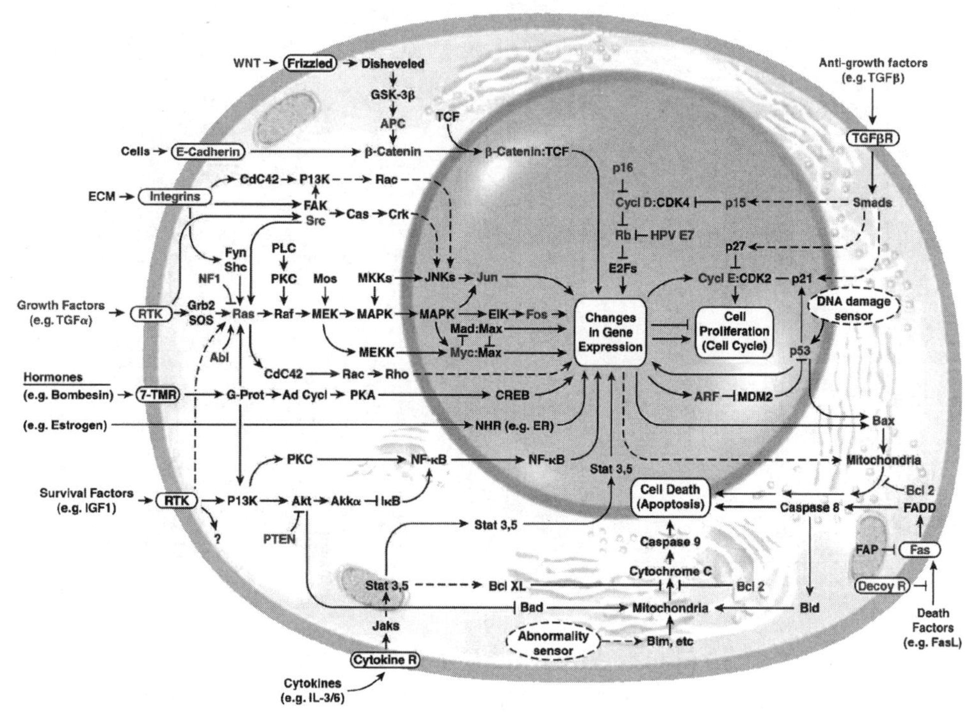

A

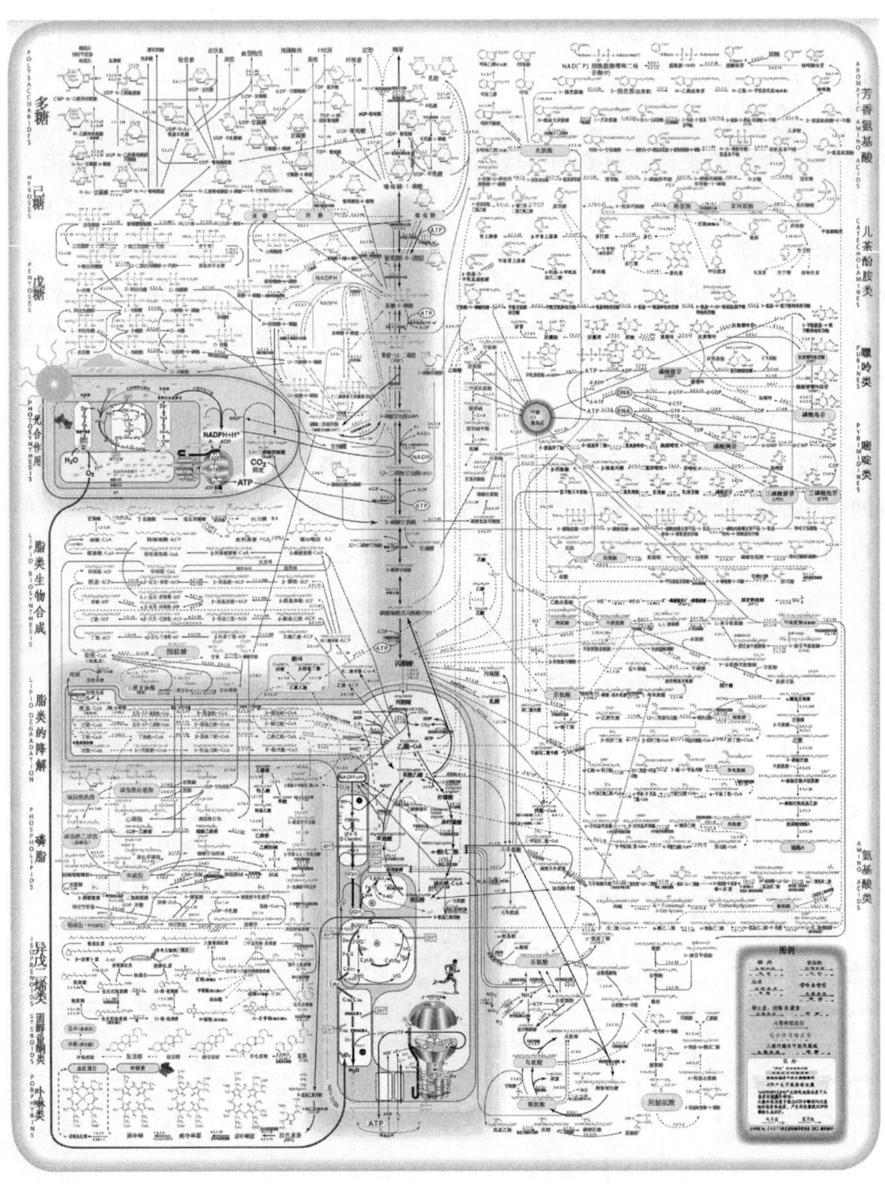

B

图 10.3　具有复杂系统性质的分子网络。

注：A，细胞内的信号转导通路，图片源自 http://www.biochem.mpg.de/ullrich/research/index.html；B，酵母细胞内的代谢通路，图片源自 Garrett 和 Grisham，1999。

10.3　生命科学的十字路口

现代遗传学始于对表型的观察。在 19 世纪中叶，达尔文的物种起源学说正确地解释了生物的进化现象，孟德尔则通过杂交豌豆实验对遗传规律进行了正确的总结。19 世纪末至 20 世纪中叶，DNA 和染色体的发现确定了遗传的物质基础。20 世纪 70 年代以来，重组 DNA 技术的诞生又为阐明生命现象的分子基础提供了手段。然而，从 DNA 到生命现象的最顶层（生态系统），研究者将不得不跨越细胞、组织、器官、个体以及生物群体等多个层次。

通过深入分析 22q11.2 缺失，我们的视角再一次回到了表型这边。从胚胎发育和功能基因组学的角度审视中医理论，似乎可以发现一种介于宏观的进化与微观的基因之间的中观规律，即基因—由中医理论总结的胚胎发育规律—人体的结构与功能，这将为研究者跨越 DNA 与生命现象之间的鸿沟提供重要的着力点。

高等动物均由一个细胞发育而来。从受精卵演变为胎儿，身体模式的形成将完成于怀孕最初的几周之内，其中可能隐藏着巨大的秘密。在现有的胚胎学教材中，受精卵将分裂为桑葚胚、囊胚，并随后形成三个胚层，之后教材就开始阐述人体各个系统特定器官的发育。然而，在上述的两个事件之间还有一个称为“身体模式化”（Body Patterning）的阶段被遗漏了。

有理由推测，特定基因在胚胎发育早期的表达将影响身体的模式化，已知的例子包括转录因子（HOX 家族、T－box 家族等）以及生长因子基因（*FGFs* 等）。随后，其他的基因将开始表达，以驱动接下来的发育过程。涉及骨骼、肌肉、神经、血管等多种组织的肢体缺陷很可能就是缘于身体模式化的受损。

经络和脏腑很可能亦存在于其他物种中。以鱼类为例，每对鱼鳍分别与特定的内脏靠近，如胸鳍前部与鳃和鳔（后者将演化为高等动物的肺）、胸鳍后部与心脏、腹鳍与肝脏和脾脏、背鳍和尾鳍与肾脏等，而这些在由鱼类进化而来的两栖动物中更加明显（图 10.4）。由于鳍是肢体的原型，这似乎可以很好地解释特定的肢体畸形与内脏畸形之间的关联。尽管上述结构在高等动物中变得相距遥远（如心脏与手），但基因的表达以及相应器官在胚胎发育中的联系却保留了下来。

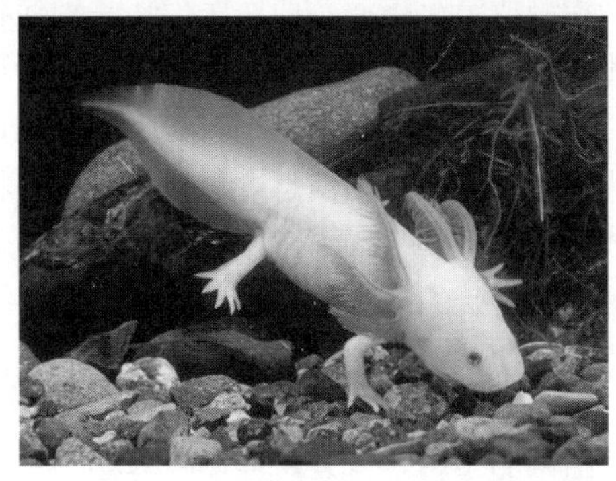

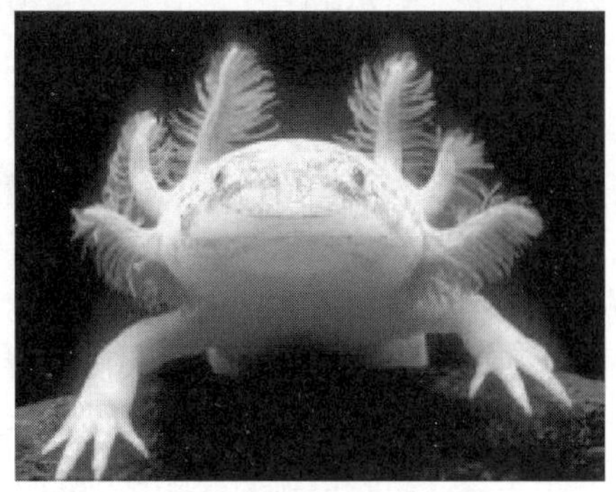

图 10.4　墨西哥钝口螈

注：左图，侧视图；右图，前视图。

从方法论上看，系统的问题还需要从整体的角度去解决。中医理论可能为破解人类基因组的功能提供关键的线索，而中医的针灸和方剂则可能是调控基因组功能的正确方法。当尝试通过改变单个基因来进行治疗的效果看起来不那么确定时，中医疗法却可能有效。从这个意义上讲，尽管许多遗传病的原因尚属未知，但仍然可以尝试用中医的方法进行治疗。此外，结合中医理论对各种生理和病理状态下的分子表达谱（Molecular

Profile）进行研究，亦可能为验证积累了数千年的中医方剂提供重要的手段。

10.4 整体的疾病观

中国人的祖先所提出的阴阳理论，非常精辟地总结了世间万物的演变规律。复杂系统是由各种因子以及其间的联系所共同构成的。整个系统的功能取决于这些因子以及其间的相互作用，并且后者更为重要。还原论或机械论者往往只能看到因子而看不到其间的联系。人体内环境的平衡将有赖于机体响应各种内源及外源性刺激所产生的精细调节。因此，在尚未完全了解病情之前就开始治疗具有风险。在临床上，许多药物和治疗手段所产生的“副作用”就是典型的例子。反之，从整体的角度对疾病进行把握，将更有利于治疗和预防。通过保护环境、调整社会政策、加强健康宣传来实现更为健康的生活方式，可能是许多一旦发生即难以控制的疾病的最佳干预方案。

在《中医——一张没有织工的网》一书中，Kaptchuk（1983）对中医所依赖的阴阳理论以及东西方思维方式的差异进行了精辟的论述：“中医理论建立在一种对部分的了解需要将其放到整体中来看的哲学之上——这也可以被称作综合性或辩证性。在中国古代的自然主义者和道家思想中，这种对于关系、模式以及变化等的辩证看法被称为阴阳理论。阴阳理论建立在经哲学抽象的两极模型之上。这一理论被用于解释事物是如何运行的及其与外界的联系，并被用于解释自然界变化的连续过程。”

阴和阳并不仅仅是一对相互对立的元素，亦代表了一种思维方式。在这种思维方式中，所有的事物均被视作整体的一部分。没有事物被孤立地看待。没有事物能够单独存在。没有绝对的事物。阴与阳各自包含向对立面转化的可能性。

两种不同的逻辑引导了东西方医学向不同的方向发展。西医主要关注的是孤立的疾病或疾病因素，缩小范围，孤立，尝试改变，控制或消灭疾病。西医医生从一种症状出发，来研究其发生机制，发现特定疾病的具体病因。这种逻辑具有解析性，就像外科医生的手术刀一样切入堆砌的人体现象，以求孤立某种疾病或病因。中医医生则相反，他们将注意力集中在患者的生理与心理的整体状态。所有相关的信息，包括疾病的症状以及患者的其他情况被收集并叠加在一起，形成中医所谓的“证候”。这种证候概括了患者身体的一种失衡状态。中医的诊断并不标明某种特殊的病种或准确的病因，而是提出一种具有诗情画意性质却又可用的患者整体情况的描述。病因与后果将让位于对整体情况的关注。中医医生并不关心“什么 X 导致了 Y”，而是“X 和 Y 之间是什么关系”。他们专注于辨认同时出现的症状之间的关系。中医的逻辑具有有机性或综合性，试图将症状及体征组合成某种可以理解的图案。而完整的图案，即失调的证候，将为治疗提供框架，进而试图将失衡的图案引向平衡，从而恢复患者的和谐。

在西医看来，对于疾病的理解意味着揭示一种可能从患者的具体状况中分离出来的独特症状。对中医来说，对于疾病的理解则意味着辨别患者所有的症状与体征之间的联系。中医的方法因此具有整体性，建立在“除了与整体的关系之外，没有部分能够单独被了解”的理念之上。因此，一种症状并不被追溯至某种原因，而只是被记录为整体的一部分。倘若一名患者具有某种症状，中医想要知道的是这一症状如何符合该患者的整个体征模式。健康或者和谐的个体应该没有任何痛苦的症状，并且在心智、身体以及精神方面均衡。当一个人生病时，其症状将作为整体失衡的一部分呈现在机体及行为的某些方面。解读症状所附属的整体的模式，才是中医所面临的挑战。中医的体系并不比西医缺乏逻辑，只是缺少解析性。

在回答"为什么人会生病?"这一问题时，中医会列举三类可能的答案，即环境、情感以及生活方式。其中，环境因素包括"六淫"，即风、寒、暑、湿、燥、火；情感因素包括"七情"，即喜、怒、忧、思、悲、恐、惊；生活方式包括烧伤、咬伤、寄生虫以及创伤等——具有突然性、容易发现的病因，而这些才是西医所擅长的项目。此外，饮食不佳、性生活不佳、体力活动过度或不足等均可能是导致失衡的因素，或者本身就是失衡的表现。

10.5 治未病

10.5.1 医学的极限

《黄帝内经》曰："上工治未病，中工治已病。""治已病之病，犹如见渴而穿井、将战而铸矛。"因此，中医总是重视保健，劝诫人们采取平衡的饮食、平和的心态以及健康的生活方式，其关注的焦点总是平衡、节奏以及和谐。

生命是脆弱的。人们有时可以看到"医学史又被改写"之类的报道。然而，无论是胎儿手术还是器官移植，被描绘成英雄的医生真的能够妙手回春吗？对于脑瘫、自闭症谱系障碍、智力障碍、精神分裂症之类的疾病，灵丹妙药真的存在吗？还有什么比自然所赋予我们的健康更好的呢？事实上，预防，或者对尚未形成的亚临床疾病进行干预和治疗才是最好的办法。

什么样的健康状态最好？没病。什么样的孩子最好？聪明、没毛病。真的有人愿意让自己或后代被改造为"超人"吗？将医学作为一门职业来看，没有患者将是其能达到的最高成就。因此，医学是有极限的。对其他许多行业来说，更多的顾客意味着更大的市场、更多的利润和更好的社会效益，而医学则恰恰相反。遗憾的是，现今的医疗被太多地淹没于"救死扶伤"之中，对社会生态则采取旁观的态度。

从人群的角度观察，遗传缺陷的发生率似乎长期处于相对稳定的水平——部分携带者将因为无法生育而不会将变异传递给下一代，而不断发生的新突变则使患病人数保持基本不变。此外，携带相同遗传缺陷的患者之间存在显著的差异，似乎又提示了一个重要的希望——除遗传学因素外，妊娠质量对于最终的表型亦有重要的影响。临床上，相当比例的 22q11.2 缺失携带者仅轻微患病，而携带缺失的鼠胚也可能克服弓动脉的早期发育缺陷而获得正常发育的现象亦支持上述推断。

先天性疾病可以预防吗？从中医的观点来看，各种出生缺陷均提示存在"精"的损伤。除物理和化学因素外，生活方式与社会学因素，如性生活过度、过劳、心理压力等亦不容忽视。值得一提的是，中医"精"的理论亦符合生殖细胞发生的动态特点。以唐氏综合征为例，研究者很早便得出结论，即高龄妊娠或连续生育所造成的生育力衰竭均可能导致该综合征。对于 22q11.2 缺失，尽管研究者已推测出缺失区域附近的重复序列可能是导致缺失的原因，然而却没有人进一步分析近 90%的缺失属于新突变的事实与现实生活中的哪些因素有关。

优生优育所强调的是主动决策，即亲代怀孕的最佳时机，避免在接触辐射及有毒、有害物质（药物、吸烟、酗酒、毒品等），疲乏/精神紧张，以及患病状态下妊娠等。此外，中医亦提倡适龄生育，避免近亲婚配以及房事过度等。通过采取上述措施，即使在存在某些遗传缺陷的情况下，亦有可能生育受累较轻的后代。

10.5.2　阴平阳秘，精神乃治

人类已经进入了一个基本上消除了饥饿和大规模瘟疫的时代，而肥胖、肿瘤、心血管疾病、糖尿病、精神疾病、先天性疾病等又成为健康的主要威胁。城市人口身体老化的速度明显加快。具有讽刺意味的是，物质生活的发达，使许多人认为自己要比祖先强大得多，可以凭借现代科技去尽情“享受生活”。然而，人类并非超自然的物种。当树木花草、虫鱼鸟兽纷纷顺应天时地候时，我们凭什么就可以“背时”而不受其害呢？事实上，基因组的不稳定性恰好反映了人类的内在弱点，或者说造物主为人类所设下的约束——我们并没有想象的那么强大。2002 年，两位美国科学家合写了一本名为 *Lights Out*：*Sleep*，*Sugar*，*and Survival*（《关灯：睡觉，糖，以及生存》）的书（Wiley and Formby，2002），其观点就是电灯的使用可能是肿瘤以及其他慢性病的发病率从 20 世纪初开始迅速升高的根本原因！

遗传学最初的问题是什么？我们研究基因的动力又是什么？希望在哪里？对于基因研究的鼓吹，似乎导致了“如果什么东西出错了，那一定是基因”的观点。毕竟，每个人或者更准确地说每个基因组，均暴露于自然、社会以及文化环境中，将所有疾病均归咎于基因显然是错误的。

中医的阴阳理论为疾病的发生提供了一个更贴近于事实的解释。许多疾病的发生很可能是缘于发育不良所导致的结构缺陷。此外，我们也需要从生活方式、文化以及社会学等角度去找原因。在治疗方面，应该强调治疗外因与增强体质并重。一个完整的治疗方案应当包括药物、增强体质、改善营养、优化环境、改变生活方式等。

“治未病之病。”中医曾经、正在并将继续在疾病的预防和治疗中扮演重要的角色。在新型冠状病毒感染疫情中，中医治疗再次被证明有效。太极拳等锻炼方式也为保健提供帮助。倘若我们注重健康饮食、杜绝近亲结婚、选择最佳生育年龄、避免房事过度以及过劳、改变生活方式、促进身心健康愉悦，结合适当的产前检查和保健，先天性疾病可能显著减少，或者症状会轻许多。

10.5.3　隐藏在遗传密码中的信息

有理由推断，发生在性腺中的新突变以及发生在肿瘤中的体细胞突变均与不健康的生活方式有关。先天性疾病所带来的警示就是对生命的敬畏以及对人类生活应有准则的尊重。因此，对于健康（而非优裕）的生活方式的追求将比基因治疗更有希望！由此，我们也就找到了健康、科学、哲学、文化之间遗漏的链接，以及专业知识与生活常识之

间的通约性。

人的生老病死有无规律？我们的生活是否应该具有某种“标准模式”？如果有的话，我们在设计生活和制定政策时，是否应当“以人为本”，尊重这个规律和模式？在人类基因组测序完成之后，许多人可能会思考这样一个问题：倘若编码人体的三十亿对 DNA 碱基是一本天书的话，这本书里又写着什么呢？藏在这本书中的终极信息，就是你我的血肉之躯和心智、伦理准则以及养生之道。简而言之，就是要好好做人。

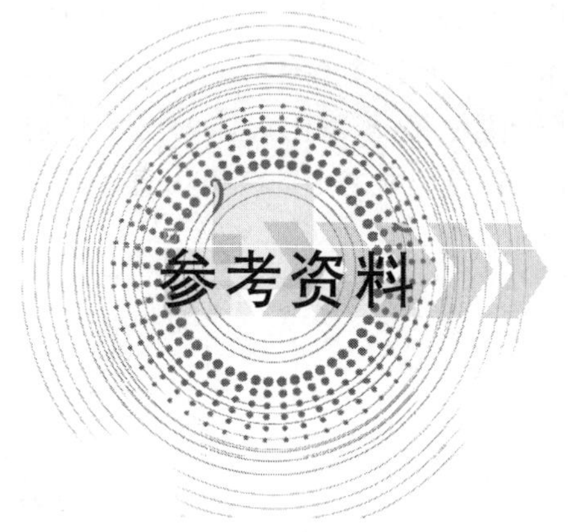

参考资料

1965. 黄帝内经太素［M］. 北京：人民卫生出版社.

胡平，王艳，季修庆，等. 2011. 微阵列比较基因组杂交技术检测先天性心脏畸形胎儿的隐藏基因组拷贝数变异［J］. 中华医学遗传学杂志，28（2）：133－136.

李金玲. 2013. 内质网应激相关因子CHOP在庆大霉素诱导的耳、肾毒性中的作用［D］. 北京：中国医科大学.

李岭，庄永龙，张克兰，等. 2003. 人体胚胎发育过程中的经络现象［J］. 中国针灸，23（3）：150－154.

刘里远，郝春杰，樊景禹，等. 1996. 皮肤中儿茶酚胺类体液物质及毛囊与针刺效应的关系［J］. 北京师范大学学报（自然科学版），32（4）：534－540.

刘里远，彭安，潘娟，等. 2001. 交感神经敏感线与经络实质［J］. 中国针灸，21（5）：285－289.

刘里远，王菲菲，杨锡让，等. 1995. 皮肤PAS阳性带和毛囊受体分布及组化特征研究［J］. 中国解剖学杂志，18（5）：434－438.

刘文泰，李丽华，戴军. 2008. 生物芯片技术与中药作用机制研究的思路与方法［J］. 中国中医基础医学杂志，14（11）：845－850.

钱学森，于景元，戴汝为. 1990. 一个科学的新领域——开放的复杂巨系统及其方法论［J］. 自然杂志，1（1）：3.

陶立群. 2006. 我国老年慢性病现状及发展趋势［M］. 中国老龄科学研究中心编：老龄问题研究，6（3）：17－29.

王超东，邓柏颖，苏莉. 2007. 经络实质假说的文献综述［J］. 辽宁中医药大学学报，9（1）：71－72.

王宁，陈西华，张树成，等. 2012. 金匮肾气丸对小鼠生精恢复的基因表达谱研究［J］. 中国实验方剂学杂志，18（10）：215－220.

魏刚，陈西华，张树成，等. 2012. 五子衍宗丸对无精子症模型小鼠生精能力恢复作用的基因表达谱研究［J］. 河北中医药学，27（1）：4－7.

温倜，张静淑，慈健，等. 2007. 正常生育男性及少精子症患者精子中由回文序列介导的染色体突变［J］. 中华男科学杂志，13（8）：675－680.

吴家睿. 2002. 生命的复杂性和复杂的生命科学［J］. 科学，54（5）：27－28.

1979. 五十二病方［M］. 北京：文物出版社.

谢林，鞠桂芝，刘树铮，等. 2004. 人类染色体 22q11 精神分裂症易感基因的筛查研究［J］. 中华流行病学杂志，25（9）：787－790.

张静淑，傅煜，赵艳辉，等. 2009. 泌尿生殖系统畸形的遗传学分析［J］. 中华医学遗传学杂志，26（2）：134－138.

张树成，王弘毅，王介东. 1999. 1981—1996 年我国有生育力男性精液质量的变化分析［J］. 生殖与避孕，19（1）：27－33.

张维波. 2009. 经络是水通道［M］. 北京：军事医学科学出版社.

张维波. 2012. 经络与健康［M］. 北京：人民卫生出版社.

张长琳. 2010. 人体的彩虹：见证科学底下的经络奥秘［M］. 台北：橡实文化.

中国中医研究院. 1975. 中国针灸学概要［M］. 北京：外文出版社.

1999. 中国专家提出经络物质基础—人体存在生物光子系统假说［J］. 中国中医药信息杂志，9：45.

祝总骧，郝金凯. 1989. 针灸经络生物物理学［M］. 北京：北京出版社.

Abraityt E A，Kotsi E，Devlin L A，et al. 2020. Unexpected combination：DiGeorge syndrome and myeloperoxidase deficiency［J］. BMJ Case Rep，13（2）：e232741.

Adachi M，Tachibana K，Asakura Y，et al. 2003. Generalized skeletal dysplasia in mother and daughter with 22q11 deletion syndrome［J］. Am J Med Genet A，117A（3）：295－298.

AdamsJ W，Malicki D，Levy M，et al. 2022. Coincident pineocytoma and probable brainstem glioma in a child with 22q11. 2 deletion syndrome［J］. BMJ Case Rep，15（3）：e249232.

Adams R L，Baird A，Smith J，et al. 2023. Psychopathology in adults with copy number variants［J］. Psychol Med，53（7）：3142－3149.

Al-Subaihin A，Van der Meulen J，Harris K，et al. 2018. Müllerian agenesis in Cat eye syndrome and 22q11 chromosome abnormalities：a case report and literature review［J］. J Pediatr Adolesc Gynecol，31（2）：158－161.

Alberio A M Q，Legitimo A，Bertini V，et al. 2022. Clinical，immunological，and genetic findings in a cohort of patients with the DiGeorge phenotype without 22q11. 2 deletion［J］. J Clin Med，11（7）：2025.

Alghamdi M，Al-Khalifah R，Al Homyani D K，et al. 2019. A novel TBX1 variant causing hypoparathyroidism and deafness［J］. J Endocr Soc，4（2）：bvz028.

Alhazmi S，Alzahrani M，Farsi R，et al. 2022. Multiple recurrent copy number variations（CNVs）in chromosome 22 including 22q11. 2 associated with autism spectrum disorder［J］. Pharmgenomics Pers Med，15：705－720.

Al－Hertani W，Hastings V A，McGowan－Jordan J，et al. 2013. Severe craniosynostosis in an infant with deletion 22q11. 2 syndrome［J］. Am J Med Genet A，161A（1）：153－157.

Alkalay A A，Guo T，Montagna C，et al. 2011. Genetic dosage compensation in a family with velo－cardio－facial/DiGeorge/22q11. 2 deletion syndrome［J］. Am J Med Genet A，155A（3）：548－554.

Allen T M，Hersh J，Schoch K，et al. 2014. Association of the family environment with behavioural and cognitive outcomes in children with chromosome 22q11. 2 deletion syndrome［J］. J Intellect Disabil Res，58（1）：31－47.

AlQarni M A，Alharbi A，Merdad L. 2018. Dental management of a patient with 22q11. 2 deletion syndrome（22q11. 2DS）［J］. BMJ Case Rep，2018：bcr2018225765.

Amati F，Conti E，Novelli A，et al. 1999. Atypical deletions suggest five 22q11. 2 critical regions related to the DiGeorge/velo－cardio－facial syndrome［J］. Eur J Hum Genet，7（8）：903－909.

Anastasio N，Ben－Omran T，Teebi A，et al. 2010. Mutations in SCARF2 are responsible for Van

Den Ende—Gupta syndrome [J]. Am J Hum Genet, 87 (4): 553—559.

Andrade D M, Krings T, Chow E W, et al. 2013. Hippocampal malrotation is associated with chromosome 22q11.2 microdeletion [J]. Can J Neurol Sci, 40 (5): 652—656.

Ardley H C, Moynihan T P, Markham A F, et al. 2000. Promoter analysis of the human ubiquitin—conjugating enzyme gene family UBE2L1—4, including UBE2L3 which encodes UbcH7 [J]. Biochim Biophys Acta, 1491 (1—3): 57—64.

Arnold J S, Braunstein E M, Ohyama T, et al. 2006. Tissue—specific roles of Tbx1 in the development of the outer, middle and inner ear, defective in 22q11DS patients [J]. Hum Mol Genet, 15 (10): 1629—1639.

Artigas—Pallarés J, Gabau—Vila E, Guitart—Feliubadaló M. 2005. Syndromic autism: Ⅱ. Genetic syndromes associated with autism [J]. Rev Neurol, 40 (Suppl 1): S151—S162.

Asija R, Hanley F L, Roth S J. 2013. Postoperative respiratory failure in children with tetralogy of Fallot, pulmonary atresia, and major aortopulmonary collaterals: a pilot study [J]. Pediatr Crit Care Med, 14 (4): 384—389.

Atwal P S, Macmurdo C. 2015. A case of concurrent Miller—Dieker syndrome (17p13.3 deletion) and 22q11.2 deletion syndrome [J]. J Pediatr Genet, 4 (4): 201—203.

Aubry M, Marineau C, Zhang F R, et al. 1992. Cloning of six new genes with zinc finger motifs mapping to short and long arms of human acrocentric chromosome 22 (p and q11.2) [J]. Genomics, 13 (3): 641—648.

Augusseau S, Jouk S, Jalbert P, et al. 1986. DiGeorge syndrome and 22q11 rearrangements [J]. Hum Genet, 74 (2): 206.

Balci S, Altugan F S, Alehan D, et al. 2009. A prenatally sonographically diagnosed conotruncal anomaly with mosaic type trisomy 21 and 22q11.2 microdeletion/DiGeorge syndrome [J]. Genet Couns, 20 (4): 373—377.

Balcı S, Engiz O. 2011. Goldenhar syndrome phenotypes and 22q11 deletion [J]. Am J Med Genet A, 155A (2): 458.

Baldini A. 2002. DiGeorge syndrome: the use of model organisms to dissect complex genetics [J]. Hum Mol Genet, 11 (20): 2363—2369.

Baron M. 2002. Manic—depression genes and the new millennium: poised for discovery [J]. Mol Psychiatry, 7 (4): 342—358.

Barr A M, Young C E, Sawada K, et al. 2004. Abnormalities of presynaptic protein CDCrel—1 in striatum of rats reared in social isolation: relevance to neural connectivity in schizophrenia [J]. Eur J Neurosci, 20 (1): 303—307.

Bartik L E, Hughes S S, Tracy M, et al. 2022. 22q11.2 duplications: expanding the clinical presentation [J]. Am J Med Genet A, 188 (3): 779—787.

Bartsota M, Jowett V, Manuel D, et al. 2023. Double aortic arch: implications of antenatal diagnosis, differential growth of arches during pregnancy, associated abnormalities and postnatal outcome [J]. Ultrasound Obstet Gynecol, 62 (1): 69—74.

Bassett A S, Chow E W, Husted J, et al. 2009. Premature death in adults with 22q11.2 deletion syndrome [J]. J Med Genet, 46 (5): 324—330.

Bayat M, Bayat A. 2022. Neurological manifestation of 22q11.2 deletion syndrome [J]. Neurol Sci, 43 (3): 1695—1700.

Beaman G M，Woolf A S，Cervellione R M，et al. 2019. 22q11.2 duplications in a UK cohort with bladder exstrophy—epispadias complex [J]. Am J Med Genet A，179 (3)：404—409.

Bearden C E，Wang P P，Simon T J. 2002. Williams syndrome cognitive profile also characterizes Velocardiofacial/DiGeorge syndrome [J]. Am J Med Genet，114 (6)：689—692.

Beddow R A，Smith M，Kidd A，et al. 2011. Diagnosis of distal 22q11.2 deletion syndrome in a patient with a teratoid/rhabdoid tumour [J]. Eur J Med Genet，54 (3)：295—298.

Bedeschi M F，Colombo L，Mari F，et al. 2010. Unmasking of a recessive SCARF2 mutation by a 22q11.12 de novo deletion in a patient with van den Ende—Gupta syndrome [J]. Mol Syndromol，1 (5)：239—245.

Beleza—Meireles A，Hart R，Clayton—Smith J，et al. 2015. Oculo—auriculo—vertebral spectrum：clinical and molecular analysis of 51 patients [J]. Eur J Med Genet，58 (9)：455—465.

Benn P，Iyengar S，Crowley T B，et al. 2017. Pediatric healthcare costs for patients with 22q11.2 deletion syndrome [J]. Mol Genet Genomic Med，5 (6)：631—638.

Berends M J，Tan—Sindhunata G，Leegte B，et al. 2001. Phenotypic variability of Cat — Eye syndrome [J]. Genet Couns，12 (1)：23—34.

Bertini V，Azzarà A，Legitimo A，et al. 2017. Deletion extents are not the cause of clinical variability in 22q11.2 deletion syndrome：does the interaction between DGCR8 and miRNA—CNVs play a major role? [J]. Front Genet，8：47.

Bertrand S，Pinte S，Stankovic—Valentin N，et al. 2004. Identification and developmental expression of the zebrafish orthologue of the tumor suppressor gene HIC1 [J]. Biochim Biophys Acta，1678 (1)：57—66.

Bertsch E C，Minturn L，Gotteiner N L，et al. 2016. Absent aortic valve in DiGeorge syndrome [J]. Pediatr Dev Pathol，19 (1)：61—63.

Besnard—Guérin C，Cavenee W，Newsham I. 1995. The t (11；22) (p15.5；q11.23) in a retroperitoneal rhabdoid tumor also includes a regional deletion distal to CRYBB2 on 22q [J]. Genes Chromosomes Cancer，13 (3)：145—150.

Besseau—Ayasse J，Violle—Poirsier C，Bazin A，et al. 2014. A French collaborative survey of 272 fetuses with 22q11.2 deletion：ultrasound findings，fetal autopsies and pregnancy outcomes [J]. Prenat Diagn，34 (5)：424—430.

Bi W，Probst F J，Wiszniewska J，et al. 2012. Co—occurrence of recurrent duplications of the DiGeorge syndrome region on both chromosome 22 homologues due to inherited and de novo events [J]. J Med Genet，49 (11)：681—688.

Bishop J A，Antonescu C R，Westra W H. 2014. SMARCB1 (INI—1)—deficient carcinomas of the sinonasal tract [J]. Am J Surg Pathol，38 (9)：1282—1289.

Bittel D C，Kibiryeva N，Marshall J A，et al. 2014. MicroRNA—421 dysregulation is associated with tetralogy of Fallot [J]. Cells，3 (3)：713—723.

Blagojevic C，Heung T，Malecki S，et al. 2022. Hypertriglyceridemia in young adults with a 22q11.2 microdeletion [J]. Eur J Endocrinol，187 (1)：91—99.

Blagowidow N，Nowakowska B，Schindewolf E，et al. 2023. Prenatal screening and diagnostic considerations for 22q11.2 microdeletions [J]. Genes (Basel)，14 (1)：160.

Blennow E，Lagerstedt K，Malmgren H，et al. 2008. Concurrent microdeletion and duplication of 22q11.2 [J]. Clin Genet，74 (1)：61—67.

Blok C S，Corsten－Janssen N，Fitz Patrick D R，et al. 2014. Definition of 5q11.2 microdeletion syndrome reveals overlap with CHARGE syndrome and 22q11 deletion syndrome phenotypes [J]. Am J Med Genet A，164A（11）：2843－2848.

Bobrow M. 1995. Redrafted Chinese law remains eugenic [J]. J Med Genet，32（6）：409.

Bockman D E，Redmond M E，Kirby M L. 1989. Alteration of early vascular development after ablation of cranial neural crest [J]. Anat Rec，225（3）：209－217.

Bosse K R，Shukla A R，Pawel B，et al. 2014. Malignant rhabdoid tumor of the bladder and ganglioglioma in a 14 year－old male with a germline 22q11.2 deletion [J]. Cancer Genet，207（9）：415－419.

Breckpot J，Thienpont B，Bauters M，et al. 2012. Congenital heart defects in a novel recurrent 22q11.2 deletion harboring the genes CRKL and MAPK1 [J]. Am J Med Genet A，158A（3）：574－580.

Brimble E，Pacione M，Farrelly E，et al. 2018. A case report of a suspected dual diagnosis：22q11.2 deletion syndrome and X－linked chondrodysplasia punctata [J]. Clin Dysmorphol，27（4）：151－153.

Brock L J，Economou A D，Cobourne M T，et al. 2016. Mapping cellular processes in the mesenchyme during palatal development in the absence of Tbx1 reveals complex proliferation changes and perturbed cell packing and polarity [J]. J Anat，228（3）：464－473.

Brunet A，Armengol L，Heine D，et al. 2009. BAC array CGH in patients with Velocardiofacial syndrome－like features reveals genomic aberrations on chromosome region 1q21.1 [J]. BMC Med Genet，10：144.

Buchanan L M，Hargreaves A，Warwick M M. 2001. Velocardiofacial syndrome or DiGeorge's anomaly [J]. Lancet，358（9279）：420.

Budarf M L，Konkle B A，Ludlow L B，et al. 1995. Identification of a patient with Bernard－Soulier syndrome and a deletion in the DiGeorge/velo－cardio－facial chromosomal region in 22q11.2 [J]. Hum Mol Genet，4（4）：763－766.

Budarf M，McDonald T，Sellinger B，et al. 1997. Localization of the human gene for macrophage migration inhibitory factor（MIF）to chromosome 22q11.2 [J]. Genomics，39（2）：235－236.

Budel S，Padukkavidana T，Liu B P，et al. 2008. Genetic variants of Nogo－66 receptor with possible association to schizophrenia block myelin inhibition of axon growth [J]. J Neurosci，28（49）：13161－13172.

Bunzel B，Schmidl－Mohl B，Grundböck A，et al. 1992. Does changing the heart mean changing personality? A retrospective inquiry on 47 heart transplant patients [J]. Qual Life Res，1（4）：251－256.

Buraniqi E，Moodley M. 2015. ZEB2 gene mutation and duplication of 22q11.23 in Mowat－Wilson syndrome [J]. J Child Neurol，30（1）：32－36.

Burke B A，Johnson D，Gilbert E F，et al. 1987. Thyrocalcitonin－containing cells in the Di George anomaly [J]. Hum Pathol，18（4）：355－360.

Burn J，Corney G. 1984. Congenital heart defects and twinning [J]. Acta Genet Med Gemellol（Roma），33（1）：61－69.

Burn J，Takao A，Wilson D，et al. 1993. Conotruncal anomaly face syndrome is associated with a deletion within chromosome 22q11 [J]. J Med Genet，30（10）：822－824.

Burnside R D. 2015. 22q11.21 deletion syndromes：a review of proximal，central，and distal deletions and their associated features [J]. Cytogenet Genome Res，146（2）：89－99.

Busse T，Graham J M Jr，Feldman G，et al. 2011. High－resolution genomic arrays identify CNVs that phenocopy the chromosome 22q11. 2 deletion syndrome [J]. Hum Mutat, 32 (1): 91—97.

Butler M G, Mowrey P. 1996. Should the 3C (craniocerebellocardiac) syndrome be included in the spectrum of velocardiofacial syndrome and DiGeorge sequence? [J]. J Med Genet, 33 (8): 719—720.

Byeman C, Ashwath R. 2023. Case report: a novel combination of anomalies in a patient with 22q11. 2 deletion syndrome [J]. Front Pediatr, 11: 1298652.

Calmont A, Thapar N, Scambler P J, et al. 2011. Absence of the vagus nerve in the stomach of Tbx1—/— mutant mice [J]. Neurogastroenterol Motil, 23 (2): 125—130.

Campbell I M, Sheppard S E, Crowley T B, et al. 2018. What is new with 22q? An update from the 22q and You Center at the Children's Hospital of Philadelphia [J]. Am J Med Genet A, 176 (10): 2058—2069.

Canda M T, Demir N, Bal F U, et al. 2012. Prenatal diagnosis of a 22q11 deletion in a second—trimester fetus with conotruncal anomaly, absent thymus and meningomyelocele: Kousseff syndrome [J]. J Obstet Gynaecol Res, 38 (4): 737—740.

Cannon W B. 1932. The wisdom of the body [M]. New York: W W Norton & Co.

Cantor M N, Lussier Y A. 2004. Mining OMIM for insight into complex diseases [J]. Stud Health Technol Inform, 107 (Pt 2): 753—757.

Carelle—Calmels N, Saugier—Veber P, Girard—Lemaire F, et al. 2009. Genetic compensation in a human genomic disorder [J]. N Engl J Med, 360 (12): 1211—1216.

Carlson C, Sirotkin H, Pandita R, et al. 1997. Molecular definition of 22q11 deletions in 151 velo—cardio—facial syndrome patients [J]. Am J Hum Genet, 61 (3): 620—629.

Carme M, Michaelovsky E, Weinberger R, et al. 2021. Differential methylation of imprinting genes and MHC locus in 22q11. 2 deletion syndrome—related schizophrenia spectrum disorders [J]. World J Biol Psychiatry, 22 (1): 46—57.

Carroll L S, Owen M J. 2009. Genetic overlap between autism, schizophrenia and bipolar disorder [J]. Genome Med, 1 (10): 102.

Castro—Gago M, Iglesias—Meleiro J M, Blanco—Barca M O, et al. 2005. Neurogenic arthrogryposis multiplex congenita and velopharyngeal incompetence associated with chromosome 22q11. 2 deletion [J]. J Child Neurol, 20 (1): 76—78.

Catalina—Rodriguez O, Kolukula V K, Tomita Y, et al. 2012. The mitochondrial citrate transporter, CIC, is essential for mitochondrial homeostasis [J]. Oncotarget, 3 (10): 1220—1235.

Chakrapani A L, White C R, Korcheva V, et al. 2012. Congenital extrarenal malignant rhabdoid tumor in an infant with distal 22q11. 2 deletion syndrome: the importance of SMARCB1 [J]. Am J Dermatopathol, 34 (7): e77—e80.

Chan C, Costain G, Ogura L, et al. 2015. Reproductive health issues for adults with a common genomic disorder: 22q11. 2 deletion syndrome [J]. J Genet Couns, 24 (5): 810—821.

Chandramohan A, Sears C M, Huang L C, et al. 2021. Microphthalmia and orbital cysts in DiGeorge syndrome [J]. J AAPOS, 25 (6): 358—360.

Chang S, Crowe C A, Traboulsi E I. 2004. Brown syndrome associated with velocardiofacial syndrome [J]. J AAPOS, 8 (3): 290—292.

Chapnik E, Sasson V, Blelloch R, et al. 2012. Dgcr8 controls neural crest cells survival in cardiovascular development [J]. Dev Biol, 362 (1): 50—56.

Chen C—P, Chen C—Y, Chern S—R, et al. 2021. Prenatal diagnosis of familial 22q11. 2 deletion syndrome in a pregnancy with concomitant cardiac and urinary tract abnormalities in the fetus and the mother [J]. Taiwan J Obstet Gynecol, 60 (1): 165−168.

Chen W Y, Shi Y Y, Zheng Y L, et al. 2004. Case−control study and transmission disequilibrium test provide consistent evidence for association between schizophrenia and genetic variation in the 22q11 gene ZDHHC8 [J]. Hum Mol Genet, 13 (23): 2991−2995.

Chen W, Li X, Sun L, et al. 2019. A rare mosaic 22q11. 2microdeletion identified in a Chinese family with recurrent fetal conotruncal defects [J]. Mol Genet Genomic Med, 7 (8): e847.

Chen Y Z, Matsushita M, Girirajan S, et al. 2012. Evidence for involvement of GNB1L in autism [J]. Am J Med Genet B Neuropsychiatr Genet, 159B (1): 61−71.

Cheung K W, Lai C W S, Mak C C Y, et al. 2018. A case of prenatal isolated talipes and 22q11. 2 deletion syndrome—an important chromosomal disorder missed by noninvasive prenatal screening [J]. Prenat Diagn, 38 (5): 376−378.

Cheung M Y − Q, Roberts C, Scambler P, et al. 2021. Setd5 is required in cardiopharyngeal mesoderm for heart development and its haploinsufficiency is associated with outflow tract defects in mouse [J]. Genesis, 59 (7−8): e23421.

Chinton J, Huckstadt V, Foncuberta M E, et al. 2022. Challenges in genetic diagnosis, co − occurrence of 22q11. 2 deletion syndrome and Noonan syndrome [J]. Am J Med Genet A, 188 (8): 2505−2508.

Chopra C, Baretto R, Duddridge M, et al. 2009. T−cell immunodeficiency in CHARGE syndrome [J]. Acta Paediatr, 98 (2): 408−410.

Chow E W, Mikulis D J, Zipursky R B, et al. 1999. Qualitative MRI findings in adults with 22q11 deletion syndrome and schizophrenia [J]. Biol Psychiatry, 46 (10): 1436−1442.

Christou E, Bourousis E, Servos G, et al. 2020. Unilateral pulmonary artery agenesis in an infant with 22q11. 2 deletion syndrome [J]. Pediatr Pulmonol, 55 (9): 2184−2186.

Chung J H, Cai J, Suskin B G, et al. 2015. Whole−genome sequencing and integrative genomic analysis approach on two 22q11. 2 deletion syndrome family trios for genotype to phenotype correlations [J]. Hum Mutat, 36 (8): 797−807.

Cioffi S, Flore G, Martucciello S, et al. 2022. VEGFR3 modulates brain microvessel branching in a mouse model of 22q11. 2 deletion syndrome [J]. Life Sci Alliance, 5 (12): 202101308.

Cioffi S, Martucciello S, Fulcoli F G, et al. 2014. Tbx1 regulates brain vascularization [J]. Hum Mol Genet, 23 (1): 78−89.

Cirillo E, Giardino G, Gallo V, et al. 2017. DiGeorge−like syndrome in a child with a 3p12. 3 deletion involving MIR4273 gene born to a mother with gestational diabetes mellitus [J]. Am J Med Genet A, 173 (7): 1913−1918.

Clark E B, Markwald R R, Takao A. 1995. Developmental mechanisms of heart disease [M]. New York: Futura Publishing Company.

Clark W C, Yang J C. 1974. Acupunctural analgesia? Evaluation by signal detection theory [J]. Science, 184 (4141): 1096−1098.

Cleary J D, Pearson C E. 2005. Replication fork dynamics and dynamic mutations: the fork − shift model of repeat instability [J]. Trends Genet, 21 (5): 272−280.

Clive B, Corsten G, Penney L S, et al. 2016. Severe laryngeal stenosis in newly born twins with 22q11. 2 deletion syndrome: a case report [J]. J Neonatal Perinatal Med, 9 (2): 223−226.

Cohen J L，Crowley T B，McGinn D E，et al. 2018. 22q and two：22q11. 2 deletion syndrome and coexisting conditions [J]. Am J Med Genet A，176 (11)：2203—2214.

Cohen M M. 1997. The child with multiple birth defects [M]. 2nd ed. New York：Oxford University Press.

Cohen R，Gefen A，Elhadad M，et al. 2011. CSI—OMIM—Clinical Synopsis Search in OMIM [J]. BMC Bioinformatics，12：65.

Colarusso G，Gambineri E，Lapi E，et al. 2010. Evans syndrome and antibody deficiency：an atypical presentation of chromosome 22q11. 2 deletion syndrome [J]. Pediatr Rep，2 (2)：e13.

Colovati M E S，Bragagnolo S，Guilherme R S，et al. 2015. Atypical 581—kb 22q11. 21 deletion in a patient with Oculo—auriculo—vertebral spectrum phenotype [J]. Cytogenet Genome Res，147 (2—3)：130—134.

Comont T，Treiner E，Giraud J—T，et al. 2021. A complex infectious，inflammatory，and autoimmune phenotype reveals 22q11. 2 deletion syndrome in an adult [J]. J Clin Immunol，41 (8)：1946—1949.

Conley M E，Beckwith J B，Mancer J F K，et al. 1979. The spectrum of the DiGeorge syndrome [J]. J Pediatr，94 (6)：883—890.

Conley Y P，Finegold D N. 2002. Exploring calcium level disorders. Looking through the genetic window for new treatment clues [J]. AWHONN Lifelines，6 (5)：424—429.

Consevage M W，Seip J R，Belchis D A，et al. 1996. Association of a mosaic chromosomal 22q11 deletion with hypoplastic left heart syndrome [J]. Am J Cardiol，77 (11)：1023—1025.

Cormier—Daire V，Iserin L，Théophile D，et al. 1995. Upper limb malformations in DiGeorge syndrome [J]. Am J Med Genet，56 (1)：39—41.

Correll—Tash S，Conlin L，Mininger B M，et al. 2018. The recurrent t (11；22) (q23；q11. 2) can occur as a post—zygotic event [J]. Cytogenet Genome Res，156 (4)：185—190.

Correll—Tash S，Lilley B，Salmons H I V，et al. 2021. Double strand breaks (DSBs) as indicators of genomic instability in PATRR—mediated translocations [J]. Hum Mol Genet，29 (24)：3872—3881.

Corsten—Janssen N，Saitta S C，Hoefsloot L H，et al. 2013. More clinical overlap between 22q11. 2 deletion syndrome and CHARGE syndrome than often anticipated [J]. Mol Syndromol，4 (5)：235—245.

Cosgrove D，Rodgers K，Meehan D，et al. 2000. Integrin alpha1beta1 and transforming growth factor—beta1 play distinct roles in alport glomerular pathogenesis and serve as dual targets for metabolic therapy [J]. Am J Pathol，157 (5)：1649—1659.

Couser N C，Pande K，Walsh J M，et al. 2017. Camptodactyly and the 22q11. 2 deletion syndrome [J]. Am J Med Genet A，173 (2)：515—518.

Cox T C，Allen L R，Cox L L，et al. 2000. New mutations in MID1 provide support for loss of function as the cause of X—linked Opitz syndrome [J]. Hum Mol Genet，9 (17)：2553—2562.

Cuestas E，Bur C，Bongiovanni V. 2006. Mild external ear malformations and renal tract abnormalities：a meta—analysis [J]. Rev Fac Cien Med Univ Nac Cordoba，63 (1)：46—52.

Cuneo B F，Driscoll D A，Gidding S S，et al. 1997. Evolution of latent hypoparathyroidism in familial 22q11 deletion syndrome [J]. Am J Med Genet，69 (1)：50—55.

Cuturilo G，Menten B，Krstic A，et al. 2011. 4q34. 1—q35. 2 deletion in a boy with phenotype resembling 22q11. 2 deletion syndrome [J]. Eur J Pediatr，170 (11)：1465—1470.

Daft P A，Johnston M C，Sulik K K. 1986. Abnormal heart and great vessel development following acute ethanol exposure in mice [J]. Teratology, 33 (1): 93–104.

Dallapiccola B, Pizzuti A, Novelli G. 1996. How many breaks do we need to CATCH on 22q11? [J]. Am J Hum Genet, 59 (1): 7–11.

Dantas A G, Bortolai A, Moysés–Oliveira M, et al. 2016. 22q11.2 deletion syndrome due to a translocation t (6; 22) in a patient conceived via in vitro fertilization [J]. Mol Syndromol, 6 (5): 242–247.

Dantas A G, Santoro M L, Nunes N, et al. 2019. Downregulation of genes outside the deleted region in individuals with 22q11.2 deletion syndrome [J]. Hum Genet, 138 (1): 93–103.

Dasouki M, Jurecic V, Phillips J A, et al. 1997. DiGeorge anomaly and chromosome 10p deletions: one or two loci? [J]. Am J Med Genet, 73 (1): 72–75.

De Bono C, Liu Y, Ferrena A, et al. 2023. Single–cell transcriptomics uncovers a non–autonomous Tbx1–dependent genetic program controlling cardiac neural crest cell development [J]. Nat Commun, 14 (1): 1551.

De Bono C, Thellier C, Bertrand N, et al. 2018. T–box genes and retinoic acid signaling regulate the segregation of arterial and venous pole progenitor cells in the murine second heart field [J]. Hum Mol Genet, 27 (21): 3747–3760.

de la Chapelle A, Herva R, Koivisto M, et al. 1981. A deletion in chromosome 22 can cause DiGeorge syndrome [J]. Hum Genet, 57 (3): 253–256.

de la Morena M T, Eitson J L, Dozmorov I M, et al. 2013. Signature microRNA expression patterns identified in humans with 22q11.2 deletion/DiGeorge syndrome [J]. Clin Immunol, 147 (1): 11–22.

de Lonlay–Debeney P, Cormier–Daire V, Amiel J, et al. 1997. Features of DiGeorge syndrome and CHARGE association in five patients [J]. J Med Genet, 34 (12): 986–989.

de Luca A, Conti E, Grifone N, et al. 2003. Association study between CAG trinucleotide repeats in the PCQAP gene (PC2 glutamine/Q–rich–associated protein) and schizophrenia [J]. Am J Med Genet B Neuropsychiatr Genet, 116B (1): 32–35.

de Silva D, Duffty P, Booth P, et al. 1995. Family studies in chromosome 22q11 deletion: further demonstration of phenotypic heterogeneity [J]. Clin Dysmorphol, 4 (4): 294–303.

de Smedt B, Swillen A, Ghesquière P, et al. 2003. Pre–academic and early academic achievement in children with velocardiofacial syndrome (del22q11.2) of borderline or normal intelligence [J]. Genet Couns, 14 (1): 15–29.

Dean J C, De Silva D C, Reardon W. 1998. Craniosynostosis and chromosome 22q11 deletion [J]. J Med Genet, 35 (4): 346.

Debeer P, Mols R, Huysmans C, et al. 2002. Involvement of a palindromic chromosome 22–specific low–copy repeat in a constitutional t (X; 22) (q27; q11) [J]. Clin Genet, 62 (5): 410–414.

Deerojanawong J, Chang A B, Eng P A, et al. 1997. Pulmonary diseases in children with severe combined immune deficiency and DiGeorge syndrome [J]. Pediatr Pulmonol, 24 (5): 324–330.

Delio M, Guo T, McDonald–McGinn D M, et al. 2013. Enhanced maternal origin of the 22q11.2 deletion in velocardiofacial and DiGeorge syndromes [J]. Am J Hum Genet, 92 (3): 439–447.

Dell'Edera D, Allegretti A, Ventura M, et al. 2021. Mayer–Rokitansky–Küster–Hauser syndrome with 22q11.21 microduplication: a case report [J]. J Med Case Rep, 15 (1): 208.

Deltour S, Pinte S, Guérardel C, et al. 2001. Characterization of HRG22, a human homologue of the putative tumor suppressor gene HIC1 [J]. Biochem Biophys Res Commun, 287 (2): 427–434.

Demaerel W, Hosseinzadeh M, Nouri N, et al. 2016. Reciprocal 22q11.2 deletion and duplication in siblings with karyotypically normal parents [J]. Cytogenet Genome Res, 148 (1): 1-5.

Demaerel W, Mostovoy Y, Yilmaz F, et al. 2019. The 22q11 low copy repeats are characterized by unprecedented size and structural variability [J]. Genome Res, 29 (9): 1389-1401.

Demczuk S, Aledo R, Zucman J, et al. 1995. Cloning of a balanced translocation breakpoint in the DiGeorge syndrome critical region and isolation of a novel potential adhesion receptor gene in its vicinity [J]. Hum Mol Genet, 4 (4): 551-558.

Demczuk S, Aurias A. 1995. DiGeorge syndrome and related syndromes associated with 22q11.2 deletions. A review [J]. Ann Genet, 38 (2): 59-76.

Demczuk S, Thomas G, Aurias A. 1996. Isolation of a novel gene from the DiGeorge syndrome critical region with homology to Drosophila gdl and to human LAMC1 genes [J]. Hum Mol Genet, 5 (5): 633-638.

Demiroren T, Balci B K, Altunoglu U, et al. 2015. Postnatal diagnosis of 22q11.2 deletion syndrome in fetal megalourethra [J]. J Ultrasound Med, 34 (2): 349-351.

Derbent M, Yilmaz Z, Baltaci V, et al. 2003. Chromosome 22q11.2 deletion and phenotypic features in 30 patients with conotruncal heart defects [J]. Am J Med Genet A, 116A (2): 129-135.

Derfalvi B, Maurer K, McDonald-McGinn D M, et al. 2016. B cell development in chromosome 22q11.2 deletion syndrome [J]. Clin Immunol, 163: 1-9.

Descartes M, Franklin J, Diaz de Ståhl T, et al. 2008. Distal 22q11.2 microduplication encompassing the BCR gene [J]. Am J Med Genet A, 146A (23): 3075-3081.

Devriendt K, Moerman P, van Schoubroeck D, et al. 1997. Chromosome 22q11 deletion presenting as the Potter sequence [J]. J Med Genet, 34 (5): 423-425.

Devriendt K, Swillen A, Gewillig M, et al. 2004. Velocardiofacial syndrome presenting as distal arthrogryposis [J]. Eur J Pediatr, 163 (6): 329-330.

Di Gregorio E, Gai G, Botta G, et al. 2015. Array-comparative genomic hybridization analysis in fetuses with major congenital malformations reveals that 24% of cases have pathogenic deletions/duplications [J]. Cytogenet Genome Res, 147 (1): 10-16.

Diamantopoulou A, Sun Z, Mukai J, et al. 2017. Loss-of-function mutation in Mirta22/Emc10 rescues specific schizophrenia-related phenotypes in a mouse model of the 22q11.2 deletion [J]. Proc Natl Acad Sci U S A, 114 (30): E6127-E6136.

DiGeorge A M. 1965. Discussions on a new concept of the cellular basis of immunology [J]. J Pediatr, 67: 907.

Digilio M C, De Luca A, Lepri F, et al. 2013. JAG1 mutation in a patient with deletion 22q11.2 syndrome and tetralogy of Fallot [J]. Am J Med Genet A, 161A (12): 3133-3136.

Digilio M C, Giannotti A, Dallapiccola B, et al. 2003. Postural anomaly of the head-neck-shoulder alignment in patients with deletion 22q11.2 (DiGeorge/velocardiofacial syndrome) [J]. Clin Genet, 64 (5): 447-448.

Digilio M C, Giannotti A, Marino B, et al. 1997. Radial aplasia and chromosome 22q11 deletion [J]. J Med Genet, 34 (11): 942-944.

Digilio M C, Marino B, Bagolan P, et al. 1999. Microdeletion 22q11 and oesophageal atresia [J]. J Med Genet, 36 (2): 137-139.

Digilio M C, Marino B, Capolino R, et al. 2005. Clinical manifestations of Deletion 22q11.2 syndrome

(DiGeorge/Velo-Cardio-Facial syndrome) [J]. Images Paediatr Cardiol，7 (2)：23-34.

Digilio M C，Marino B，Cappa M，et al. 2001. Auxological evaluation in patients with DiGeorge/velocardiofacial syndrome (deletion 22q11.2 syndrome) [J]. Genet Med，3 (1)：30-33.

Digilio M C，McDonald-McGinn D M，Heike C，et al. 2009. Three patients with oculo-auriculo-vertebral spectrum and microdeletion 22q11.2 [J]. Am J Med Genet A，149A (12)：2860-2864.

Digilio M，Bernardini L，Gagliardi M，et al. 2013. Syndromic non-compaction of the left ventricle：associated chromosomal anomalies [J]. Clin Genet，84 (4)：362-367.

Dittwald P，Gambin T，Szafranski P，et al. 2013. NAHR-mediated copy-number variants in a clinical population：mechanistic insights into both genomic disorders and Mendelizing traits [J]. Genome Res，23 (9)：1395-1409.

Doege H，Bocianski A，Scheepers A，et al. 2001. Characterization of human glucose transporter (GLUT) 11 (encoded by SLC2A11)，a novel sugar-transport facilitator specifically expressed in heart and skeletal muscle [J]. Biochem J，359 (Pt 2)：443-449.

Dos Santos P A，de Oliveira S F，Freitas E L，et al. 2014. Non-overlapping 22q11.2 microdeletions in patients with oculo-auriculo-vertebral spectrum [J]. Am J Med Genet A，164A (2)：551-553.

Driscoll D A，Spinner N B，Budarf M L，et al. 1992. Deletions and microdeletions of 22q11.2 in velo-cardio-facial syndrome [J]. Am J Med Genet，44 (2)：261-268.

Du Q，de la Morena M T，van Oers N S C. 2020. The Genetics and epigenetics of 22q11.2 deletion syndrome [J]. Front Genet，10：1365.

Duband J-L，Escot S，Fournier-Thibault C. 2016. SDF1-CXCR4 signaling：A new player involved in DiGeorge/22q11-deletion syndrome [J]. Rare Dis，4 (1)：e1195050.

Dubos R. 1987. Mirage of Health：Utopias，Progress & Biological Change [M]. New Brunswick，NJ：Rutgers University Press.

Dunham I，Shimizu N，Roe B A，et al. 1999. The DNA sequence of human chromosome 22 [J]. Nature，402 (6761)：489-495.

Dyce O，McDonald-McGinn D，Kirschner R E，et al. 2002. Otolaryngologic manifestations of the 22q11.2 deletion syndrome [J]. Arch Otolaryngol Head Neck Surg，128 (12)：1408-1412.

Dykes I M，van Bueren K L，Ashmore R J，et al. 2014. HIC2 is a novel dosage-dependent regulator of cardiac development located within the distal 22q11 deletion syndrome region [J]. Circ Res，115 (1)：23-31.

Earls L R，Fricke R G，Yu J，et al. 2012. Age-dependent microRNA control of synaptic plasticity in 22q11 deletion syndrome and schizophrenia [J]. J Neurosci，32 (41)：14132-14144.

Edelmann L，Pandita R K，Morrow B E. 1999. Low-copy repeats mediate the common 3-Mb deletion in patients with velo-cardio-facial syndrome [J]. Am J Hum Genet，64 (4)：1076-1086.

Edelmann L，Pandita R K，Spiteri E，et al. 1999. A common molecular basis for rearrangement disorders on chromosome 22q11 [J]. Hum Mol Genet，8 (7)：1157-1167.

Edelmann L，Spiteri E，McCain N，et al. 1999. A common breakpoint on 11q23 in carriers of the constitutional t (11；22) translocation [J]. Am J Hum Genet，65 (6)：1608-1616.

Edelmann L，Stankiewicz P，Spiteri E，et al. 2001. Two functional copies of the DGCR6 gene are present on human chromosome 22q11 due to a duplication of an ancestral locus [J]. Genome Res，11 (2)：208-217.

Edwards J E. 1977. Anomalies of the aortic arch system [J]. Birth Defects Orig Artic Ser, 13 (3D): 47−63.

Eisenberg D P, Jabbi M, Berman K F. 2010. Bridging the gene−behavior divide through neuroimaging deletion syndromes: Velocardiofacial (22q11. 2 deletion) and Williams (7q11. 23 deletion) syndromes [J]. Neuroimage, 53 (3): 857−869.

Eliez S, Antonarakis S E, Morris M A, et al. 2001. Parental origin of the deletion 22q11. 2 and brain development in velocardiofacial syndrome: a preliminary study [J]. Arch Gen Psychiatry, 58 (1): 64−68.

Emanuel B S, Budarf M L, Sellinger B, et al. 1992. Detection of microdeletions of 22q11. 2 with fluorescence in situ hybridization (FISH): diagnosis of DiGeorge syndrome (DGS), velo−cardio−facial (VCF) syndrome, CHARGE association and conotruncal cardiac malformations [J]. Am J Hum Genet, 51 (Suppl): A3.

Emanuel B S, Driscoll D, Goldmuntz E, et al. 1993. Molecular and phenotypic analysis of the chromosome 22 microdeletion syndromes [J]. Prog Clin Biol Res, 384: 207−224.

McDonald−McGinn D M, Hain H S, Emanuel B S, et al. 22q11. 2 Deletion Syndrome. 1999 Sep 23 [Updated 2024 May 9]. In: Adam M P, Feldman J, Mirzaa G M, et al. , editors. GeneReviews [Internet]. Seattle (WA): University of Washington, Seattle; 1993 − 2024. Available from: https://www. ncbi. nlm. nih. gov/books/NBK1523/.

Erickson R P, Skinner S, Jacquet H, et al. 2003. Does chromosome 22 have anything to do with sex determination: further studies on a 46, XX, 22q11. 2 del male [J]. Am J Med Genet A, 123A (1): 64−67.

Evangelidou P, Kousoulidou L, Salameh N, et al. 2020. An unusual combination of an atypical maternally inherited novel 0. 3 Mb deletion in Williams−Beuren region and a de novo 22q11. 21 microduplication in an infant with supravalvular aortic stenosis [J]. Eur J Med Genet, 63 (12): 104084.

Evers L J, De Die−Smulders C E, Smeets E E, et al. 2009. The velo−cardio−facial syndrome: the spectrum of psychiatric problems and cognitive deterioration at adult age [J]. Genet Couns, 20 (4): 307−315.

Fagerberg C R, Graakjaer J, Heinl U D, et al. 2013. Heart defects and other features of the 22q11 distal deletion syndrome [J]. Eur J Med Genet, 56 (2): 98−107.

Fan J W, Friedman C. 2008. Semantic reclassification of the UMLS concepts [J]. Bioinformatics, 24 (17): 1971−1973.

Fang X, Ji H, Kim S W, et al. 2004. Vertebrate development requires ARVCF and p120 catenins and their interplay with RhoA and Rac [J]. J Cell Biol, 165 (1): 87−98.

Farlie P, Reid C, Wilcox S, et al. 2001. Ypel1: a novel nuclear protein that induces an epithelial−like morphology in fibroblasts [J]. Genes Cells, 6 (7): 619−629.

Farrell M J, Stadt H, Wallis K T, et al. 1999. HIRA, a DiGeorge syndrome candidate gene, is required for cardiac outflow tract septation [J]. Circ Res, 84 (2): 127−135.

Farrell M, Lichtenstein M, Crowley J J, et al. 2018. Developmental delay, treatment − resistant psychosis, and early−onset dementia in a man with 22q11 deletion syndrome and Huntington's disease [J]. Am J Psychiatry, 175 (5): 400−407.

Faurschou S, Lildballe D L, Maroun L L, et al. 2021. Total anomalous pulmonary venous connection in mother and son with a central 22q11.2 microdeletion [J]. Case Rep Genet, 2021: 5539855.

Favre E, Leleu A, Peyroux E, et al. 2019. Exploratory case study of monozygotic twins with 22q11.2DS provides further clues to circumscribe neurocognitive markers of psychotic symptoms [J]. Neuroimage Clin, 24: 101987.

Fénelon K, Mukai J, Xu B, et al. 2011. Deficiency of Dgcr8, a gene disrupted by the 22q11.2 microdeletion, results in altered short-term plasticity in the prefrontal cortex [J]. Proc Natl Acad Sci U S A, 108 (11): 4447-4452.

Fernández L, Lapunzina P, Pajares I L, et al. 2005. Higher frequency of uncommon 1.5-2 Mb deletions found in familial cases of 22q11.2 deletion syndrome [J]. Am J Med Genet A, 136 (1): 71-75.

Fernández L, Lapunzina P, Pajares I L, et al. 2008. Unrelated chromosomal anomalies found in patients with suspected 22q11.2 deletion [J]. Am J Med Genet A, 146A (9): 1134-1141.

Fernández L, Nevado J, de Torres M L, et al. 2012. Additional case of an uncommon 22q11.2 reciprocal rearrangement in a phenotypically normal mother of children with 22q11.2 deletion and 22q11.2 duplication syndromes [J]. Am J Med Genet A, 158A (11): 2963-2968.

Fibison W J, Budarf M, McDermid H, et al. 1990. Molecular studies of DiGeorge syndrome [J]. Am J Hum Genet, 46 (5): 888-895.

Ficcadenti A, Zallocco F, Neri R, et al. 2015. Bone density assessment in a cohort of pediatric patients affected by 22q11DS [J]. J Endocrinol Invest, 38 (10): 1093-1098.

Fiksinski A M, Schneider M, Murphy C M, et al. 2018. Understanding the pediatric psychiatric phenotype of 22q11.2 deletion syndrome [J]. Am J Med Genet A, 176 (10): 2182-2191.

Finch P T, Pivnick E K, Furman W, et al. 2011. Wilms tumor in a patient with 22q11.2 microdeletion [J]. Am J Med Genet A, 155A (5): 1162-1164.

Fischer M, Klopocki E. 2020. Atypical 22q11.2 microduplication with "typical" signs and overgrowth [J]. Cytogenet Genome Res, 160 (11-12): 659-663.

Flore G, Cioffi S, Bilio M, et al. 2017. Cortical development requires mesodermal expression of Tbx1, a gene haploinsufficient in 22q11.2 deletion syndrome [J]. Cereb Cortex, 27 (3): 2210-2225.

Forbes B J, Binenbaum G, Edmond J C, et al. 2006. Ocular findings in the chromosome 22q11.2 deletion syndrome [J]. J AAPOS, 11 (2): 179-182.

Forest F, David A, Arrufat S, et al. 2012. Conventional chondrosarcoma in a survivor of rhabdoid tumor: enlarging the spectrum of tumors associated with SMARCB1 germline mutations [J]. Am J Surg Pathol, 36 (12): 1892-1896.

Fougerousse F, Bullen P, Herasse M, et al. 2000. Human-mouse differences in the embryonic expression patterns of developmental control genes and disease genes [J]. Hum Mol Genet, 9 (2): 165-173.

Fraga M F, Ballestar E, Paz M F, et al. 2005. Epigenetic differences arise during the lifetime of monozygotic twins [J]. Proc Natl Acad Sci U S A, 102 (30): 10604-10609.

Franco E, Iqbal N, Shah P R, et al. 2023. Congenital corneal opacity in 22q11.2 deletion syndrome: a case series (4/30) [J]. Cornea, 42 (3): 344-350.

Francou A, Saint-Michel E, Mesbah K, et al. 2014. TBX1 regulates epithelial polarity and dynamic basal filopodia in the second heart field [J]. Development, 141 (22): 4320-4331.

Freudenberg J, Propping P. 2002. A similarity-based method for genome-wide prediction of diseaserelevant human genes [J]. Bioinformatics, 18 Suppl 2: S110−S115.

Fryer A. 1996. Monozygotic twins with 22q11 deletion and discordant phenotypes [J]. J Med Genet, 33 (2): 173.

Fu Y, Li F, Zhao D Y, et al. 2014. Interaction between Tbx1 and HoxD10 and connection with TGFβ−BMP signal pathway during kidney development [J]. Gene, 536 (1): 197−202.

Fuchs J C, Linden J F, Baldini A, et al. 2015. A defect in early myogenesis causes otitis media in two mouse models of 22q11.2 deletion syndrome [J]. Hum Mol Genet, 24 (7): 1869−1882.

Fuchs J C, Zinnamon F A, Taylor R R, et al. 2013. Hearing loss in a mouse model of 22q11.2 Deletion Syndrome [J]. PLoS One, 8 (11): e80104.

Fujita M, Sakabe M, Ioka T, et al. 2016. Pharyngeal arch artery defects and lethal malformations of the aortic arch and its branches in mice deficient for the Hrt1/Hey1 transcription factor [J]. Mech Dev, 139: 65−73.

Fukai R, Ochi N, Murakami A, et al. 2013. Co−occurrence of 22q11 deletion syndrome and HDR syndrome [J]. Am J Med Genet A, 161A (10): 2576−2581.

Funato H, Sato M, Sinton C M, et al. 2010. Loss of Goosecoid−like and DiGeorge syndrome critical region 14 in interpeduncular nucleus results in altered regulation of rapid eye movement sleep [J]. Proc Natl Acad Sci U S A, 107 (42): 18155−18160.

Funato N, Nakamura M, Richardson J A, et al. 2012. Tbx1 regulates oral epithelial adhesion and palatal development [J]. Hum Mol Genet, 21 (11): 2524−2537.

Funato N, Nakamura M, Richardson J A, et al. 2015. Loss of Tbx1 induces bone phenotypes similar to cleidocranial dysplasia [J]. Hum Mol Genet, 24 (2): 424−435.

Funato N. 2022. Craniofacial phenotypes and genetics of DiGeorge syndrome [J]. J Dev Biol, 10 (2): 18.

Fung W L A, Butcher N J, Costain G, et al. 2015. Practical guidelines for managing adults with 22q11.2 deletion syndrome [J]. Genet Med, 17 (8): 599−609.

Funke B, Pandita R K, Morrow B E. 2001. Isolation and characterization of a novel gene containing WD40 repeats from the region deleted in velo−cardio−facial/DiGeorge syndrome on chromosome 22q11 [J]. Genomics, 73 (3): 264−271.

Funke B, Puech A, Saint−Jore B, et al. 1998. Isolation and characterization of a human gene containing a nuclear localization signal from the critical region for velo−cardio−facial syndrome on 22q11 [J]. Genomics, 53 (2): 146−154.

Furuya K, Sasaki Y, Takeuchi T, et al. 2015. Characteristics of 22q11.2 deletion syndrome undiagnosed until adulthood: an example suggesting the importance of psychiatric manifestations [J]. BMJ Case Rep, 2015: bcr2014208903.

Gao S, Moreno M, Eliason S, et al. 2015. TBX1 protein interactions and microRNA−96−5p regulation controls cell proliferation during craniofacial and dental development: implications for 22q11.2 deletion syndrome [J]. Hum Mol Genet, 24 (8): 2330−2348.

Gao W, Higaki T, Eguchi−Ishimae M, et al. 2015. DGCR6 at the proximal part of the DiGeorge critical region is involved in conotruncal heart defects [J]. Hum Genome Var, 2: 15004.

Garg A, Azad S, Radhakrishnan S. 2021. Isolated absent right pulmonary artery in an infant with 22q11 deletion [J]. Cardiol Young, 31 (11): 1850−1852.

Garg V, Yamagishi C, Hu T, et al. 2001. Tbx1, a DiGeorge syndrome candidate gene, is regulated by sonic hedgehog during pharyngeal arch development [J]. Dev Biol, 235 (1): 62−73.

Garrett R H, Grisham M. 1999. Biochemistry [M]. 2nd ed. New York: Harcourt College Publisher.

Gavril E−C, Popescu R, Nucă I, et al. 2022. Different types of deletions created by low−copy repeats sequences location in 22q11.2 deletion syndrome: genotype−phenotype correlation [J]. Genes (Basel), 13 (11): 2083.

Gennery A R, Barge D, O'Sullivan J J, et al. 2002. Antibody deficiency and autoimmunity in 22q11.2 deletion syndrome [J]. Arch Dis Child, 86 (6): 422−425.

Giacomelli M, Kumar R, Soresina A, et al. 2016. Reduction of CRKL expression in patients with partial DiGeorge syndrome is associated with impairment of T−cell functions [J]. J Allergy Clin Immunol, 138 (1): 229−240.

Giannotti A, Digilio M C, Marino B, et al. 1994. Cayler cardiofacial syndrome and del 22q11: part of the CATCH22 phenotype [J]. Am J Med Genet, 53 (3): 303−304.

Gilmour D F, Downey L M, Sheridan E, et al. 2009. Familial exudative vitreoretinopathy and DiGeorge syndrome: a new locus for familial exudative vitreoretinopathy on chromosome 22q11.2? [J]. Ophthalmology, 116 (8): 1522−1524.

Glaeser A B, Diniz B L, Santos A S, et al. 2021. A child with cat−eye syndrome and oculo−auriculo−vertebral spectrum phenotype: A discussion around molecular cytogenetic findings [J]. Eur J Med Genet, 64 (11): 104319.

Goldberg R, Motzkin B, Marion R, et al. 1993. Velo−cardio−facial syndrome: a review of 120 patients [J]. Am J Med Genet, 45 (3): 313−319.

Goldenberg P. 2018. An update on common chromosome microdeletion and microduplication syndromes [J]. Pediatr Ann, 47 (5): e198−e203.

Goldmuntz E, Fedon J, Roe B, et al. 1997. Molecular characterization of a serine/threonine kinase in the DiGeorge minimal critical region [J]. Gene, 198 (1−2): 379−386.

Goldmuntz E, Wang Z, Roe B A, et al. 1996. Cloning, genomic organization, and chromosomal localization of human citrate transport protein to the DiGeorge/velocardiofacial syndrome minimal critical region [J]. Genomics, 33 (2): 271−276.

Gómez D, Solsona E, Guitart M, et al. 2000. Origin of trisomy 21 in Down syndrome cases from a Spanish population registry [J]. Ann Genet, 43 (1): 23−28.

Gong L, Liu M, Jen J, et al. 2000. GNB1L, a gene deleted in the critical region for DiGeorge syndrome on 22q11, encodes a G−protein beta−subunit−like polypeptide [J]. Biochim Biophys Acta, 1494 (1−2): 185−188.

Gong W, Emanuel B S, Collins J, et al. 1996. A transcription map of the DiGeorge and velo−cardio−facial syndrome minimal critical region on 22q11 [J]. Hum Mol Genet, 5 (6): 789−800.

Gong W, Gottlieb S, Collins J, et al. 2001. Mutation analysis of TBX1 in non−deleted patients with features of DGS/VCFS or isolated cardiovascular defects [J]. J Med Genet, 38 (12): e45.

Goodship J, Cross I, Scambler P, et al. 1995. Monozygotic twins with chromosome 22q11 deletion and discordant phenotype [J]. J Med Genet, 32 (9): 746−748.

Goodship J, Robson S C, Sturgiss S, et al. 1997. Renal abnormalities on obstetric ultrasound as a presentation of DiGeorge syndrome [J]. Prenat Diagn, 17 (9): 867−870.

Goodwin J, McCormack L, Campbell L E. 2017. "You don't know until you get there": The positive and negative "lived" experience of parenting an adult child with 22q11. 2 deletion syndrome [J]. Health Psychol, 36 (1): 45—54.

Goodwin J, Swaab L, Campbell L E. 2020. "She'll be able to live independently ... as long as I'm around": The "lived" experience of parenting a child with 22q11. 2 deletion syndrome in the transition to adulthood [J]. J Appl Res Intellect Disabil, 33 (3): 565—573.

Gottlieb S, Emanuel B S, Driscoll D A, et al. 1997. The DiGeorge syndrome minimal critical region contains a goosecoid—like (GSCL) homeobox gene that is expressed early in human development [J]. Am J Hum Genet, 60 (5): 1194—1201.

Gover A, Rotschild A, Bronshtein M. 2015. Transient fetal pedal edema as an early sign of 22q11. 2 deletion syndrome [J]. Ultrasound Obstet Gynecol, 45 (3): 351—352.

Greenberg F, Elder F F B, Haffner P, et al. 1988. Cytogenetic findings in a prospective series of patients with DiGeorge anomaly [J]. Am J Hum Genet, 43 (5): 605—611.

Greenhalgh K L, Aligianis I A, Bromilow G, et al. 2003. 22q11 deletion: a multisystem disorder requiring multidisciplinary input [J]. Arch Dis Child, 88 (6): 523—524.

Gregory R I, Yan K P, Amuthan G, et al. 2004. The Microprocessor complex mediates the genesis of microRNAs [J]. Nature, 432 (7014): 235—240.

Griffin H R, Töpf A, Glen E, et al. 2010. Systematic survey of variants in TBX1 in non—syndromic tetralogy of Fallot identifies a novel 57 base pair deletion that reduces transcriptional activity but finds no evidence for association with common variants [J]. Heart, 96 (20): 1651—1655.

Gross S J, Ryan A, Benn P. 2015. Noninvasive prenatal testing for 22q11. 2 deletion syndrome: deeper sequencing increases the positive predictive value [J]. Am J Obstet Gynecol, 213 (2): 254—255.

Guerrero Fernández J, Labrandero de Lera C, González Casado I, et al. 2011. An adolescent with 22q11. 2 deletion syndrome and multiple endocrinopathies [J]. An Pediatr (Barc), 74 (5): 327—331.

Gug C, Hutanu D, Vaida M, et al. 2018. De novo unbalanced translocation t (15; 22) (q26. 2; q12) with velo—cardio—facial syndrome: a case report and review of the literature [J]. Exp Ther Med, 16 (4): 3589—3595.

Guilherme R S, Soares K C, Simioni M, et al. 2014. Clinical, cytogenetic, and molecular characterization of six patients with ring chromosomes 22, including one with concomitant 22q11. 2 deletion [J]. Am J Med Genet A, 164A (7): 1659—1665.

Guna A, Butcher N J, Bassett A S. 2015. Comparative mapping of the 22q11. 2 deletion region and the potential of simple model organisms [J]. J Neurodev Disord, 7 (1): 18.

Güneş N, Taşdemir E, Jeffery H, et al. 2019. A novel mutation of KIF11 in a child with 22q11. 2 deletion syndrome associated with MCLMR [J]. Mol Syndromol, 9 (5): 266—270.

Guo C, Sun Y, Zhou B, et al. 2011. A Tbx1—Six1/Eya1—Fgf8 genetic pathway controls mammalian cardiovascular and craniofacial morphogenesis [J]. J Clin Invest, 121 (4): 1585—1595.

Guo T, Diacou A, Nomaru H, et al. 2018. Deletion size analysis of 1680 22q11. 2DS subjects identifies a new recombination hotspot on chromosome 22q11. 2 [J]. Hum Mol Genet, 27 (7): 1150—1163.

Guo Y, Singh L N, Zhu Y, et al. 2020. Association of a functional Claudin—5 variant with schizophrenia in female patients with the 22q11. 2 deletion syndrome [J]. Schizophr Res, 215: 451—452.

Guptha S, Shumate C, Scheuerle A E. 2019. Likelihood of meeting defined VATER/VACTERL phenotype in infants with esophageal atresia with or without tracheoesophageal fistula [J]. Am J Med Genet A, 179 (11): 2202—2206.

Gur R E, Roalf D R, Alexander—Bloch A, et al. 2021. Pathways to understanding psychosis through rare—22q11.2DS—and common variants [J]. Curr Opin Genet Dev, 68: 35—40.

Guris D L, Duester G, Papaioannou V E, et al. 2006. Dose—dependent interaction of Tbx1 and Crkl and locally aberrant RA signaling in a model of del22q11 syndrome [J]. Dev Cell, 10 (1): 81—92.

Guris D L, Fantes J, Tara D, et al. 2001. Mice lacking the homologue of the human 22q11.2 gene CRKL phenocopy neurocristopathies of DiGeorge syndrome [J]. Nat Genet, 27 (3): 293—298.

Habel A, Herriot R, Kumararatne D, et al. 2014. Towards a safety net for management of 22q11.2 deletion syndrome: guidelines for our times [J]. Eur J Pediatr, 173 (6): 757—765.

Haddad R A, Clines G A, Wyckoff J A. 2019. A case report of T—box 1 mutation causing phenotypic features of chromosome 22q11.2 deletion syndrome [J]. Clin Diabetes Endocrinol, 5: 13.

Halder A, Jain M, Chaudhary I, et al. 2012. Chromosome 22q11.2 microdeletion in monozygotic twins with discordant phenotype and deletion size [J]. Mol Cytogenet, 5 (1): 13.

Halder A, Jain M, Kabra M, et al. 2008. Mosaic 22q11.2 microdeletion syndrome: diagnosis and clinical manifestations of two cases [J]. Mol Cytogenet, 1: 18.

Halford S, Lindsay E, Nayudu M, et al. 1993. Low—copy—number repeat sequences flank the DiGeorge/velo—cardio—facial syndrome loci at 22q11 [J]. Hum Mol Genet, 2 (2): 191—196.

Halford S, Wadey R, Roberts C, et al. 1993. Isolation of a putative transcriptional regulator from the region of 22q11 deleted in DiGeorge syndrome, Shprintzen syndrome and familial congenital heart disease [J]. Hum Mol Genet, 2 (12): 2099—2107.

Halford S, Wilson D I, Daw S C, et al. 1993. Isolation of a gene expressed during early embryogenesis from the region of 22q11 commonly deleted in DiGeorge syndrome [J]. Hum Mol Genet, 2 (10): 1577—1582.

Haller M, Mo Q, Imamoto A, et al. 2017. Murine model indicates 22q11.2 signaling adaptor CRKL is a dosage—sensitive regulator of genitourinary development [J]. Proc Natl Acad Sci U S A, 114 (19): 4981—4986.

Hand J L, Calobrisi S D, Lindor N M. 2000. Extensive, acquired hypopigmentation in a patient with 22q11 deletion syndrome [J]. Am J Hum Genet, 67 (4 Suppl 2): 131.

Hankey P B, Ghulmiyyah J, Yeh H—W, et al. 2022. Airway anomalies in patients with 22q11.2 deletion syndrome: a scoping review [J]. Int J Pediatr Otorhinolaryngol, 163: 111373.

Hardison R, Miller W. 1993. Use of long sequence alignments to study the evolution and regulation of mammalian globin gene clusters [J]. Mol Biol Evol, 10 (1): 73—102.

Harel I, Maezawa Y, Avraham R, et al. 2012. Pharyngeal mesoderm regulatory network controls cardiac and head muscle morphogenesis [J]. Proc Natl Acad Sci U S A, 109 (46): 18839—18844.

Hartman R J, Rasmussen S A, Botto L D, et al. 2011. The contribution of chromosomal abnormalities to congenital heart defects: a population—based study [J]. Pediatr Cardiol, 32 (8): 1147—1157.

Haruta M, Arai Y, Okita H, et al. 2021. Frequent breakpoints of focal deletion and uniparental disomy in 22q11.1 or 11.2 segmental duplication region reveal distinct tumorigenesis in rhabdoid tumor of the kidney [J]. Genes Chromosomes Cancer, 60 (8): 546—558.

Hasegawa K, Tanaka H, Higuchi Y, et al. 2018. Novel heterozygous mutation in TBX1 in an infant with hypocalcemic seizures [J]. Clin Pediatr Endocrinol, 27 (3): 159-164.

Hashimoto R, Okada T, Kato T, et al. 2005. The breakpoint cluster region gene on chromosome 22q11 is associated with bipolar disorder [J]. Biol Psychiatry, 57 (10): 1097-1102.

Hasten E, Morrow B E. 2019. Tbx1 and Foxi3 genetically interact in the pharyngeal pouch endoderm in a mouse model for 22q11.2 deletion syndrome [J]. PLoS Genet, 15 (8): e1008301.

Hatchwell E, Long F, Wilde J, et al. 1998. Molecular confirmation of germ line mosaicism for a submicroscopic deletion of chromosome 22q11 [J]. Am J Med Genet, 78 (2): 103-106.

Heisterkamp N, Mulder M P, Langeveld A, et al. 1995. Localization of the human mitochondrial citrate transporter protein gene to chromosome 22Q11 in the DiGeorge syndrome critical region [J]. Genomics, 29 (2): 451-456.

Heller C, Steinmann S, Levitt S J, et al. 2020. Abnormalities in white matter tracts in the fronto-striatal-thalamic circuit are associated with verbal performance in 22q11.2DS [J]. Schizophr Res, 224: 141-150.

Heller J. 1961. Catch 22 [M]. New York: Simon & Schuster.

Herwadkar A, Gennery A R, Moran A S, et al. 2010. Association between hypoparathyroidism and defective T cell immunity in 22q11.2 deletion syndrome [J]. J Clin Pathol, 63 (2): 151-155.

Herzog R, Lutz S, Blin N, et al. 1991. Complete nucleotide sequence of the gene for human heparin cofactor II and mapping to chromosomal band 22q11 [J]. Biochemistry, 30 (5): 1350-1357.

Hestand M S, Nowakowska B A, Vergaelen E, et al. 2016. A catalog of hemizygous variation in 127 22q11 deletion patients [J]. Hum Genome Var, 3: 15065.

Hierck B P, Molin D G, Boot M J, et al. 2004. A chicken model for DGCR6 as a modifier gene in the DiGeorge critical region [J]. Pediatr Res, 56 (3): 440-448.

Hilger A C, Dworschak G C, Reutter H M. 2020. Lessons learned from CNV analysis of major birth defects [J]. Int J Mol Sci, 21 (21): 8247.

Hillebrand G, Siebert R, Simeoni E, et al. 2000. DiGeorge syndrome with discordant phenotype in monozygotic twins [J]. J Med Genet, 37 (9): e23.

Hiroi N, Takahashi T, Hishimoto A, et al. 2013. Copy number variation at 22q11.2: from rare variants to common mechanisms of developmental neuropsychiatric disorders [J]. Mol Psychiatry, 18 (11): 1153-1165.

Homans J F, Crowley T B, Chen E, et al. 2018. Club foot in association with the 22q11.2 deletion syndrome: an observational study [J]. Am J Med Genet A, 176 (10): 2135-2139.

Homans J F, Tromp I N, Colo D, et al. 2018. Orthopaedic manifestations within the 22q11.2 Deletion syndrome: a systematic review [J]. Am J Med Genet A, 176 (10): 2104-2120.

Hong N, Zhang E, Wang Q, et al. 2018. A loss-of-function mutation p. T52S in RIPPLY3 is a potential predisposing genetic risk factor for Chinese Hanconotruncal heart defect patients without the 22q11.2 deletion/duplication [J]. J Transl Med, 16 (1): 260.

Hoogendoorn B, Coleman S L, Guy C A, et al. 2004. Functional analysis of polymorphisms in the promoter regions of genes on 22q11 [J]. Hum Mutat, 24 (1): 35-42.

Hooper S R, Curtiss K, Schoch K, et al. 2013. A longitudinal examination of the psychoeducational, neurocognitive, and psychiatric functioning in children with 22q11.2 deletion syndrome [J]. Res Dev Disabil, 34 (5): 1758-1769.

Hosono K, Sasaki T, Minoshima S, et al. 2004. Identification and characterization of a novel gene family YPEL in a wide spectrum of eukaryotic species [J]. Gene, 340 (1): 31-43.

Hu T, Yamagishi H, Maeda J, et al. 2004. Tbx1 regulates fibroblast growth factors in the anterior heart field through a reinforcing autoregulatory loop involving forkhead transcription factors [J]. Development, 131 (21): 5491-5502.

Hu Z-X, Lu X-D, Lou D-N, et al. 2019. A case report of a Chinese patient with 22q11.2 deletion accompanied with EOPD, severe dystonia and hypocalcemia [J]. Clin Park Relat Disord, 1: 72-73.

Huber H, Hohn M J, Rachel R, et al. 2002. A new phylum of Archaea represented by a nanosized hyperthermophilic symbiont [J]. Nature, 417 (6884): 63-67.

Huff D S, McDonald-McGinn D M, Zackai E H. 2001. The first autopsy series in patients with a 22q11.2 deletion [J]. Am J Hum Genet, 69: A283.

Huh S H, Ornitz D M. 2010. Beta-catenin deficiency causes DiGeorge syndrome-like phenotypes through regulation of Tbx1 [J]. Development, 137 (7): 1137-1147.

Hultman C S, Riski J E, Cohen S R, et al. 2000. Chiari malformation, cervical spine anomalies, and neurologic deficits in velocardiofacial syndrome [J]. Plast Reconstr Surg, 106 (1): 16-24.

Hurley C M, McHugh N, Carr S, et al. 2021. Camptodactyly and DiGeorge syndrome: a rare hand anomaly [J]. JPRAS Open, 28: 126-130.

Hwang V J, Maar D, Regan J, et al. 2014. Mapping the deletion endpoints in individuals with 22q11.2 deletion syndrome by droplet digital PCR [J]. BMC Med Genet, 15: 106.

Iascone M R, Vittorini S, Sacchelli M, et al. 2002. Molecular characterization of 22q11 deletion in a three-generation family with maternal transmission [J]. Am J Med Genet, 108 (4): 319-321.

Idris I, Pandey A, Awadelkarim A M, et al. 2022. New phenotypic feature in a patient with a rare triplication of the 22q11.2 region presenting with Peters anomaly, congenital heart disease, and global developmental delay: a case report and literature review [J]. Cureus, 14 (6): e26071.

Ikeuchi M, Kiyota K, Itonaga T, et al. 2021. A case of HDR syndrome coexisting with tetralogy of Fallot, with a novel GATA3 mutation, which manifested as a renal abscess [J]. CEN Case Rep, 10 (2): 241-243.

International Human Genome Sequencing Consortium. 2004. Finishing the euchromatic sequence of the human genome [J]. Nature, 431 (7011): 931-945.

Ioannidis J P. 2005. Contradicted and initially stronger effects in highly cited clinical research [J]. JAMA, 294 (2): 218-228.

Isgandarova K, Molatta S, Sommer P. 2021. Late diagnosed DiGeorge syndrome in a 44-year-old female: a rare cause for recurrent syncopes in adulthood-a case report [J]. Eur Heart J Case Rep, 5 (5): ytab166.

Ishiguro H, Koga M, Horiuchi Y, et al. 2010. Supportive evidence for reduced expression of GNB1L in schizophrenia [J]. Schizophr Bull, 36 (4): 756-765.

Ishii J, Adachi H, Aoki J, et al. 2002. SREC-Ⅱ, a new member of the scavenger receptor type F family, trans-interacts with SREC-Ⅰ through its extracellular domain [J]. J Biol Chem, 277 (42): 39696-39702.

Jackson E M, Shaikh T H, Gururangan S, et al. 2007. High-density single nucleotide polymorphism array analysis in patients with germline deletions of 22q11.2 and malignant rhabdoid tumor [J]. Hum Genet, 122 (2): 117-127.

Jacquet H, Raux G, Thibaut F, et al. 2002. PRODH mutations and hyperprolinemia in a subset of schizophrenic patients [J]. Hum Mol Genet, 11 (19): 2243-2249.

Jalbrzikowski M, Villalon-Reina J E, Karlsgodt K H, et al. 2014. Altered white matter microstructure is associated with social cognition and psychotic symptoms in 22q11.2 microdeletion syndrome [J]. Front Behav Neurosci, 8: 393.

Jaouadi A, Tabebi M, Abdelhedi F, et al. 2018. A novel TBX1 missense mutation in patients with syndromic congenital heart defects [J]. Biochem Biophys Res Commun, 499 (3): 563-569.

Jawad A F, McDonald-Mcginn D M, Zackai E, et al. 2001. Immunologic features of chromosome 22q11.2 deletion syndrome (DiGeorge syndrome/velocardiofacial syndrome) [J]. J Pediatr, 139 (5): 715-723.

Jawahar A P, Issa B, Porayette P, et al. 2024. Congestive heart failure in an adolescent with a ruptured sinus of valsalva aneurysm [J]. World J Pediatr Congenit Heart Surg, 15 (1): 130-133.

Jedraszak G, Jobic F, Receveur A, et al. 2024. Cat eye syndrome: clinical, cytogenetics and familial findings in a large cohort of 43 patients highlighting the importance of congenital heart disease and inherited cases [J]. Am J Med Genet A, 194 (4): e63476.

Jerome L A, Papaioannou V E. 2001. DiGeorge syndrome phenotype in mice mutant for the T-box gene, Tbx1 [J]. Nat Genet, 27 (3): 286-291.

Jhawar N, Brown M J, Cutler-Landsman D, et al. 2021. Longitudinal psychiatric and developmental outcomes in 22q11.2 deletion syndrome: a systematic review [J]. J Dev Behav Pediatr, 42 (5): 415-427.

Johnson M C, Strauss A W, Dowton S B, et al. 1995. Deletion within chromosome 22 is common in patients with absent pulmonary valve syndrome [J]. Am J Cardiol, 76 (1): 66-69.

Johnson M D, Gentry L R, Rice G M, et al. 2010. A case of congenitally absent left internal carotid artery: vascular malformations in 22q11.2 deletion syndrome [J]. Cleft Palate Craniofac J, 47 (3): 314-317.

Jonas R K, Montojo C A, Bearden C E. 2014. The 22q11.2 deletion syndrome as a window into complex neuropsychiatric disorders over the lifespan [J]. Biol Psychiatry, 75 (5): 351-360.

Jones J W, Tracy M, Perryman M, et al. 2018. Airway anomalies in patients with 22q11.2 deletion syndrome: a 5-year review [J]. Ann Otol Rhinol Laryngol, 127 (6): 384-389.

Jurewicz I, Owen R J, O'Donovan M C, et al. 2001. Searching for susceptibility genes in schizophrenia [J]. Eur Neuropsychopharmacol, 11 (6): 395-398.

Kahlmeter G, Dahlager J I. 1984. Aminoglycoside toxicity-a review of clinical studies published between 1975 and 1982 [J]. J Antimicrob Chemother, 13 (Suppl A): 9-22.

Kaiser S, Foltz L A, George C A, et al. 2004. Phencyclidine-induced changes in rat cortical gene expression identified by microarray analysis: implications for schizophrenia [J]. Neurobiol Dis, 16 (1): 220-235.

Kant S G, van Haeringen A, Bakker E, et al. 1997. Pitt-Rogers-Danks syndrome and Wolf-Hirschhorn syndrome are caused by a deletion in the same region on chromosome 4p16.3 [J]. J Med Genet, 34 (7): 569-572.

Kapadia C R, Kim Y E, McDonald-McGinn D M, et al. 2008. Parathyroid hormone reserve in 22q11.2 deletion syndrome [J]. Genet Med, 10 (3): 224-228.

Kaplan R S, Mayor J A. 1993. Structure, function and regulation of the tricarboxylate transport protein from rat liver mitochondria [J]. J Bioenerg Biomembr, 25 (5): 503-514.

Kaptchuk T J. 1983. Chinese medicine: the web that has no weaver [M]. London: Rider.

Karbarz M. 2020. Consequences of 22q11.2 microdeletion on the genome, individual and population levels [J]. Genes (Basel), 11 (9): 977.

Kasprzak L, der Kaloustian V M, Elliott A M, et al. 1998. Deletion of 22q11 in two brothers with different phenotype [J]. Am J Med Genet, 75 (3): 288-291.

Kates W R, Antshel K, Willhite R, et al. 2005. Gender-moderated dorsolateral prefrontal reductions in 22q11.2 Deletion Syndrome: implications for risk for schizophrenia [J]. Child Neuropsychol, 11 (1): 73-85.

Kato T, Kurahashi H, Emanuel B S. 2012. Chromosomal translocations and palindromic AT-rich repeats [J]. Curr Opin Genet Dev, 22 (3): 221-228.

Kedra D, Peyrard M, Fransson I, et al. 1996. Characterization of a second human clathrin heavy chain polypeptide gene (CLH-22) from chromosome 22q11 [J]. Hum Mol Genet, 5 (5): 625-631.

Kelley R I, Zackai E H, Emanuel B S, et al. 1982. The association of the DiGeorge anomaly with partial monosomy of chromosome 22 [J]. J Pediatr, 101 (2): 197-200.

Kelly M D, Essex D W, Shapiro S S, et al. 1994. Complementary DNA cloning of the alternatively expressed endothelial cell glycoprotein Ibβ (GPIbβ) and localization of the GPIbβ gene to chromosome 22 [J]. J Clin Invest, 93 (6): 2417.

Kikinis Z, Cho K I K, Coman I L, et al. 2017. Abnormalities in brain white matter in adolescents with 22q11.2 deletion syndrome and psychotic symptoms [J]. Brain Imaging Behav, 11 (5): 1353-1364.

Kim H J, Kim M H, Kwon J, et al. 2012. Proximal-type epithelioid sarcoma of the vulva with INI1 diagnostic utility [J]. Ann Diagn Pathol, 16 (5): 411-415.

Kim M H, Hur H, Park J, et al. 2001. Isolation of novel cDNA encompassing the ADU balanced translocation break point in the DiGeorge critical region [J]. Mol Biotechnol, 17 (3): 213-217.

Kim Y H, Kwei K A, Girard L, et al. 2010. Genomic and functional analysis identifies CRKL as an oncogene amplified in lung cancer [J]. Oncogene, 29 (10): 1421-1430.

Kimoto S, Muraki K, Toritsuka M, et al. 2012. Selective overexpression of Comt in prefrontal cortex rescues schizophrenia-like phenotypes in a mouse model of 22q11 deletion syndrome [J]. Transl Psychiatry, 2 (8): e146.

Kinoshita H, Kokudo T, Ide T, et al. 2010. A patient with DiGeorge syndrome with spina bifida and sacral myelomeningocele, who developed both hypocalcemia-induced seizure and epilepsy [J]. Seizure, 19 (5): 303-305.

Kinouchi A, Mori K, Ando M, et al. 1976. Facial appearance of patients with conotruncal abnormalities [J]. Pediat Jpn, 17 (1): 84.

Klaassen P, Duijff S, Swanenburg de Veye H, et al. 2013. Behavior in preschool children with the 22q11.2 deletion syndrome [J]. Am J Med Genet A, 161A (1): 94-101.

Klingberg G, Oskarsdóttir S, Johannesson E L, et al. 2002. Oral manifestations in 22q11 deletion syndrome [J]. Int J Paediatr Dent, 12 (1): 14-23.

Knudson A G. 1971. Mutation and cancer: Statistical study of retinoblastoma [J]. Proc Natl Acad Sci U S A, 68 (4): 820-823.

Kobayashi K, Harada G, Shinkawa T. 2021. Right arch with prostaglandin-dependent coarctation and aberrant left carotid artery in a 22q11.2 deletion infant [J]. Cardiol Young, 31 (8): 1350−1352.

Kobrynski L J, Yazdanpanah G K, Koontz D, et al. 2016. MALDI−TOF−MS assay to detect the hemizygous 22q11.2 deletion in DNA from dried blood spots [J]. Clin Chem, 62 (1): 287−292.

Koczkowska M, Wierzba J, Śmigiel R, et al. 2017. Genomic findings in patients with clinical suspicion of 22q11.2 deletion syndrome [J]. J Appl Genet, 58 (1): 93−98.

Kong P, Racedo S E, Macchiarulo S, et al. 2014. Tbx1 is required autonomously for cell survival and fate in the pharyngeal core mesoderm to form the muscles of mastication [J]. Hum Mol Genet, 23 (16): 4215−4231.

Kong X−Y, Xiang M, Fang J, et al. 2023. The connection between meridians and physiological functions: A quantum principle [J]. Nano Res, 16 (11): 12817−12820.

Korteling D, Boks M P, Fiksinski A M, et al. 2022. Untargeted metabolic analysis in dried blood spots reveals metabolic signature in 22q11.2 deletion syndrome [J]. Transl Psychiatry, 12 (1): 97.

Kosaki R, Migita O, Takahashi T, et al. 2009. Two distinctive classic genetic syndromes, 22q11.2 deletion syndrome and Angelman syndrome, occurring within the same family [J]. Am J Med Genet A, 149A (4): 702−705.

Koshiba−Takeuchi K, Mori A D, Kaynak B L, et al. 2009. Reptilian heart development and the molecular basis of cardiac chamber evolution [J]. Nature, 461 (7260): 95−98.

Kratz C P, Niehues T, Lyding S, et al. 2003. Evans syndrome in a patient with chromosome 22q11.2 deletion syndrome: a case report [J]. Pediatr Hematol Oncol, 20 (2): 167−172.

Kroger W S, McClendon J F. 1973. Acupuncture, hypnotism, and magic [J]. Science, 180 (4090): 1002−1005.

Kruszka P, Li D, Harr M H, et al. 2015. Mutations in SPECC1L, encoding sperm antigen with calponin homology and coiled−coil domains 1−like, are found in some cases of autosomal dominant Opitz G/BBB syndrome [J]. J Med Genet, 52 (2): 104−110.

Kuhn T S. 1962. The Structure of Scientific Revolutions [M]. Chicago: University of Chicago Press.

Kunishima S, Imai T, Kobayashi R, et al. 2013. Bernard−Soulier syndrome caused by a hemizygous GPIbβ mutation and 22q11.2 deletion [J]. Pediatr Int, 55 (4): 434−437.

Kurahashi H, Akagi K, Inazawa J, et al. 1995. Isolation and characterization of a novel gene deleted in DiGeorge syndrome [J]. Hum Mol Genet, 4 (4): 541−549.

Kurahashi H, Emanuel B S. 2001. Unexpectedly high rate of de novo constitutional t (11; 22) translocations in sperm from normal males [J]. Nat Genet, 29 (2): 139−140.

Kurahashi H, Shaikh T, Takata M, et al. 2003. The constitutional t (17; 22): another translocation mediated by palindromic AT−rich repeats [J]. Am J Hum Genet, 72 (3): 733−738.

Kuroda H, Moritake H, Sawada K, et al. 2005. Establishment of a cell line from a malignant rhabdoid tumor of the liver lacking the function of two tumor suppressor genes, hSNF5/INI1 and p16 [J]. Cancer Genet Cytogenet, 158 (2): 172−179.

Kylat R I. 2018. 22q11.2 microduplication: an enigmatic genetic disorder [J]. J Pediatr Genet, 7 (3): 138−142.

Lachman H M, Morrow B, Shprintzen R, et al. 1996. Association of codon 108/158 catechol−O−methyltransferase gene polymorphism with the psychiatric manifestations of velo−cardio−facial syndrome [J]. Am J Med Genet, 67 (5): 468−472.

Lachman H M. 2008. Perspective: Does COMT val158met affect behavioral phenotypes: Yes, No, maybe? [J]. Neuropsychopharmacology, 33 (13): 3027−3029.

Lafay−Cousin L, Payne E, Strother D, et al. 2009. Goldenhar phenotype in a child with distal 22q11.2 deletion and intracranial atypical teratoid rhabdoid tumor [J]. Am J Med Genet A, 149A (12): 2855−2859.

Lambert M P, Arulselvan A, Schott A, et al. 2018. The 22q11.2 deletion syndrome: cancer predisposition, platelet abnormalities and cytopenias [J]. Am J Med Genet A, 176 (10): 2121−2127.

Lammer E J, Opitz J M. 1986. The DiGeorge anomaly as a developmental field defect [J]. Am J Med Genet, Suppl 2: 113−127.

Lamour V, Lécluse Y, Desmaze C, et al. 1995. A human homolog of the S. cerevisiae HIR1 and HIR2 transcriptional repressors cloned from the DiGeorge syndrome critical region [J]. Hum Mol Genet, 4 (5): 791−799.

Landthaler M, Yalcin A, Tuschl T. 2004. The human DiGeorge syndrome critical region gene 8 and Its D. melanogaster homolog are required for miRNA biogenesis [J]. Curr Biol, 14 (23): 2162−2167.

Langevin H M, Churchill D L, Wu J, et al. 2002. Evidence of connective tissue involvement in acupuncture [J]. FASEB J, 16 (8): 872−874.

Langevin H M, Yandow J A. 2002. Relationship of acupuncture points and meridians to connective tissue planes [J]. Anat Rec, 269 (6): 257−265.

Laughlin R B, Pines D, Schmalian J, et al. 2000. The middle way [J]. Proc Natl Acad Sci U S A, 97 (1): 32−37.

Leader G, Curtin A, Shprintzen R J, et al. 2023. Adaptive living skills, sleep problems, and mental health disorders in adults with 22q11.21 deletion syndrome [J]. Res Dev Disabil, 136: 104491.

Leader G, Murray M, O'Súilleabháin P S, et al. 2020. Relationship between parent − reported gastrointestinal symptoms, sleep problems, autism spectrum disorder symptoms, and behavior problems in children and adolescents with 22q11.2 deletion syndrome [J]. Res Dev Disabil, 104: 103698.

Ledig S, Schippert C, Strick R, et al. 2011. Recurrent aberrations identified by array−CGH in patients with Mayer−Rokitansky−Küster−Hauser syndrome [J]. Fertil Steril, 95 (5): 1589−1594.

Lee H Y, Yoon C S, Sevenet N, et al. 2002. Rhabdoid tumor of the kidney is a component of the rhabdoid predisposition syndrome [J]. Pediatr Dev Pathol, 5 (4): 395−399.

Lee S K, Lee E J, Kwun K H, et al. 2020. Delayed diagnosis of chromosome 22q11.2 deletion syndrome due to late−onset generalized epilepsy [J]. J Clin Neurol, 16 (1): 154−156.

Lee S K, Lee M J, Lee H J, et al. 2013. A case of CATCH22 syndrome diagnosed in postmenopausal woman [J]. J Bone Metab, 20 (1): 57−60.

Lehmberg K, Rohr J, Schneppenheim R, et al. 2009. Pancytopenia in a 4−year−old boy. 22q11.2 microdeletion syndrome [J]. Acta Paediatr, 98 (5): 769−770, 912−914.

Leoni C, Stevenson D A, Geiersbach K B, et al. 2014. Neural tube defects and atypical deletion on 22q11.2 [J]. Am J Med Genet A, 164A (2): 2701−2706.

Levenson D. 2012. Genetic modifier to chromatin may contribute to 22q11 deletion/VCF/DiGeorge syndrome variability: MOZ gene may also exacerbate effects of retinoic acid in genetic disorder [J]. Am J Med Genet A, 158A (12): vii−viii.

Levy A, Demczuk S, Aurias A, et al. 1995. Interstitial 22q11 microdeletion excluding the ADU breakpoint in a patient with DiGeorge syndrome [J]. Hum Mol Genet, 4 (12): 2417−2419.

Lewyllie A, Roosenboom J, Indencleef K, et al. 2017. A comprehensive craniofacial study of 22q11.2 deletion syndrome [J]. J Dent Res, 96 (12): 1386-1391.

Li D, Gordon C T, Oufadem M, et al. 2018. Heterozygous mutations in TBX1 as a cause of isolated hypoparathyroidism [J]. J Clin Endocrinol Metab, 103 (11): 4023-4032.

Li D, Tekin M, Buch M, et al. 2012. Co-existence of other copy number variations with 22q11.2 deletion or duplication: a modifier for variable phenotypes of the syndrome? [J]. Mol Cytogenet, 5 (1): 18.

Liarakos A L, Tran P, Rao R, et al. 2022. Late maternal diagnosis of DiGeorge syndrome with congenital hypoparathyroidism following antenatal detection of the same 22q11.2 microdeletion syndrome in the fetus [J]. BMJ Case Rep, 15 (5): e250350.

Lichtner P, Attié-Bitach T, Schuffenhauer S, et al. 2002. Expression and mutation analysis of BRUNOL3, a candidate gene for heart and thymus developmental defects associated with partial monosomy 10p [J]. J Mol Med (Berl), 80 (7): 431-442.

Lichtner P, König R, Hasegawa T, et al. 2000. An HDR (hypoparathyroidism, deafness, renal dysplasia) syndrome locus maps distal to the DiGeorge syndrome region on 10p13/14 [J]. J Med Genet, 37 (1): 33-37.

Liewluck T, Sacharow S J, Fan Y, et al. 2011. A novel sporadic 614-Kb duplication of the 22q11.2 chromosome in a child with amyoplasia [J]. J Child Neurol, 26 (8): 1005-1008.

Li-Ling J, Wu Y. 2008. Congenital syndromes involving the lungs: pathogenetic models based on Chinese medicine theories [J]. J Altern Complement Med, 14 (8): 1017-1025.

Li-Ling J. 2001. Connections between traditional Chinese medicine and congenital syndromes [J]. Am J Med Genet, 103 (3): 257-262.

Li-Ling J. 2003. Human Phenome based on traditional Chinese medicine—a solution to congenital syndromology [J]. Am J Chin Med, 31 (6): 991-1000.

Li-Ling J. 2003. The Jing-Mai connections of the Heart [J]. Int J Cardiol, 89 (1): 1-11.

Lin I, Afshar Y, Goldstein J, et al. 2021. Central 22q11.2 deletion (LCR22 B-D) in a fetus with severe fetal growth restriction and a mother with severe systemic lupus erythematosus: further evidence of CRKL haploinsufficiency in the pathogenesis of 22q11.2 deletion syndrome [J]. Am J Med Genet A, 185 (10): 3042-3047.

Lin M, Pedrosa E, Hrabovsky A, et al. 2016. Integrative transcriptome network analysis of iPSC-derived neurons from schizophrenia and schizoaffective disorder patients with 22q11.2 deletion [J]. BMC Syst Biol, 10 (1): 105.

Lindsay E A, Baldini A. 1998. Congenital heart defects and 22q11 deletions: which genes count? [J]. Mol Med Today, 4 (8): 350-357.

Lindsay E A, Baldini A. 2001. Recovery from arterial growth delay reduces penetrance of cardiovascular defects in mice deleted for the DiGeorge syndrome region [J]. Hum Mol Genet, 10 (9): 997-1002.

Lindsay E A, Botta A, Jurecic V, et al. 1999. Congenital heart disease in mice deficient for the DiGeorge syndrome region [J]. Nature, 401 (6751): 379-383.

Lindsay E A, Greenberg F, Shaffer L G, et al. 1995. Submicroscopic deletions at 22q11.2: variability of the clinical picture and delineation of a commonly deleted region [J]. Am J Med Genet, 56 (2): 191-197.

Lindsay E A，Shaffer L G，Carrozzo R，et al. 1995. De novo tandem duplication of chromosome segment 22q11－q12：clinical，cytogenetic，and molecular characterization [J]. Am J Med Genet，56 (2)：296－299.

Lindsay E A，Vitelli F，Su H，et al. 2001. Tbx1 haploinsufficieny in the DiGeorge syndrome region causes aortic arch defects in mice [J]. Nature，410 (6824)：97－101.

Linton K R. 2003. Knowing by heart：cellular memory in heart transplants [J]. Montgomery College Student Journal of Science & Mathematics，2.

Lipson A H，Yuille D，Angel M，et al. 1991. Velocardiofacial (Shprintzen) syndrome：an important syndrome for the dysmorphologist to recognise [J]. J Med Genet，28 (9)：596－604.

Listernick R. 2013. A 14－year－old girl with weight loss and 22q11. 2 deletion [J]. Pediatr Ann，42 (2)：54－56.

Little P. 1999. The book of genes [J]. Nature，402 (6761)：467－468.

Liu H，Heath S C，Sobin C，et al. 2002. Genetic variation at the 22q11 PRODH2/DGCR6 locus presents an unusual pattern and increases susceptibility to schizophrenia [J]. Proc Natl Acad Sci U S A，99 (6)：3717－3722.

Liu N，Schoch K，Luo X，et al. 2018. Functional variants in TBX2 are associated with a syndromic cardiovascular and skeletal developmental disorder [J]. Hum Mol Genet，27 (14)：2454－2465.

Liu X－J，Yan C，Jia J－Y. 2019. A typical 22q11. 2 deletion syndrome and pseudohypoparathyroidism：a CARE compliant case report [J]. Medicine (Baltimore)，98 (25)：e16109.

Long J M，LaPorte P，Merscher S，et al. 2006. Behavior of mice with mutations in the conserved region deleted in velocardiofacial/DiGeorge syndrome [J]. Neurogenetics，7 (4)：247－257.

Long K R，Trofatter J A，Ramesh V，et al. 1996. Cloning and characterization of a novel human clathrin heavy chain gene (CLTCL) [J]. Genomics，35 (3)：466－472.

Loos E，Verhaert N，Willaert A，et al. 2016. Malformations of the middle and inner ear on CT imaging in 22q11 deletion syndrome [J]. Am J Med Genet A，170 (11)：2975－2983.

Lopez－Rivera E，Liu Y P，Verbitsky M，et al. 2017. Genetic drivers of kidney defects in the DiGeorge syndrome [J]. N Engl J Med，376 (8)：742－754.

Lu G，Needham J. 1980. Celestial lancets：a history and rationale of acupuncture and moxa [M]. New York：Cambridge University Press.

Lu J H，Chung M Y，Hwang B，et al. 2001. Monozygotic twins with chromosome 22q11 microdeletion and discordant phenotypes in cardiovascular patterning [J]. Pediatr Cardiol，22 (3)：260－263.

Lu N，Kacin A J，Shaffer A D，et al. 2023. Otorhinologic disorders in 22q11. 2 deletion syndrome [J]. Otolaryngol Head Neck Surg，169 (4)：1012－1019.

Lüerssen K，Pruggmayer M，Ptok M. 2004. Small deletion－large effect [J]. HNO，52 (3)：258－260.

Lupski J R. 2007. Genomic rearrangements and sporadic disease [J]. Nat Genet，39 (7 Suppl)：S43－S47.

Lurie I W. 2003. Where to look for the genes related to diaphragmatic hernia? [J]. Genet Couns，14 (1)：75－93.

Lutz O，Lizano P，Mothi S S，et al. 2019. Hypogyrification and its association with cognitive impairment in children with 22q11. 2 deletion syndrome：a preliminary report [J]. Psychiatry Res Neuroimaging，285：47－50.

Machado I, Noguera R, Santonja N, et al. 2010. Immunohistochemical study as a tool in differential diagnosis of pediatric malignant rhabdoid tumor [J]. Appl Immunohistochem Mol Morphol, 18 (2): 150—158.

Maggadottir S M, Sullivan K E. 2013. The diverse clinical features of chromosome 22q11.2 deletion syndrome (DiGeorge syndrome) [J]. J Allergy Clin Immunol Pract, 1 (6): 589—594.

Magnaghi P, Roberts C, Lorain S, et al. 1998. HIRA, a mammalian homologue of Saccharomyces cerevisiae transcriptional co—repressors, interacts with Pax3 [J]. Nat Genet, 20 (1): 74—77.

Maldjian P, Sanders A E. 2018. 22q11 deletion syndrome with vascular anomalies [J]. J Clin Imaging Sci, 8: 1.

Maldonado—Saldivia J, Funke B, Pandita R K, et al. 2000. Expression of Cdcrel—1 (Pnutl1), a gene frequently deleted in velo—cardio—facial syndrome/DiGeorge syndrome [J]. Mech Dev, 96 (1): 121—124.

Mancini V, Saleh M G, Delavari F, et al. 2023. Excitatory/inhibitory imbalance underlies hippocampal atrophy in individuals with 22q11.2 deletion syndrome with psychotic symptoms [J]. Biol Psychiatry, 94 (7): 569—579.

Manno M C, Segal G S, Yu A, et al. 2021. Genotypic and phenotypic variability of 22q11.2 microdeletions—an institutional experience [J]. AIMS Mol Sci, 8 (4): 257—274.

Manolakos E, Sarri C, Vetro A, et al. 2011. Combined 22q11.1—q11.21 deletion with 15q11.2—q13.3 duplication identified by array—CGH in a 6 years old boy [J]. Mol Cytogenet, 4 (1): 6.

Mansour A M, Bitar F F, Traboulsi E I, et al. 2005. Ocular pathology in congenital heart disease [J]. Eye (Lond), 19 (1): 29—34.

Marino B, Digilio M C, Toscano A, et al. 2001. Anatomic patterns of conotruncal defects associated with deletion 22q11 [J]. Genet Med, 3 (1): 45—48.

Martin Mateos M A, Pérez Dueñas B P, Iriondo M, et al. 2000. Clinical and immunological spectrum of partial DiGeorge syndrome [J]. J Investig Allergol Clin Immunol, 10 (6): 352—360.

Mary L, Lavillaureix A, Perrot A, et al. 2022. Prenatal phenotype of 22q11 micro—duplications: a systematic review and report on 12 new cases [J]. Eur J Med Genet, 65 (2): 104422.

Maschhoff K L, Baldwin H S. 2000. Molecular determinants of neural crest migration [J]. Am J Med Genet, 97 (4): 280—288.

Matsuoka R, Kimura M, Scambler P J, et al. 1998. Molecular and clinical study of 183 patients with conotruncal anomaly face syndrome [J]. Hum Genet, 103 (1): 70—80.

Matsuoka R, Takao A, Kimura M, et al. 1994. Confirmation that the conotruncal anomaly face syndrome is associated with a deletion within 22q11.2 [J]. Am J Med Genet, 53 (3): 285—289.

Maynard T M, Haskell G T, Bhasin N, et al. 2002. RanBP1, a velocardiofacial/DiGeorge syndrome candidate gene, is expressed at sites of mesenchymal/epithelial induction [J]. Mech Dev, 111 (1—2): 177—180.

Maynard T M, Meechan D W, Dudevoir M L, et al. 2008. Mitochondrial localization and function of a subset of 22q11 deletion syndrome candidate genes [J]. Mol Cell Neurosci, 39 (3): 439—451.

McDonald—McGinn D M, Driscoll D A, Bason L, et al. 1995. Autosomal dominant "Opitz" GBBB syndrome due to a 22q11.2 deletion [J]. Am J Med Genet, 59 (1): 103—113.

McDonald—McGinn D M, Hain H S, Emanuel B S, et al. 22q11.2 Deletion Syndrome. 1999 Sep 23 [Updated 2024 May 9]. In: Adam M P, Feldman J, Mirzaa G M, et al., editors. GeneReviews

[Internet]. Seattle (WA): University of Washington, Seattle; 1993 — 2024. Available from: https://www.ncbi.nlm.nih.gov/books/NBK1523/.

McDonald—McGinn D M, Fahiminiya S, Revil T, et al. 2013. Hemizygous mutations in SNAP29 unmask autosomal recessive conditions and contribute to atypical findings in patients with 22q11.2DS [J]. J Med Genet, 50 (2): 80—90.

McDonald—McGinn D M, Kirschner R, Goldmuntz E, et al. 1999. The Philadelphia story: The 22q11.2 deletion: Report on 250 patients [J]. Genet Couns, 10 (1): 11—24.

McDonald—McGinn D M, Minugh—Purvis N, Kirschner R E, et al. 2005. The 22q11.2 deletion in African—American patients: an underdiagnosed population? [J]. Am J Med Genet A, 134 (3): 242—246.

McDonald—McGinn D M, Tonnesen M K, Laufer—Cahana A, et al. 2001. Phenotype of the 22q11.2 deletion in individuals identified through an affected relative: cast a wide FISHing net! [J]. Genet Med, 3 (1): 23—29.

McDonald—McGinn D M, Zackai E H, Low D. 1997. What's in a name? The 22q11.2 deletion [J]. Am J Med Genet, 72 (2): 247—249.

McDonald—McGinn D M. 2018. 22q11.2 deletion syndrome: a tiny piece leading to a big picture [J]. Am J Med Genet A, 176 (10): 2055—2057.

McGoey R R, Lacassie Y. 2009. Paternal balanced reciprocal translocation t (9; 22) (q34.3; q11.2) resulting in an infant with features of the 9q subtelomere and the 22q11 deletion syndromes due to 3: 1 meiotic segregation and tertiary monosomy [J]. Am J Med Genet A, 149A (11): 2538—2542.

McKie J M, Sutherland H F, Harvey E, et al. 1997. A human gene similar to Drosophila melanogaster peanut maps to the DiGeorge syndrome region of 22q11 [J]. Hum Genet, 101 (1): 6—12.

McKie J M, Wadey R B, Sutherland H F, et al. 1998. Direct selection of conserved cDNAs from the DiGeorge critical region: isolation of a novel CDC45—like gene [J]. Genome Res, 8 (8): 834—841.

McLean—Tooke A, Spickett G P, Gennery A R, et al. 2007. Immunodeficiency and autoimmunity in 22q11.2 deletion syndrome [J]. Scand J Immunol, 66 (1): 1—7.

McMahon C J, Morgan C T, Greally M T. 2015. Chromosome 22q11.21 microduplication in association with hypoplastic left heart syndrome with hypoplastic pulmonary arteries [J]. Cardiol Young, 25 (1): 167—170.

McTaggart K E, Budarf M L, Driscoll D A, et al. 1998. Cat eye syndrome chromosome breakpoint clustering: identification of two intervals also associated with 22q11 deletion syndrome breakpoints [J]. Cytogenet Cell Genet, 81 (3—4): 222—228.

Meechan D W, Maynard T M, Tucker E S, et al. 2011. Three phases of DiGeorge/22q11 deletion syndrome pathogenesis during brain development: patterning, proliferation, and mitochondrial functions of 22q11 genes [J]. Int J Dev Neurosci, 29 (3): 283—294.

Meechan D W, Maynard T M, Tucker E S, et al. 2015. Modeling a model: mouse genetics, 22q11.2 deletion syndrome, and disorders of cortical circuit development [J]. Prog Neurobiol, 130: 1—28.

Meechan D W, Tucker E S, Maynard T M, et al. 2009. Diminished dosage of 22q11 genes disrupts neurogenesis and cortical development in a mouse model of 22q11 deletion/DiGeorge syndrome [J]. Proc Natl Acad Sci U S A, 106 (38): 16434—16445.

Megonigal M D, Rappaport E F, Jones D H, et al. 1998. t (11; 22) (q23; q11.2) In acute myeloid leukemia of infant twins fuses MLL with hCDCrel, a cell division cycle gene in the genomic region of deletion in DiGeorge and velocardiofacial syndromes [J]. Proc Natl Acad Sci U S A, 95 (11): 6413−6418.

Meng J, Shi Y, Zhao X, et al. 2007. No association between the genetic polymorphisms in the RTN4R gene and schizophrenia in the Chinese population [J]. J Neural Transm, 114 (2): 249−254.

Merscher S, Funke B, Epstein J A, et al. 2001. TBX1 is responsible for cardiovascular defects in velo−cardio−facial/DiGeorge syndrome [J]. Cell, 104 (4): 619−629.

Mesbah K, Rana M S, Francou A, et al. 2012. Identification of a Tbx1/Tbx2/Tbx3 genetic pathway governing pharyngeal and arterial pole morphogenesis [J]. Hum Mol Genet, 21 (6): 1217−1229.

Mikhail F M, Descartes M, Piotrowski A, et al. 2007. A previously unrecognized microdeletion syndrome on chromosome 22 band q11. 2 encompassing the BCR gene [J]. Am J Med Genet A, 143A (18): 2178−2184.

Miller J D, Bowker B M, Cole D E, et al. 1983. DiGeorge's syndrome in monozygotic twins. Treatment with calcitriol [J]. Am J Dis Child, 137 (5): 438−440.

Miller K A, Tan T Y, Welfare M F, et al. 2014. A mouse splice−site mutant and individuals with atypical chromosome 22q11. 2 deletions demonstrate the crucial role for crkl in craniofacial and pharyngeal development [J]. Mol Syndromol, 5 (6): 276−286.

Ming J E, McDonald−McGinn D M, Megerian T E, et al. 1997. Skeletal anomalies and deformities in patients with deletions of 22q11 [J]. Am J Med Genet, 72 (2): 210−215.

Misawa A, Hosoi H, Imoto I, et al. 2004. Translocation (1; 22) (p36; q11. 2) with concurrent del (22) (q11. 2) resulted in homozygous deletion of SNF5/INI1 in a newly established cell line derived from extrarenal rhabdoid tumor [J]. J Hum Genet, 49 (10): 586−589.

Mishra D, Kato T, Inagaki H, et al. 2014. Breakpoint analysis of the recurrent constitutional t (8; 22) (q24. 13; q11. 21) translocation [J]. Mol Cytogenet, 7: 55.

Mlynarski E E, Sheridan M B, Xie M, et al. 2015. Copy−number variation of the glucose transporter gene SLC2A3 and congenital heart defects in the 22q11. 2 deletion syndrome [J]. Am J Hum Genet, 96 (5): 753−764.

Molck M C, Monteiro F P, Simioni M, et al. 2015. 8p23. 1 interstitial deletion in a patient with congenital cardiopathy, neurobehavioral disorders, and minor signs suggesting 22q11. 2 deletion syndrome [J]. J Dev Behav Pediatr, 36 (7): 544−548.

Molck M C, Vieira T P, Simioni M, et al. 2015. Distal 22q11. 2 microduplication combined with typical 22q11. 2 proximal deletion: a case report [J]. Am J Med Genet A, 167A (1): 215−220.

Molina O, Anton E, Vidal F, et al. 2011. Sperm rates of 7q11. 23, 15q11q13 and 22q11. 2 deletions and duplications: a FISH approach [J]. Hum Genet, 129 (1): 35−44.

Molinard−Chenu A, Dayer A. 2018. The candidate schizophrenia risk gene DGCR2 regulates early steps of corticogenesis [J]. Biol Psychiatry, 83 (8): 692−706.

Momtazmanesh S, Aarabi M H, Moghaddam H S, et al. 2021. Brain microstructural abnormalities in 22q11. 2 deletion syndrome: a systematic review of diffusion tensor imaging studies [J]. Eur Neuropsychopharmacol, 52: 96−135.

Morava E, Lacassie Y, King A, et al. 2002. Scoliosis in velo−cardio−facial syndrome [J]. J Pediatr Orthop, 22 (6): 780−783.

Morcel K, Watrin T, Pasquier L, et al. 2011. Utero−vaginal aplasia (Mayer−Rokitansky−Küster−Hauser syndrome) associated with deletions in known DiGeorge or DiGeorge−like loci [J]. Orphanet J Rare Dis, 6: 9.

Morisako T，Umebayashi D，Nagai T，et al. 2024. Two cases of atypical teratoid/rhabdoid tumor in the spinal cord：loss of SMARCB1 in a child and loss of SMARCA4 in an adult [J]. NMC Case Rep J，11：27－32.

Morita K，Sasaki H，Furuse M，et al. 1999. Endothelial claudin：claudin－5/TMVCF constitutes tight junction strands in endothelial cells [J]. J Cell Biol，147 (1)：185－194.

Motahari Z，Moody S A，Maynard T M，et al. 2019. In the line－up：deleted genes associated with DiGeorge/22q11.2 deletion syndrome：are they all suspects? [J]. J Neurodev Disord，11 (1)：7.

Moynihan T P，Ardley H C，Leek J P，et al. 1996. Characterization of a human ubiquitin－conjugating enzyme gene UBE2L3 [J]. Mamm Genome，7 (7)：520－525.

Moynihan T P，Cole C G，Dunham I，et al. 1998. Fine－mapping，genomic organization，and transcript analysis of the human ubiquitin－conjugating enzyme gene UBE2L3 [J]. Genomics，51 (1)：124－127.

Mugikura S I，Katoh A，Watanabe S，et al. 2015. Abnormal gait，reduced locomotor activity and impaired motor coordination in Dgcr2－deficient mice [J]. Biochem Biophys Rep，5：120－126.

Mukai J，Dhilla A，Drew L J，et al. 2008. Palmitoylation－dependent neurodevelopmental deficits in a mouse model of 22q11 microdeletion [J]. Nat Neurosci，11 (11)：1302－1310.

Mukai J，Liu H，Burt R A，et al. 2004. Evidence that the gene encoding ZDHHC8 contributes to the risk of schizophrenia [J]. Nat Genet，36 (7)：725－731.

Murature D A，Tang S Y，Steinhardt G，et al. 1987. Phthalate esters and semen quality parameters [J]. Biomed Environ Mass Spectrom，14 (8)：473－477.

Murphy K C. 2005. Annotation：velo－cardio－facial syndrome [J]. J Child Psychol Psychiatry，46 (6)：563－571.

Nacak T G，Leptien K，Fellner D，et al. 2006. The BTB－kelch protein LZTR－1 is a novel Golgi protein that is degraded upon induction of apoptosis [J]. J Biol Chem，281 (8)：5065－5071.

Naderi A. 2010. Microdeletion of 22q11.1 is associated with two cases of familial nonsyndromic basal cell carcinoma [J]. Cancer Genet Cytogenet，202 (2)：133－135.

Nagaraj S H，Ingham A，Reverter A. 2010. The interplay between evolution，regulation and tissue specificity in the Human Hereditary Diseasome [J]. BMC Genomics，11 (Suppl 4)：S23.

Nagasaki K，Itoh M，Naoki O，et al. 2011. Two cases of 22q11.2 deletion syndrome with anorectal anomalies and growth retardation [J]. J Pediatr Endocrinol Metab，24 (7－8)：585－586.

Nakada Y，Terui K，Kageyama K，et al. 2013. An adult case of 22q11.2 deletion syndrome diagnosed in a 36－year－old woman with hypocalcemia caused by hypoparathyroidism and Hashimoto's thyroiditis [J]. Intern Med，52 (12)：1365－1368.

Neuhaus E，Hattingen E，Breuer S，et al. 2021. Heterotopia in individuals with 22q11.2 deletion syndrome [J]. Am J Neuroradiol，42 (11)：2070－2076.

Newsham I，Daub D，Besnard－Guerin C，et al. 1994. Molecular sublocalization and characterization of the 11；22 translocation breakpoint in a malignant rhabdoid tumor [J]. Genomics，19 (3)：433－440.

Nguyen L，Crawford J R. 2018. Pineoblastoma in a child with 22q11.2 deletion syndrome [J]. BMJ Case Rep，2018：bcr2018226434.

Nickel R E，Pillers D A，Merkens M，et al. 1994. Velo－cardio－facial syndrome and DiGeorge sequence with meningomyelocele and deletions of the 22q11 region [J]. Am J Med Genet，52 (4)：

445—449.

NIH Consensus Conference. 1998. Acupuncture [J]. JAMA, 280 (17): 1518—1524.

Nimmakayalu M A, Gotter A L, Shaikh T H, et al. 2003. A novel sequence—based approach to localize translocation breakpoints identifies the molecular basis of a t (4; 22) [J]. Hum Mol Genet, 12 (21): 2817—2825.

Noël A—C, Pelluard F, Delezoide A—L, et al. 2014. Fetal phenotype associated with the 22q11 deletion [J]. Am J Med Genet A, 164A (11): 2724—2731.

Nogueira S I, Hacker A M, Bellucco F T, et al. 2008. Atypical 22q11.2 deletion in a patient with DGS/VCFS spectrum [J]. Eur J Med Genet, 51 (3): 226—230.

Nomaru H, Liu Y, De Bono C, et al. 2021. Single cell multi—omic analysis identifies a Tbx1—dependent multilineage primed population in murine cardiopharyngeal mesoderm [J]. Nat Commun, 12 (1): 6645.

Novak R W, Robinson H B. 1994. Coincident DiGeorge anomaly and renal agenesis and its relation to maternal diabetes [J]. Am J Med Genet, 50 (4): 311—312.

Nuninga J O, Bohlken M M, Koops S, et al. 2018. White matter abnormalities in 22q11.2 deletion syndrome patients showing cognitive decline [J]. Psychol Med, 48 (10): 1655—1663.

Nur B G, Cetin Z, Clark O A, et al. 2015. 22q11.2 syndrome due to maternal translocation t (18; 22) (p11.2; q11.2) [J]. Genet Couns, 26 (1): 67—75.

Ockeloen C W, de Leeuw N, Mieloo H, et al. 2010. Two adjacent microdeletions in 8q11.2 cause a phenotype suggestive of the 22q11 deletion syndrome [J]. Clin Dysmorphol, 19 (3): 137—139.

Ogata T, Niihori T, Tanaka N, et al. 2014. TBX1 mutation identified by exome sequencing in a Japanese family with 22q11.2 deletion syndrome—like craniofacial features and hypocalcemia [J]. PLoS One, 9 (3): e91598.

Ogilvie C M, Ahn J W, Mann K, et al. 2009. A novel deletion in proximal 22q associated with cardiac septal defects and microcephaly: a case report [J]. Mol Cytogenet, 2: 9.

Oleksiak M F, Churchill G A, Crawford D L. 2002. Variation in gene expression within and among natural populations [J]. Nat Genet, 32 (2): 261—266.

Oncel M Y, Yilmaz Z, Karadag Oncel E, et al. 2013. Dilated cardiomyopathy in a patient with 22q11.2 microdeletion syndrome [J]. Genet Couns, 24 (2): 235—238.

Opitz J M. 1985. The developmental field concept [J]. Am J Med Genet, 21 (1): 1—11.

Oskarsdóttir S, Holmberg E, Fasth A, et al. 2008. Facial features in children with the 22q11 deletion syndrome [J]. Acta Paediatr, 97 (8): 1113—1117.

Oskarsdóttir S, Persson C, Eriksson B O, et al. 2005. Presenting phenotype in 100 children with the 22q11 deletion syndrome [J]. Eur J Pediatr, 164 (3): 146—153.

Ota V K, Gadelha A, Assunção I B, et al. 2013. ZDHHC8 gene may play a role in cortical volumes of patients with schizophrenia [J]. Schizophr Res, 145 (1—3): 33—35.

Otani K, Ujike H, Tanaka Y, et al. 2005. The ZDHHC8 gene did not associate with bipolar disorder or schizophrenia [J]. Neurosci Lett, 390 (3): 166—170.

Otsuki Y, Kobayashi H, Arai Y, et al. 2020. A patient with 22q11.2 deletion syndrome presenting with systemic skin rash and dermatopathic lymphadenitis of unusual histology [J]. Am J Case Rep, 21: e924961.

Ouchi Y, Banno Y, Shimizu Y, et al. 2013. Reduced adult hippocampal neurogenesis and working memory deficits in the Dgcr8－deficient mouse model of 22q11.2 deletion－associated schizophrenia can be rescued by IGF2 [J]. J Neurosci, 33 (22): 9408－9419.

Özcan A, Şahin Y. 2017. DiGeorge syndrome associated with azoospermia: first case in the literature [J]. Turk J Urol, 43 (3): 390－392.

Özkale M, Erol I. 2014. 22q11.2 microdeletion in two adolescent patients who presented with convulsion [J]. Turk Pediatri Ars, 49 (1): 70－73.

Packham E A, Brook J D. 2003. T－box genes in human disorders [J]. Hum Mol Genet, 12 Spec No 1: R37－R44.

Palacios J, Gamallo C, García M, et al. 1993. Decrease in thyrocalcitonin－containing cells and analysis of other congenital anomalies in 11 patients with DiGeorge anomaly [J]. Am J Med Genet, 46 (6): 641－646.

Palleis C, Eißner A, Förderreuther S, et al. 2023. Juvenile Parkinson's disease and 22q11.2 microdeletion syndrome [J]. Nervenarzt, 94 (6): 546－550.

Pane L S, Fulcoli F G, Cirino A, et al. 2018. Tbx1 represses Mef2c gene expression and is correlated with histone 3 deacetylation of the anterior heart field enhancer [J]. Dis Model Mech, 11 (9): dmm029967.

Pang Y, Yu Y, Deng X, et al. 2021. Chromosome 22q11.21 and 11p15.4 microdeletions confirmed by high－throughput sequencing analysis in one patient with asymmetric cry syndrome: Case report and review of the literature [J]. Clin Case Rep, 9 (5): e04072.

Papangeli I, Scambler P J. 2013. Tbx1 genetically interacts with the transforming growth factor－β/bone morphogenetic protein inhibitor Smad7 during great vessel remodeling [J]. Circ Res, 112 (1): 90－102.

Pastor S, Tran O, Jin A, et al. 2020. Optical mapping of the 22q11.2DS region reveals complex repeat structures and preferred locations for non－allelic homologous recombination (NAHR) [J]. Sci Rep, 10 (1): 12235.

Pastor S, Tran O, McGinn D E, et al. 2022. A novel non－allelic homologous recombination event in a parent with an 11; 22 reciprocal translocation leading to 22q11.2 deletion syndrome [J]. Genes (Basel), 13 (9): 1668.

Patel H, Vadukapuram R, Mansuri Z, et al. 2022. Psychiatric comorbidities in adults with DiGeorge syndrome [J]. Clin Psychopharmacol Neurosci, 20 (3): 498－503.

Pawar S J, Sharma D K, Srilakshmi S, et al. 2015. Cayler Cardio－facial syndrome: an uncommon condition in newborns [J]. Iran J Pediatr, 25 (2): e502.

Paylor R, Glaser B, Mupo A, et al. 2006. Tbx1 haploinsufficiency is linked to behavioral disorders in mice and humans: implications for 22q11 deletion syndrome [J]. Proc Natl Acad Sci U S A, 103 (20): 7729－7734.

Pebrel－Richard C, Kemeny S, Gouas L, et al. 2012. An atypical 0.8 Mb inherited duplication of 22q11.2 associated with psychomotor impairment [J]. Eur J Med Genet, 55 (11): 650－655.

Perry A, Fuller C E, Judkins A R, et al. 2005. INI1 expression is retained in composite rhabdoid tumors, including rhabdoid meningiomas [J]. Mod Pathol, 18 (7): 951－958.

Pfuhl T, Dürr M, Spurk A, et al. 2005. Biochemical characterisation of the proteins encoded by the DiGeorge critical region 6 (DGCR6) genes [J]. Hum Genet, 117 (1): 70－80.

Phelan M C, Rogers R C, Crawford E C, et al. 2003. Velocardiofacial syndrome in an unexplained

XX male [J]. Am J Med Genet A，116A (1)：77—79.

Philipp T，Kalousek D K. 2002. Generalized abnormal embryonic development in missed abortion：Embryoscopic and cytogenetic findings [J]. Am J Med Genet，111 (1)：43—47.

Phillips H M，Stothard C A，Shaikh Qureshi W M，et al. 2019. Pax9 is required for cardiovascular development and interacts with Tbx1 in the pharyngeal endoderm to control 4th pharyngeal arch artery morphogenesis [J]. Development，146 (18)：dev177618.

Piccoli D A，Spinner N B. 2001. Alagille syndrome and the Jagged1 gene [J]. Semin Liver Dis，21 (4)：525—534.

Pierdominici M，Marziali M，Giovannetti A，et al. 2000. T cell receptor repertoire and function in patients with DiGeorge syndrome and velocardiofacial syndrome [J]. Clin Exp Immunol，121 (1)：127—132.

Pinnaro C T，Henry T，Major H J，et al. 2020. Candidate modifier genes for immune function in 22q11.2 deletion syndrome [J]. Mol Genet Genomic Med，8 (1)：e1057.

Piran S，Bassett A S，Grewal J，et al. 2011. Patterns of cardiac and extracardiac anomalies in adults with tetralogy of fallot [J]. Am Heart J，161 (1)：131—137.

Pires R，Pires L M，Vaz S O，et al. 2014. Screening of copy number variants in the 22q11.2 region of congenital heart disease patients from the São Miguel Island，Azores，revealed the second patient with a triplication [J]. BMC Genet，15：115.

Pizzuti A，Novelli G，Mari A，et al. 1996. Human homologue sequences to the Drosophila dishevelled segment—polarity gene are deleted in the DiGeorge syndrome [J]. Am J Hum Genet，58 (4)：722—729.

Pizzuti A，Novelli G，Ratti A，et al. 1999. Isolation and characterization of a novel transcript embedded within HIRA，a gene deleted in DiGeorge syndrome [J]. Mol Genet Metab，67 (3)：227—235.

Pollard M E，Cushing M V，Ogden J A. 1999. Musculoskeletal abnormalities in velocardiofacial syndrome [J]. J Pediatr Orthop，19 (5)：607—612.

Portnoï M F，Joyé N，Gonzales M，et al. 1998. Prenatal diagnosis by FISH of a 22q11 deletion in two families [J]. J Med Genet，35 (2)：165—168.

Portnoï M F. 2009. Microduplication 22q11.2：a new chromosomal syndrome [J]. Eur J Med Genet，52 (2—3)：88—93.

Prabhu S，Jenny B，James H，et al. 2015. Mosaic 22q11.2 deletion and tetralogy of Fallot with absent pulmonary valve：an unreported association [J]. World J Pediatr Congenit Heart Surg，6 (2)：342—345.

Pragliola A，Jurecic V，Chau C K，et al. 1997. Goosecoid—like sequences and the smallest region of deletion overlap in DiGeorge and velocardiofacial syndromes [J]. Am J Hum Genet，61 (6)：1456—1459.

Prasad C，Quackenbush E J，Whiteman D，et al. 1997. Limb anomalies in DiGeorge and CHARGE syndromes [J]. Am J Med Genet，68 (2)：179—181.

Prescott K，Woodfine K，Stubbs P，et al. 2005. A novel 5q11.2 deletion detected by microarray comparative genomic hybridisation in a child referred as a case of suspected 22q11 deletion syndrome [J]. Hum Genet，116 (1—2)：83—90.

Pretto D，Maar D，Yrigollen C M，et al. 2015. Screening newborn blood spots for 22q11.2 deletion syndrome using multiplex droplet digital PCR [J]. Clin Chem，61 (1)：182—190.

Prinzie P, Swillen A, Maes B, et al. 2004. Parenting, family contexts, and personality characteristics in youngsters with VCFS [J]. Genet Couns, 15 (2): 141−157.

Puliti A, Rizzato C, Conti V, et al. 2010. Low − copy repeats on chromosome 22q11. 2 show replication timing switches, DNA flexibility peaks and stress inducible asynchrony, sharing instability features with fragile sites [J]. Mutat Res, 686 (1−2): 74−83.

Putotto C, Pulvirenti F, Pugnaloni F, et al. 2022. Clinical risk factors for aortic root dilation in patients with 22q11. 2 deletion syndrome: a longitudinal single−center study [J]. Genes (Basel), 13 (12): 2334.

Racedo S E, Hasten E, Lin M, et al. 2017. Reduced dosage ofβ−catenin provides significant rescue of cardiac outflow tract anomalies in a Tbx1 conditional null mouse model of 22q11. 2 deletion syndrome [J]. PLoS Genet, 13 (3): e1006687.

Rad E M, Momtazmanesh S. 2021. DiGeorge syndrome and anomalous right aortic arch with arch−on−arch and figure − of − eight configurations: Aortic sac maldevelopment and left brachiocephalic artery abnormal remodeling [J]. Ann Pediatr Cardiol, 14 (1): 125−127.

Ramos J T, López−Laso E, Ruiz−Contreras J, et al. 1999. B cell non−Hodgkin's lymphoma in a girl with the DiGeorge anomaly [J]. Arch Dis Child, 81 (5): 444−445.

Randall V, McCue K, Roberts C, et al. 2009. Great vessel development requires biallelic expression of Chd7 and Tbx1 in pharyngeal ectoderm in mice [J]. J Clin Invest, 119 (11): 3301−3310.

Rasmussen S A, Williams C A, Ayoub E M, et al. 1996. Juvenile rheumatoid arthritis in velo−cardio−facial syndrome: coincidence or unusual complication? [J]. Am J Med Genet, 64 (4): 546−550.

Raspollini M R, Li Marzi V, Nicita G, et al. 2012. The challenging diagnosis of the rhabdoid carcinoma of the pelvis: a case report with literature review [J]. Appl Immunohistochem Mol Morphol, 20 (2): 177−183.

Rauch A, Hofbeck M, Bahring S, et al. 1998. Monozygotic twins concordant for Cayler syndrome [J]. Am J Med Genet, 75 (1): 113−117.

Ravassard P, Côté F, Grondin B, et al. 1999. ZNF74, a gene deleted in DiGeorge syndrome, is expressed in human neural crest−derived tissues and foregut endoderm epithelia [J]. Genomics, 62 (1): 82−85.

Ren D, Luo B, Chen P, et al. 2023. DiGeorge syndrome critical region gene 2 (DGCR2), a schizophrenia risk gene, regulates dendritic spine development through cell adhesion [J]. Cell Biosci, 13 (1): 134.

Requejo F, Strawich F R, Mouratian D M, et al. 2018. Isolation of right internal carotid artery, persistent proatlantal 1 artery and rete mirabile in a child with 22q11 deletion syndrome [J]. Childs Nerv Syst, 34 (12): 2509−2513.

Reuter M S, Jobling R, Chaturvedi R R, et al. 2019. Haploinsufficiency of vascular endothelial growth factor related signaling genes is associated with tetralogy of Fallot [J]. Genet Med, 21 (4): 1001−1007.

Ricchetti E T, Hosalkar H S, Gholve P A, et al. 2008. Advanced imaging of the cervical spine and spinal cord in 22q11. 2 deletion syndrome: age−matched, double−cohort, controlled study [J]. J Child Orthop, 2 (5): 333−341.

Ricchetti E T, States L, Hosalkar H S, et al. 2004. Radiographic study of the upper cervical spine in the 22q11. 2 deletion syndrome [J]. J Bone Joint Surg Am, 86 (8): 1751−1760.

Ricci S, Sarli W M, Lodi L, et al. 2022. Characterization of autoimmune thyroid disease in a cohort of 73 paediatric patients affected by 22q11.2 deletion syndrome: longitudinal single-centre study [J]. Genes (Basel), 13 (9): 1552.

Richards R I. 2001. Dynamic mutations: a decade of unstable expanded repeats in human genetic disease [J]. Hum Mol Genet, 10 (20): 2187-2194.

Rihs T A, Tomescu M I, Britz J, et al. 2013. Altered auditory processing in frontal and left temporal cortex in 22q11.2 deletion syndrome: A group at high genetic risk for schizophrenia [J]. Psychiatry Res, 212 (2): 141-149.

Rioja-Mazza D, Lieber E, Kamath V, et al. 2005. Asymmetric crying facies: a possible marker for congenital malformations [J]. J Matern Fetal Neonat Med, 18 (4): 275-277.

Ritinski-Mack L, Obler D, Smoot L, et al. 2011. 22q11 Deletion Syndrome-Educator's Guide to Understanding VCFS [EB/OL]. http://www.cardiogenetics.org/del22q11_guide_layout.asp.

Ritter A, Werner P, Latney B, et al. 2020. NKX2-6 related congenital heart disease: biallelic homeodomain-disrupting variants and truncus arteriosus [J]. Am J Med Genet A, 182 (6): 1454-1459.

Rizvi S, Khan A M, Saeed H, et al. 2018. Schizophrenia in DiGeorge syndrome: a unique case report [J]. Cureus, 10 (8): e3142.

Rizzu P, Lindsay E A, Taylor C, et al. 1996. Cloning and comparative mapping of a gene from the commonly deleted region of DiGeorge and Velocardiofacial syndromes conserved in C. elegans [J]. Mamm Genome, 7 (9): 639-643.

Roalf D R, Schmitt J R, Vandekar S N, et al. 2017. White matter microstructural deficits in 22q11.2 deletion syndrome [J]. Psychiatry Res Neuroimaging, 268: 35-44.

Roberts C, Daw S C, Halford S, et al. 1997. Cloning and developmental expression analysis of chick Hira (Chira), a candidate gene for DiGeorge syndrome [J]. Hum Mol Genet, 6 (2): 237-245.

Robertson M M, Shelley B P, Dalwai S, et al. 2006. A patient with both Gilles de la Tourette's syndrome and chromosome 22q11 deletion syndrome: clue to the genetics of Gilles de la Tourette's syndrome? [J]. J Psychosom Res, 61 (3): 365-368.

Rødningen O K, Prescott T, Eriksson A S, et al. 2008. 1.4 Mb recurrent 22q11.2 distal deletion syndrome, two new cases expand the phenotype [J]. Eur J Med Genet, 51 (6): 646-650.

Rogdaki M, Gudbrandsen M, McCutcheon R A, et al. 2020. Magnitude and heterogeneity of brain structural abnormalities in 22q11.2 deletion syndrome: a meta-analysis [J]. Mol Psychiatry, 25 (8): 1704-1717.

Rojnueangnit K, Robin N H. 2013. Craniosynostosis and radial ray defect: a rare presentation of 22q11.2 deletion syndrome [J]. Am J Med Genet A, 161A (8): 2024-2026.

Romberg E K, Schauer J S, CuffeeH, et al. 2022. Isolated right common carotid artery arising from the right pulmonary artery [J]. Radiol Cardiothorac Imaging, 4 (5): e220126.

Rooney K, Levy M A, Haghshenas S, et al. 2021. Identification of a DNA methylation episignature in the 22q11.2 deletion syndrome [J]. Int J Mol Sci, 22 (16): 8611.

Rope A F, Cragun D L, Saal H M, et al. 2009. DiGeorge anomaly in the absence of chromosome 22q11.2 deletion [J]. J Pediatr, 155 (4): 560-565.

Rozas M F, Benavides F, León L, et al. 2019. Association between phenotype and deletion size in 22q11.2 microdeletion syndrome: systematic review and meta-analysis [J]. Orphanet J Rare Dis,

14 (1)：195.

Ruangdaraganon N，Tocharoentanaphol C，Khowsathit P，et al. 1999. Chromosome 22q11 deletion syndrome：the first three cases reported in Thailand [J]. J Med Assoc Thai，82 (Suppl 1)：S179—S185.

Ryan A K，Goodship J A，Wilson D I，et al. 1997. Spectrum of clinical features associated with interstitial chromosome 22q11 deletions：a European collaborative study [J]. J Med Genet，34 (10)：798—804.

Sabry M A，Farag T I，Shaltout A A，et al. 1999. Kenny—Caffey syndrome：an Arab variant? [J]. Clin Genet，55 (1)：44—49.

Saffra N，Reinherz B. 2015. Keratoconus in an adult with 22q11. 2 deletion syndrome [J]. BMJ Case Rep，2015：bcr2014203737.

Saha P，Thome K C，Yamaguchi R，et al. 1998. The human homolog of Saccharomyces cerevisiae CDC45 [J]. J Biol Chem，273 (29)：18205—18209.

Saint—Jore B，Puech A，Heyer J，et al. 1998. Goosecoid—like (Gscl)，a candidate gene for velocardiofacial syndrome，is not essential for normal mouse development [J]. Hum Mol Genet，7 (12)：1841—1849.

Saito R，Koebis M，Nagai T，et al. 2020. Comprehensive analysis of a novel mouse model of the 22q11. 2 deletion syndrome：a model with the most common 3. 0—Mb deletion at the human 22q11. 2 locus [J]. Transl Psychiatry，10 (1)：35.

Saito R，Miyoshi C，Koebis M，et al. 2021. Two novel mouse models mimicking minor deletions in 22q11. 2 deletion syndrome revealed the contribution of each deleted region to psychiatric disorders [J]. Mol Brain，14 (1)：68.

Saito S，Ikeda M，Iwata N，et al. 2005. No association was found between a functional SNP in ZDHHC8 and schizophrenia in a Japanese case—control population [J]. Neurosci Lett，374 (1)：21—24.

Saito T，Guan F，Papolos D F，et al. 2001. Polymorphism in SNAP29 gene promoter region associated with schizophrenia [J]. Mol Psychiatry，6 (2)：193—201.

Salah S，Jaber H，Frumkin A，et al. 2023. Homozygous 22q11. 2 distal type II microdeletion is associated with syndromic neurodevelopmental delay [J]. Am J Med Genet A，191 (10)：2623—2630.

Saliba Z，Le Bidois J，Sidi D，et al. 1999. Prenatal detection of a tetralogy of Fallot with origin of the left pulmonary artery from the ascending aorta in a familial 22q11 microdeletion [J]. Prenat Diagn，19 (3)：260—262.

Sanders A F P，Hobbs D A，Knaus T A，et al. 2023. Structural connectivity and emotion recognition impairment in children and adolescents with chromosome 22q11. 2 deletion syndrome [J]. J Autism Dev Disord，53 (10)：4021—4034.

Sanders A R，Rusu I，Duan J，et al. 2005. Haplotypic association spanning the 22q11. 21 genes COMT and ARVCF with schizophrenia [J]. Mol Psychiatry，10 (4)：353—365.

Sandhu H K，Hollenbeck N，Wassink T H，et al. 2004. An association study of PCQAP polymorphisms and schizophrenia [J]. Psychiatr Genet，14 (3)：169—172.

Sandini C，Schneider M，Eliez S，et al. 2020. Association between parental anxiety and depression level and psychopathological symptoms in offspring with 22q11. 2 deletion syndrome [J]. Front Psychiatry，11：646.

Sarli W M，Ricci S，Lodi L，et al. 2023. Risk of thyroid neoplasms in patients with 22q11. 2 deletion and DiGeorge－like syndromes：an insight for follow－up [J]. Front Endocrinol (Lausanne)，14：1209577.

SatoT S，Handa A，Priya S，et al. 2019. Neurocristopathies：enigmatic appearances of neural crest cell－derived abnormalities [J]. Radiographics，39 (7)：2085－2102.

Sato T，Tatsuzawa O，Koike Y，et al. 1999. B－cell lymphoma associated with DiGeorge syndrome [J]. Eur J Pediatr，158 (7)：609.

Sauka－Spengler T，Le Mentec C，Lepage M，et al. 2002. Embryonic expression of Tbx1，a DiGeorge syndrome candidate gene，in the lamprey Lampetra fluviatilis [J]. Gene Expr Patterns，2 (1－2)：99－103.

Savage N，Linn D，McDonough C，et al. 2012. Molecularly confirmed primary malignant rhabdoid tumor of the urinary bladder：implications of accurate diagnosis [J]. Ann Diagn Pathol，16 (6)：504－507.

Scambler P J，Kelly D，Lindsay E，et al. 1992. Velo－cardio－facial syndrome associated with chromosome 22 deletions encompassing the DiGeorge locus [J]. Lancet，339 (8802)：1138－1139.

Scambler P J. 1999. Genetics. Engineering a broken heart [J]. Nature，401 (6751)：335－337.

Schindewolf E，Khalek N，Johnson M P，et al. 2018. Expanding the fetal phenotype：prenatal sonographic findings and perinatal outcomes in a cohort of patients with a confirmed 22q11.2 deletion syndrome [J]. Am J Med Genet A，176 (8)：1735－1741.

Schmidt H，Kuhnle U. 1993. Epiphysiolysis capitis femoris as a possible complication of hypoparathyroidism in partial Di George syndrome [J]. Klin Padiatr，205 (2)：116－118.

Schmitt J E，Vandekar S，Yi J，et al. 2015. Aberrant cortical morphometry in the 22q11.2 deletion syndrome [J]. Biol Psychiatry，78 (2)：135－143.

Schoenwolf G C，Larsen W J. 2009. Larsen's Human Embryology，4th Edition [M]. Philadelphia，PA：Elsevier/Churchill Livingstone.

Schramm C，Draaken M，Bartels E，et al. 2011. De novo microduplication at 22q11.21 in a patient with VACTERL association [J]. Eur J Med Genet，54 (1)：9－13.

Schrander－Stumpel C T. 1998. What's in a name? [J]. Am J Med Genet，79 (3)：228.

Schwer H，Liu L Q，Zhou L，et al. 2000. Cloning and characterization of a novel human ubiquitin－specific protease，a homologue of murine UBP43 (Usp18) [J]. Genomics，65 (1)：44－52.

Sedghi M，Abdali H，Memarzadeh M，et al. 2015. Identification of proximal and distal 22q11.2 microduplications among patients with cleft lip and/or palate：a novel inherited atypical 0.6Mb duplication [J]. Genet Res Int，2015：398063.

Sedlacková E. 1955. Insufficiency of palatolaryngeal passage as a developmental disorder [J]. Cas Lek Cesk，94 (47－48)：1304－1307.

Segen J C. 1998. Dictionary of alternative medicine [M]. Stamford：Appleton & Lange.

Seitz－Holland J，Lyons M，Kushan L，et al. 2021. Opposing white matter microstructure abnormalities in 22q11.2 deletion and duplication carriers [J]. Transl Psychiatry，11 (1)：580.

Seller M J，Mohammed S，Russell J，et al. 2002. Microdeletion 22q11.2，Kousseff syndrome and spina bifida [J]. Clin Dysmorphol，11 (2)：113－115.

Sellier C，Hwang V J，Dandekar R，et al. 2014. Decreased DGCR8 expression and miRNA dysregulation in individuals with 22q11.2 deletion syndrome [J]. PLoS One，9 (8)：e103884.

Sévenet N，Sheridan E，Amram D，et al. 1999. Constitutional mutations of the hSNF5/INI1 gene predispose to a variety of cancers [J]. Am J Hum Genet, 65 (5): 1342-1348.

Shaikh T H, Kurahashi H, Emanuel B S. 2001. Evolutionarily conserved low copy repeats (LCRs) in 22q11 mediate deletions, duplications, translocations, and genomic instability: an update and literature review [J]. Genet Med, 3 (1): 6-13.

Shaikh T H, Kurahashi H, Saitta S C, et al. 2000. Chromosome 22-specific low copy repeats and the 22q11.2 deletion syndrome: genomic organization and deletion endpoint analysis [J]. Hum Mol Genet, 9 (4): 489-501.

Shalev S A, Dar H, Barel H, et al. 1996. Upper limb malformations in chromosome 22q11 deletions [J]. Am J Med Genet, 62 (3): 302.

Shaltiel G, Shamir A, Levi I, et al. 2006. Lymphocyte G-protein receptor kinase (GRK) 3 mRNA levels in bipolar disorder [J]. Int J Neuropsychopharmacol, 9 (6): 761-766.

Shapiro D I, Cubells J F, Ousley O Y, et al. 2011. Prodromal symptoms in adolescents with 22q11.2 deletion syndrome and schizotypal personality disorder [J]. Schizophr Res, 129 (1): 20-28.

Sharkey A M, McLaren L, Carroll M, et al. 1992. Isolation of anonymous DNA markers for human chromosome 22q11 from a flow-sorted library, and mapping using hybrids from patients with DiGeorge syndrome [J]. Hum Genet, 89 (1): 73-78.

Shashi V, Kwapil T R, Kaczorowski J, et al. 2010. Evidence of gray matter reduction and dysfunction in chromosome 22q11.2 deletion syndrome [J]. Psychiatry Res, 181 (1): 1-8.

Shetty M, Srikanth A, Kadandale J, et al. 2016. Pre-and postnatal diagnosis of 10p14 deletion and 22q11.2 deletion syndrome and significance of non-cardiac markers [J]. Cytogenet Genome Res, 148 (4): 249-255.

Shimojima K, Okamoto N, Inazu T, et al. 2011. Tandem configurations of variably duplicated segments of 22q11.2 confirmed by fiber-FISH analysis [J]. J Hum Genet, 56 (11): 810-812.

Shiohama A, Sasaki T, Noda S, et al. 2003. Molecular cloning and expression analysis of a novel gene DGCR8 located in the DiGeorge syndrome chromosomal region [J]. Biochem Biophys Res Commun, 304 (1): 184-190.

Shprintzen R J, Goldberg R B, Lewin M L, et al. 1978. A new syndrome involving cleft palate, cardiac anomalies, typical facies, and learning disabilities: velo-cardio-facial syndrome [J]. Cleft Palate J, 15 (1): 56-62.

Shprintzen R J, Goldberg R B, Young D, et al. 1981. The velo-cardio-facial syndrome: a clinical and genetic analysis [J]. Pediatrics, 67 (2): 167-172.

Shprintzen R J, Morrow B, Kucherlapati R. 1997. Vascular anomalies may explain many of the features in velo-cardio-facial syndrome [J]. Am J Hum Genet, 61 (Suppl 4): 16.

Shprintzen R J. 1994. Velocardiofacial syndrome and DiGeorge sequence [J]. J Med Genet, 31 (5): 423-424.

Shugar A L, Shapiro J M, Cytrynbaum C, et al. 2015. An increased prevalence of thyroid disease in children with 22q11.2 deletion syndrome [J]. Am J Med Genet A, 167 (7): 1560-1564.

Shukla A, Mandal K, Patil S J, et al. 2015. Co-occurrence of a de novo Williams and 22q11.2 microdeletion syndromes [J]. Am J Med Genet A, 167A (8): 1927-1931.

Si N, Zhang Z, Huang X, et al. 2022. De novo 22q11.2 deletions and auricular findings in two Chinese patients with microtia [J]. Mol Genet Genomic Med, 10 (1): e1862.

Simrick S, Szumska D, Gardiner J R, et al. 2012. Biallelic expression of Tbx1 protects the embryo from developmental defects caused by increased receptor tyrosine kinase signaling [J]. Dev Dyn, 241 (8): 1310–1324.

Sinha T, Li D, Théveniau–Ruissy M, et al. 2015. Loss of Wnt5a disrupts second heart field cell deployment and may contribute to OFT malformations in DiGeorge syndrome [J]. Hum Mol Genet, 24 (6): 1704–1716.

Sinibaldi L, De Luca A, Bellacchio E, et al. 2004. Mutations of the Nogo–66 receptor (RTN4R) gene in schizophrenia [J]. Hum Mutat, 24 (6): 534–535.

Sirotkin H, Morrow B, DasGupta R, et al. 1996. Isolation of a new clathrin heavy chain gene with muscle–specific expression from the region commonly deleted in velo–cardio–facial syndrome [J]. Hum Mol Genet, 5 (5): 617–624.

Sirotkin H, Morrow B, Saint–Jore B, et al. 1997. Identification, characterization, and precise mapping of a human gene encoding a novel membrane–spanning protein from the 22q11 region deleted in velo–cardio–facial syndrome [J]. Genomics, 42 (2): 245–251.

Sirotkin H, O'Donnell H, DasGupta R, et al. 1997. Identification of a new human catenin gene family member (ARVCF) from the region deleted in velo–cardio–facial syndrome [J]. Genomics, 41 (1): 75–83.

Sismani C, Kitsiou–Tzeli S, Ioannides M, et al. 2008. Cryptic genomic imbalances in patients with de novo or familial apparently balanced translocations and abnormal phenotype [J]. Mol Cytogenet, 1: 15.

Sivrikoz T S, Basaran S, Has R, et al. 2022. Prenatal sonographic and cytogenetic/molecular findings of 22q11. 2 microdeletion syndrome in 48 confirmed cases in a single tertiary center [J]. Arch Gynecol Obstet, 305 (2): 323–342.

Smyk M, Geremek M, Ziemkiewicz K, et al. 2023. Coexisting conditions modifying phenotypes of patients with 22q11. 2 deletion syndrome [J]. Genes (Basel), 14 (3): 680.

Snihirova Y, Linden D E J, van Amelsvoort T, et al. 2022. Environmental influences on the relation between the 22q11. 2 deletion syndrome and mental health: a literature review [J]. Genes (Basel), 13 (11): 2003.

Soares D C, Dantas A G, Matta M C, et al. 2020. Lymphoproliferative disorder with polyautoimmunity and hypogammaglobulinemia: an unusual presentation of 22q11. 2 deletion syndrome [J]. Clin Immunol, 220: 108590.

Sperandeo M P, Borsani G, Incerti B, et al. 1998. The gene encoding a cationic amino acid transporter (SLC7A4) maps to the region deleted in the velocardiofacial syndrome [J]. Genomics, 49 (2): 230–236.

Spineli–Silva S, Bispo L M, Gil–da–Silva–Lopes V L, et al. 2018. Distal deletion at 22q11. 2 as differential diagnosis in Craniofacial microsomia: case report and literature review [J]. Eur J Med Genet, 61 (5): 262–268.

Spinelli C, Ghionzoli M, Guglielmo C, et al. 2023. Hypoparathyroidism associated with benign thyroid nodules in DiGeorge–like syndrome: a rare case report and literature review [J]. Endocr Metab Immune Disord Drug Targets, 24 (7): 850–856.

Stagi S, Lapi E, Gambineri E, et al. 2010. Bone density and metabolism in subjects with microdeletion of chromosome 22q11 (del22q11) [J]. Eur J Endocrinol, 163 (2): 329–337.

Stagi S, Lapi E, Gambineri E, et al. 2010. Thyroid function and morphology in subjects with microdeletion of chromosome 22q11 (del (22) (q11)) [J]. Clin Endocrinol (Oxf), 72 (6): 839-844.

Stalmans I, Lambrechts D, De Smet F, et al. 2003. VEGF: a modifier of the del22q11 (DiGeorge) syndrome? [J]. Nat Med, 9 (2): 173-182.

Stark K L, Xu B, Bagchi A, et al. 2008. Altered brain microRNA biogenesis contributes to phenotypic deficits in a 22q11-deletion mouse model [J]. Nat Genet, 40 (6): 751-760.

Stitt J T. 1987. The Neuro-Immune-Endocrine Connection [J]. Yale J Biol Med, 60 (5): 485.

Stoll C, Alembick Y, Dott B, et al. 2020. Associated anomalies in cases with congenital clubfoot [J]. Am J Med Genet A, 182 (9): 2027-2036.

Stothard C A, Mazzotta S, Vyas A, et al. 2020. Pax9 and Gbx2 interact in the pharyngeal endoderm to control cardiovascular development [J]. J Cardiovasc Dev Dis, 7: 20.

Sulik K K, Cook C S, Webster W S. 1988. Teratogens and craniofacial malformations: relationships to cell death [J]. Development, 103 Suppl: 213-231.

Sullivan K E, Jawad A F, Randall P, et al. 1998. Lack of correlation between impaired T cell production, immunodeficiency, and other phenotypic features in chromosome 22q11.2 deletion syndromes [J]. Clin Immunol Immunopathol, 86 (2): 141-146.

Sun Z Y, Wei J, Xie L, et al. 2004. The CLDN5 locus may be involved in the vulnerability to schizophrenia [J]. Eur Psychiatry, 19 (6): 354-357.

Suzuki G, Harper K M, Hiramoto T, et al. 2009. Over-expression of a human chromosome 22q11.2 segment including TXNRD2, COMT and ARVCF developmentally affects incentive learning and working memory in mice [J]. Hum Mol Genet, 18 (20): 3914-3925.

Swillen A, Devriendt K, Legius E, et al. 1999. The behavioural phenotype in velo-cardio-facial syndrome (VCFS): from infancy to adolescence [J]. Genet Couns, 10 (1): 79-88.

Swillen A, McDonald-McGinn D. 2015. Developmental trajectories in 22q11.2 deletion [J]. Am J Med Genet C Semin Med Genet, 169 (2): 172-181.

Tabata H, Mori D, Matsuki T, et al. 2023. Histological analysis of a mouse model of the 22q11.2 microdeletion syndrome [J]. Biomolecules, 13 (5): 763.

Taddei I, Morishima M, Huynh T, et al. 2001. Genetic factors are major determinants of phenotypic variability in a mouse model of the DiGeorge/del22q11 syndromes [J]. Proc Natl Acad Sci U S A, 98 (20): 11428-11431.

Takase K, Ohtsuki T, Migita O, et al. 2001. Association of ZNF74 gene genotypes with age-at-onset of schizophrenia [J]. Schizophr Res, 52 (3): 161-165.

Takei H, Adesina A M, Mehta V, et al. 2010. Atypical teratoid/rhabdoid tumor of the pineal region in an adult [J]. J Neurosurg, 113 (2): 374-379.

Tang J, Stern-Nezer S, Liu P C, et al. 2004. Mutation in the leucine-rich repeat C-flanking region of platelet glycoprotein Ib beta impairs assembly of von Willebrand factor receptor [J]. Thromb Haemost, 92 (1): 75-88.

Tao K, Hashimoto J, Ishikawa Y, et al. 2023. 22q11.2 deletion syndrome comorbid with tetralogy of fallot and left common carotid artery congenital aplasia: a case report [J]. Pediatr Neonatol, 64 (2): 219-220.

Tarlan B, Kiratli H, Kılıç E, et al. 2014. A case of 22q11.2 deletion syndrome with right microphthalmia and left corneal staphyloma [J]. Ophthalmic Genet, 35 (4): 248-251.

Ta-Shma A, El-lahham N, Edvardson S, et al. 2014. Conotruncal malformations and absent thymus due to a deleterious NKX2−6 mutation [J]. J Med Genet, 51 (4): 268−270.

Tepper Á, Cuiza A, Alliende L M, et al. 2022. Functional dysconnectivity in ventral striatocortical systems in 22q11.2 deletion syndrome [J]. Schizophr Bull, 48 (2): 485−494.

Tong M, Kato T, Yamada K, et al. 2010. Polymorphisms of the 22q11.2 breakpoint region influence the frequency of de novo constitutional t (11; 22) s in sperm [J]. Hum Mol Genet, 19 (13): 2630−2637.

Toritsuka M, Kimoto S, Muraki K, et al. 2013. Deficits in microRNA−mediated Cxcr4/Cxcl12 signaling in neurodevelopmental deficits in a 22q11 deletion syndrome mouse model [J]. Proc Natl Acad Sci U S A, 110 (43): 17552−17557.

Torti E E, Braddock S R, Bernreuter K, et al. 2013. Oculo−auriculo−vertebral spectrum, cat eye, and distal 22q11 microdeletion syndromes: a unique double rearrangement [J]. Am J Med Genet A, 161A (8): 1992−1998.

Tran H T, Delvaeye M, Verschuere V, et al. 2011. ARVCF depletion cooperates with Tbx1 deficiency in the development of 22q11.2DS−like phenotypes in Xenopus [J]. Dev Dyn, 240 (12): 2680−2687.

Trinajstic K, Long J A, Sanchez S, et al. 2022. Exceptional preservation of organs in Devonian placoderms from the Gogo lagerstätte [J]. Science, 377 (6612): 1311−1314.

Trizuljak J, Duben J, Blaháková I, et al. 2023. Extensive, 3.8 Mb−sized deletion of 22q12 in a patient with bilateral Schwannoma, intellectual disability, sensorineural hearing loss, and epilepsy [J]. Mol Syndromol, 14 (5): 439−448.

Tsai A C, Robertson J R, Teebi A S. 2002. Teebi hypertelorism syndrome: report of a family with previously unrecognized findings [J]. Am J Med Genet, 113 (3): 302−306.

Turnpenny P D, Ellard S. 2005. Emery's Elements of Medical Genetics, 12th Edition [M]. London: Elsevier.

Uhles C L, Barnes S, Uddin N, et al. 2021. Second instance of co−occurring 22q11.2 deletion syndrome and Williams syndrome [J]. Am J Med Genet A, 185 (12): 3821−3824.

Ulfig N, Chan W Y. 2004. Expression of ARVCF in the human ganglionic eminence during fetal development [J]. Dev Neurosci, 26 (1): 38−44.

Uliana V, Giordano N, Caselli R, et al. 2008. Expanding the phenotype of 22q11 deletion syndrome: the MURCS association [J]. Clin Dysmorphol, 17 (1): 13−17.

Unolt M, DiCairano L, Schlechtweg K, et al. 2017. Congenital diaphragmatic hernia in 22q11.2 deletion syndrome [J]. Am J Med Genet A, 173 (1): 135−142.

Unolt M, Kammoun M, Nowakowska B, et al. 2020. Pathogenic variants in CDC45 on the remaining allele in patients with a chromosome 22q11.2 deletion result in a novel autosomal recessive condition [J]. Genet Med, 22 (2): 326−335.

Urschel D, Hernandez−Trujillo V P. 2022. Spectrum of genetic T−cell disorders from 22q11.2DS to CHARGE [J]. Clin Rev Allergy Immunol, 63 (1): 99−105.

Vachette M, Grant G E, de la Joliniere J B, et al. 2016. 22q11 deletion syndrome and urogenital manifestations: a clinicopathological case report [J]. Front Med (Lausanne), 3: 53.

Valenzuela N, Fan Q, Fa'ak F, et al. 2016. Cardiomyocyte−specific conditional knockout of the histone chaperone HIRA in mice results in hypertrophy, sarcolemmal damage and focal replacement fibrosis [J]. Dis Model Mech, 9 (3): 335−345.

van Amelsvoort T, Daly E, Henry J, et al. 2004. Brain anatomy in adults with velocardiofacial syndrome with and without schizophrenia: preliminary results of a structural magnetic resonance imaging study [J]. Arch Gen Psychiatry, 61 (11): 1085−1096.

van BataviaJ P, Crowley T B, Burrows E, et al. 2019. Anomalies of the genitourinary tract in children with 22q11.2 deletion syndrome [J]. Am J Med Genet A, 179 (3): 381−385.

van Bueren K L, Papangeli I, Rochais F, et al. 2010. Hes1 expression is reduced in Tbx1 null cells and is required for the development of structures affected in 22q11 deletion syndrome [J]. Dev Biol, 340 (2): 369−380.

van der Meijs M E, Schweitzer D H, Boom H. 2021. Palatoschisis, schizophrenia and hypocalcaemia: phenotypic expression of 22q11.2 deletion syndrome (DiGeorge syndrome) in an adult [J]. Eur J Case Rep Intern Med, 8 (4): 002411.

van Driel M A, Bruggeman J, Vriend G, et al. 2006. A text−mining analysis of the human phenome [J]. Eur J Hum Genet, 14 (5): 535−542.

van Esch H, Groenen P, Fryns J P, et al. 1999. The phenotypic spectrum of the 10p deletion syndrome versus the classical DiGeorge syndrome [J]. Genet Couns, 10 (1): 59−65.

van Esch H, Groenen P, Nesbit M A, et al. 2000. GATA3 haplo−insufficiency causes human HDR syndrome [J]. Nature, 406 (6794): 419−422.

Vansteensel M J, Selten I S, Charbonnier L, et al. 2021. Reduced brain activation during spoken language processing in children with developmental language disorder and children with 22q11.2 deletion syndrome [J]. Neuropsychologia, 158: 107907.

Vaz S O, Pires R, Pires L M, et al. 2015. A unique phenotype in a patient with a rare triplication of the 22q11.2 region and new clinical insights of the 22q11.2 microduplication syndrome: a report of two cases [J]. BMC Pediatr, 15: 95.

Velagaleti G V, Kumar A, Lockhart L H, et al. 2000. Patent ductus arteriosus and microdeletion 22q11 in a patient with Klinefelter syndrome [J]. Ann Genet, 43 (2): 105−107.

Venail F, Roux A F, Pallares−Ruiz N, et al. 2004. Nonsyndromic 35 delG mutation of the connexin 26 gene associated with deafness in syndromic children: two case reports [J]. Laryngoscope, 114 (3): 566−569.

Vergaelen E, Claes S, Kempke S, et al. 2017. High prevalence of fatigue in adults with a 22q11.2 deletion syndrome [J]. Am J Med Genet A, 173 (4): 858−867.

Vergaelen E, Swillen A, Van Esch H, et al. 2015. 3 generation pedigree with paternal transmission of the 22q11.2 deletion syndrome: Intrafamilial phenotypic variability [J]. Eur J Med Genet, 58 (4): 244−248.

Vergés L, Molina O, Geán E, et al. 2014. Deletions and duplications of the 22q11.2 region in spermatozoa from DiGeorge/velocardiofacial fathers [J]. Mol Cytogenet, 7 (1): 86.

Verhagen J M, Diderich K E, Oudesluijs G, et al. 2012. Phenotypic variability of atypical 22q11.2 deletions not including TBX1 [J]. Am J Med Genet A, 158A (10): 2412−2420.

Verhoeven W M, Tuinier S, van der Burgt I. 2008. Top − down or bottom − up: Contrasting perspectives on psychiatric diagnoses [J]. Biologics, 2 (3): 409−417.

Verloes A, Curry C, Jamar M, et al. 1998. Juvenile rheumatoid arthritis and del (22q11) syndrome: a non−random association [J]. J Med Genet, 35 (11): 943−947.

Versteege I, Sévenet N, Lange J, et al. 1998. Truncating mutations of hSNF5/INI1 in aggressive paediatric cancer [J]. Nature, 394 (6689): 203−206.

Versteegh F G，von Lindern J S，Kemper J，et al. 2000. Duane retraction syndrome，a new feature in 22q11 deletion syndrome? [J]. Clin Dysmorphol，9 (2)：135－137.

Vervoort L，Demaerel W，Rengifo L Y，et al. 2019. Atypical chromosome 22q11. 2 deletions are complex rearrangements and have different mechanistic origins [J]. Hum Mol Genet，28 (22)：3724－3733.

Vervoort L，Vermeesch J R. 2022. The 22q11. 2 low copy repeats [J]. Genes (Basel)，13 (11)：2101.

Vignaroli W，Curione D，Perri G，et al. 2020. Anomalous origin of left common carotid artery from left pulmonary artery in a 22q11. 2 deletion syndrome newborn with right aortic arch and aberrant left subclavian artery [J]. Circ Cardiovasc Imaging，13 (3)：e010087.

Vincent M C，Heitz F，Tricoire J，et al. 1999. 22q11 deletion in DGS/VCFS monozygotic twins with discordant phenotypes [J]. Genet Couns，10 (1)：43－49.

Vincentz J W，McWhirter J R，Murre C，et al. 2005. Fgf15 is required for proper morphogenesis of the mouse cardiac outflow tract [J]. Genesis，41 (4)：192－201.

Vitelli F，Morishima M，Taddei I，et al. 2002. Tbx1 mutation causes multiple cardiovascular defects and disrupts neural crest and cranial nerve migratory pathways [J]. Hum Mol Genet，11 (8)：915－922.

Vittas S，Efstathiou G，Tsakalidis C，et al. 2019. De novo unbalanced 1；22 translocation with 22q11 deletion syndrome [J]. Cytogenet Genome Res，158 (1)：32－37.

Vogels A，Schevenels S，Cayenberghs R，et al. 2014. Presenting symptoms in adults with the 22q11 deletion syndrome [J]. Eur J Med Genet，57 (4)：157－162.

Voigt R，Maier－Weidmann M，Lange P，et al. 2002. Chromosome 10p13－14 and 22q11 deletion screening in 100 patients with isolated and syndromic conotruncal heart defects [J]. J Med Genet，39 (4)：e16.

von Scheibler E N M M，van der Valk Bouman E S，Nuijts M A，et al. 2022. Ocular findings in 22q11. 2 deletion syndrome：a systematic literature review and results of a Dutch multicenter study [J]. Am J Med Genet A，188 (2)：569－578.

Vora N L，O'Brien B M. 2014. Noninvasive prenatal testing for microdeletion syndromes and expanded trisomies：proceed with caution [J]. Obstet Gynecol，123 (5)：1097－1099.

Voss A K，Vanyai H K，Collin C，et al. 2012. MOZ regulates the Tbx1 locus，and Moz mutation partially phenocopies DiGeorge syndrome [J]. Dev Cell，23 (3)：652－663.

Wadey R，Daw S，Taylor C，et al. 1995. Isolation of a gene encoding an integral membrane proteinfrom the vicinity of a balanced translocation breakpoint associated with DiGeorge syndrome [J]. Hum Mol Genet，4 (6)：1027－1033.

Wadey R，McKie J，Papapetrou C，et al. 1999. Mutations of UFD1L are not responsible for the majority of cases of DiGeorge syndrome/velocardiofacial syndrome without deletions within chromosome 22q11 [J]. Am J Hum Genet，65 (1)：247－249.

Wahrmann S，Kainulainen L，Kytö V，et al. 2023. Childhood manifestations of 22q11. 2 deletion syndrome：A Finnish nationwide register－based cohort study [J]. Acta Paediatr，112 (6)：1312－1318.

Wang H，Duan S，Du J，et al. 2006. Transmission disequilibrium test provides evidence of association between promoter polymorphisms in 22q11 gene DGCR14 and schizophrenia [J]. J Neural Transm，113 (10)：1551－1561.

Wang J，Bai Y，Li H，et al. 2013. MicroRNA－17－92，a direct Ap－2α transcriptional target， modulates T—box factor activity in orofacial clefting [J]. PLoS Genet, 9 (9): e1003785.

Wang P P, Solot C, Moss E M, et al. 1998. Developmental presentation of 22q11.2 deletion (DiGeorge/velocardiofacial syndrome) [J]. J Dev Behav Pediatr, 19 (5): 342—345.

Wang X, Zhang A, Han Y, et al. 2012. Urine metabolomics analysis for biomarker discovery and detection of jaundice syndrome in patients with liver disease [J]. Mol Cell Proteomics, 11 (8): 370—380.

Weinzimer S A, McDonald—McGinn D M, Driscoll D A, et al. 1998. Growth hormone deficiency in patients with 22q11.2 deletion: expanding the phenotype [J]. Pediatrics, 101 (5): 929—932.

Weinzimer S A. 2001. Endocrine aspects of the 22q11.2 deletion syndrome [J]. Genet Med, 3 (1): 19—22.

Weisfeld—Adams J D, Edelmann L, Gadi I K, et al. 2012. Phenotypic heterogeneity in a family with a small atypical microduplication of chromosome 22q11.2 involving TBX1 [J]. Eur J Med Genet, 55 (12): 732—736.

White F V, Dehner L P, Belchis D A, et al. 1999. Congenital disseminated malignant rhabdoid tumor: a distinct clinicopathologic entity demonstrating abnormalities of chromosome 22q11 [J]. Am J Surg Pathol, 23 (3): 249—256.

Wieser R, Fritz B, Ullmann R, et al. 2005. Novel rearrangement of chromosome band 22q11.2 causing 22q11 microdeletion syndrome—like phenotype and rhabdoid tumor of the kidney [J]. Hum Mutat, 26 (2): 78—83.

Wiley T S, Formby B. 2002. Lights Out: Sleep, Sugar, and Survival [M]. New York: Simon and Schuster.

Willaert A, Van Eynde C, Verhaert N, et al. 2019. Vestibular dysfunction is a manifestation of 22q11.2 deletion syndrome [J]. Am J Med Genet A, 179 (3): 448—454.

Williams C L, Nelson K R, Grant J H, et al. 2016. Cleft palate in a patient with the nested 22q11.2 LCR C to D deletion [J]. Am J Med Genet A, 170A (1): 260—262.

Williams H J, Williams N, Spurlock G, et al. 2003. Detailed analysis of PRODH and PsPRODH reveals no association with schizophrenia [J]. Am J Med Genet B Neuropsychiatr Genet, 120B (1): 42—46.

Williams N M, Norton N, Williams H, et al. 2003. A systematic genomewide linkage study in 353 sib pairs with schizophrenia [J]. Am J Hum Genet, 73 (6): 1355—1367.

Wilming L G, Snoeren C A, van Rijswijk A, et al. 1997. The murine homologue of HIRA, a DiGeorge syndrome candidate gene, is expressed in embryonic structures affected in human CATCH22 patients [J]. Hum Mol Genet, 6 (2): 247—258.

Wilson D I, Britton S B, McKeown C, et al. 1993. Noonan's and DiGeorge syndromes with monosomy 22q11 [J]. Arch Dis Child, 68 (2): 187—189.

Wilson D I, Burn J, Scambler P, et al. 1993. DiGeorge syndrome: part of CATCH 22 [J]. J Med Genet, 30 (10): 852—856.

Wincent J, Bruno D L, van Bon B W, et al. 2010. Sixteen new cases contributing to the characterization of patients with distal 22q11.2 microduplications [J]. Mol Syndromol, 1 (5): 246—254.

Wong D H, Rajan S, Hallett K B, et al. 2021. Medical and dental characteristics of children with chromosome 22q11.2 deletion syndrome at the Royal Children's Hospital, Melbourne [J]. Int J Paediatr Dent, 31 (6): 682—690.

Wood W G. 1976. Expression of human globin genes at different stages of development [J]. Br Med

Bull, 32 (3): 282—287.

Wray J, Jaume N A, Oulton K, et al. 2023. Talking with children and young people with 22q11DS about their mental health, behaviour, learning and communication [J]. Child Care Health Dev, 49 (1): 90—105.

Wu D, Chen Y, Xu C, et al. 2013. Characteristic face: a key indicator for direct diagnosis of 22q11. 2 deletions in Chinese velocardiofacial syndrome patients [J]. PLoS One, 8 (1): e54404.

Wu S S, Mahomva C, Sawaf T, et al. 2023. Association of ear anomalies and hearing loss among children with 22q11. 2 deletion syndrome [J]. Otolaryngol Head Neck Surg, 168 (4): 856—861.

Wulfsberg E A, Leana—Cox J, Neri G. 1996. What's in a name? Chromosome 22q abnormalities and the DiGeorge, velocardiofacial, and conotruncal anomalies face syndromes [J]. Am J Med Genet, 65 (4): 317—319.

Wurdak H, Ittner L M, Lang K S, et al. 2005. Inactivation of TGFbeta signaling in neural crest stem cells leads to multiple defects reminiscent of DiGeorge syndrome [J]. Genes Dev, 19 (5): 530—535.

Xie H M, Taylor D M, Zhang Z, et al. 2019. Copy number variations in individuals with conotruncal heart defects reveal some shared developmental pathways irrespective of 22q11. 2 deletion status [J]. Birth Defects Res, 111 (13): 888—905.

Xu J, Fan Y S, Siu V M, et al. 2008. A child with features of Goldenhar syndrome and a novel 1. 12 Mb deletion in 22q11. 2 by cytogenetics and oligonucleotide array CGH: is this a candidate region for the syndrome? [J]. Am J Med Genet A, 146A (14): 1886—1889.

Xu Y J, Chen S, Zhang J, et al. 2014. Novel TBX1 loss—of—function mutation causes isolated conotruncal heart defects in Chinese patients without 22q11. 2 deletion [J]. BMC Med Genet, 15: 78.

Yagi M, Edelhoff S, Disteche C M, et al. 1994. Structural characterization and chromosomal location of the gene encoding human platelet glycoprotein Ib beta [J]. J Biol Chem, 269 (26): 17424—17427.

Yamada T, Hayashi Y, Takara K. 1958. Embryonic induction. In: A symposium on chemical basis of development [M]. Baltimore: John Hopkins University Press.

Yamada T, Takata K. 1955. Effect of trypsin and chymotrypsin on the inducing ability of the kidney and its fractions [J]. Exp Cell Res, Suppl 3: 402—413.

Yamagishi C, Hierck B P, Gittenberger—De Groot A C, et al. 2003. Functional attenuation of UFD1l, a 22q11. 2 deletion syndrome candidate gene, leads to cardiac outflow septation defects in chicken embryos [J]. Pediatr Res, 53 (4): 546—553.

Yamagishi H, Ishii C, Maeda J, et al. 1998. Phenotypic discordance in monozygotic twins with 22q11. 2 deletion [J]. Am J Med Genet, 78 (4): 319—321.

Yamagishi H, Maeda J, Hu T, et al. 2003. Tbx1 is regulated by tissue—specific forkhead proteins through a common Sonic hedgehog—responsive enhancer [J]. Genes Dev, 17 (2): 269—281.

Yamagishi H. 2002. The 22q11. 2 deletion syndrome [J]. Keio J Med, 51 (2): 77—88.

Yamagishi H. 2021. Cardiac neural crest [J]. Cold Spring Harb Perspect Biol, 13 (1): a036715.

Yang H—C, Lin S—H, Wu Y—Y, et al. 2018. Hypoparathyroidism concomitant with macrothrombocytopenia in an elderly woman with 22q11. 2 deletion syndrome [J]. Platelets, 29 (7): 733—736.

Yaoita H, Kawai E, Takayama J, et al. 2024. Genetic etiology of truncus arteriosus excluding 22q11. 2 deletion syndrome and identification of c. 1617del, a prevalent variant in TMEM260, in the Japanese population [J]. J Hum Genet, 69 (5): 177—183.

Yasuda K, Morihana E, Fusazaki N, et al. 2016. Cardiovascular malformations in CHARGE syndrome with DiGeorge phenotype: two case reports [J]. Case Rep Pediatr, 2016: 8013530.

Yatsenko S A, Yatsenko A N, Szigeti K, et al. 2004. Interstitial deletion of 10p and atrial septal defect in DiGeorge 2 syndrome [J]. Clin Genet, 66 (2): 128—136.

Yeshaya J, Amir I, Rimon A, et al. 2009. Microdeletion syndromes disclose replication timing alterations of genes unrelated to the missing DNA [J]. Mol Cytogenet, 2: 11.

Yoo D—Y, Kim H J, Cho K H, et al. 2017. Delayed diagnosis of 22q11 deletion syndrome due to late onset hypocalcemia in a 11—year—old girl with imperforated anus [J]. Ann Pediatr Endocrinol Metab, 22 (2): 133—138.

Yu H—H, Chien Y—H, Lu M—Y, et al. 2022. Clinical and immunological defects and outcomes in patients with chromosome 22q11.2 deletion syndrome [J]. J Clin Immunol, 42 (8): 1721—1729.

Yutzey K E. 2010. DiGeorge syndrome, Tbx1, and retinoic acid signaling come full circle [J]. Circ Res, 106 (4): 630—632.

Zackai E H, Emanuel B S. 1980. Site—specific reciprocal translocation, t (11; 22) (q23; q11), in several unrelated families with 3: 1 meiotic disjunction [J]. Am J Med Genet, 7 (4): 507—521.

Zafarullah M, Angkustsiri K, Quach A, et al. 2024. Untargeted metabolomic, and proteomic analysis identifies metabolic biomarkers and pathway alterations in individuals with 22q11.2 deletion syndrome [J]. Metabolomics, 20 (2): 31.

Zaleski C, Bassett A S, Tam K, et al. 2009. The co—occurrence of early onset Parkinson disease and 22q11.2 deletion syndrome [J]. Am J Med Genet A, 149A (3): 525—528.

Zalewska E, Gnacińska—Szymańska M E, Obołończyk L, et al. 2021. Coexistence of DiGeorge syndrome with Fahr syndrome, mosaic Turner syndrome and psychiatric symptoms—a case report [J]. Psychiatr Pol, 55 (2): 397—404.

Zamariolli M, Dantas A G, Nunes N, et al. 2023. Phenotypic heterogeneity in 22q11.2 deletion syndrome: copy Number Variants as genetic modifiers for congenital heart disease in a Brazilian cohort [J]. Am J Med Genet A, 191 (5): 1273—1281.

Zarovnaya E L, Pallatroni H F, Hug E B, et al. 2007. Atypical teratoid/rhabdoid tumor of the spine in an adult: case report and review of the literature [J]. J Neurooncol, 84 (1): 49—55.

Zhang S H, Wu C, Li X, et al. 2010. From phenotype to gene: detecting disease—specific gene functional modules via a text—based human disease phenotype network construction [J]. FEBS Lett, 584 (16): 3635—3643.

Zhao Y, Diacou A, Johnston H R. 2020. Complete sequence of the 22q11.2 allele in 1, 053 subjects with 22q11.2 deletion syndrome reveals modifiers of conotruncal heart defects [J]. Am J Hum Genet, 106 (1): 26—40.

Zhao Y, Wang Y, Shi L, et al. 2023. Chromatin regulators in the TBX1 network confer risk for conotruncal heart defects in 22q11.2DS [J]. NPJ Genom Med, 8 (1): 17.

Zieger B, Hashimoto Y, Ware J. 1997. Alternative expression of platelet glycoprotein Ib (beta) mRNA from an adjacent 5' gene with an imperfect polyadenylation signal sequence [J]. J Clin Invest, 99 (3): 520—525.

Zinkstok J R, Boot E, Bassett A S, et al. 2019. Neurobiological perspective of 22q11.2 deletion syndrome [J]. Lancet Psychiatry, 6 (11): 951—960.

Zoupa M, Seppala M, Mitsiadis T, et al. 2006. Tbx1 is expressed at multiple sites of epithelial—

mesenchymal interaction during early development of the facial complex [J]. Int J Dev Biol, 50 (5): 504—510.

Zrnová E, Vranová V, Soukalová J, et al. 2012. Unique combination of 22q11 and 14qter microdeletion syndromes detected using oligonucleotide array—CGH [J]. Mol Syndromol, 2 (2): 88—93.

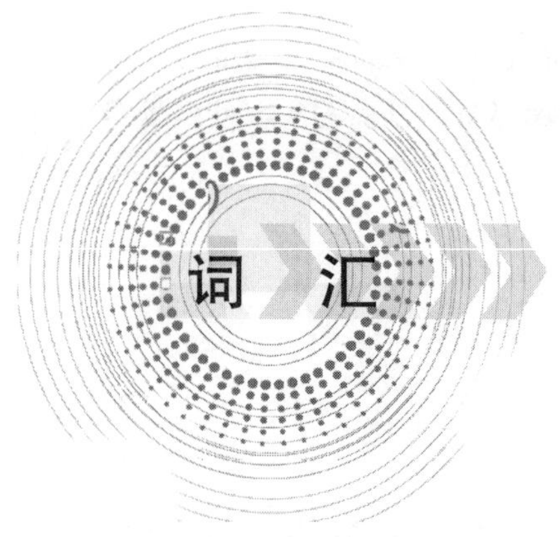

词　汇

22q11.2 缺失（22q11.2 Deletion）：发生于 22 号染色体长臂根部的大片段 DNA 丢失，其范围约数百万对碱基。

变异（Variant）：生物个体或群体之间在遗传信息上的差异，是由基因突变、重组和交换等原因所造成的 DNA 序列的变化。

表型（Phenotype）：又称表现型，指生物体某一特定的物理外观或成分。

表型组（Phenome）：某种生物的全部性状特征，是基因组和环境因素相互作用的产物。基因的缺失或突变通常将导致生物体结构和功能的变化，其间的联系可以用解剖学、生理学以及生物化学来阐释，也可以用中医的经络与藏象理论来解读。

单倍剂量不足（Haploinsufficiency）：一个等位基因发生突变后，另一个等位基因能够正常表达，但仅能产生正常水平一半的蛋白质，不足以维持细胞正常的功能。

单倍型（Haplotype）：同一染色体上共同传递的多个基因座上等位基因的特定组合。

单核苷酸多态性（Single Nucleotide Polymorphism，SNP）：由单个核苷酸变异造成的 DNA 序列变异。

DiGeorge 综合征（DiGeorge Syndrome）：得名于美国儿科医师 Angelo M. DiGeorge，经典表现包括甲状旁腺/胸腺发育异常以及心室流出道（主动脉与肺动脉）畸形。

低拷贝重复（Low Copy Repeats，LCRs）：散布于基因组中、长度介于数万至数十万对碱基的相似序列。

DNA（Deoxyribose Nucleic Acid）：脱氧核糖核酸，以双螺旋结构的形式存在，其中的碱基排列顺序为大多数物种遗传信息的存储形式。

腭－心－面综合征（Velo－cardio－facial Syndrome）：典型的表现包括腭帆部发育不良（鼻音）、心血管畸形以及面容异常（涉及外耳、鼻、口、眼距等）。

发育场（Developmental Field）：对各种致畸物具有一致反应的原始胚胎细胞团，对其的干扰将导致涉及许多终端器官的因干扰的性质与时间而异的症状。

非等位同源重组（Non－allelic Homologous Recombination，NAHR）：由低拷贝

重复之类的同源序列所诱发的非等位基因组重组，可导致基因组重排，包括缺失、重复和倒置等，是许多基因组疾病的基础。

复杂系统（Complex System）：具有中等数目、基于局部信息发生行动的智能性、自适应性主体的系统，其内部有许多子系统（Subsystem），这些子系统之间相互依赖，存在许多协同作用，又可以共同进化。

《黄帝内经》（Inner Classic of the Yellow Emperor）：现存最早的中医理论著作，分为《灵枢》和《素问》两部分，作者不详，大约成书于战国时期。

混沌（Chaos）：非线性动态系统中出现的貌似随机、难以预测的运动。

基因（Gene）：有功能的 DNA 序列，包括蛋白质编码基因以及表达调控基因。

基因网络（Genetic Networks）：生物体内的基因的功能往往相互影响、协调工作。基因本身以及基因和基因之间可能构成具有反馈功能的环路或者更为复杂的网络结构。

基因型（Genotype）：生物所具有的特异基因成分。

基因组（Genome）：生物的遗传信息的总和。

精（Jing）：泛指构成人体和维持生命活动的基本物质，包括先天之精和后天之精。先天之精即生殖之精，系禀受于父母，与生俱来，为生育繁殖，构成人体的原始物质。后天之精指脏腑之精，脏腑之精来源于摄入的饮食，通过脾胃的运化及脏腑的生理活动，化为精微，并传输到五脏六腑。

经络（Jing-Luo，Meridian **或** Channel）：中医认为经络是运行气血、联系脏腑和体表及全身各部分的通道，是人体功能的调控系统。经络学也是针灸和按摩的基础。

经脉（Jing-Mai）：为经络的主干。据《黄帝内经》所述，人体内共有 14 条主要经脉。人体的穴位主要分布于这些经脉之上。

拷贝数变异（Copy Number Variants，CNVs）：又称拷贝数目多态，指大小介于 1 Kb 至 3 Mb 的 DNA 片段的拷贝数目变异，在人类基因组中广泛分布。

联合征（Association）：一组或几种畸形常伴同在一起，出现在同一个体中，不如综合征那样恒定，但也并非偶然的巧合。

邻接基因综合征（Contiguous Gene Syndrome）：在一些特定的综合征中，不同的症状由相邻的基因的突变或缺失所导致。

染色体（Chromosome）：由一条 DNA 长链在特定的蛋白质上紧密盘绕、高度螺旋化而成。高等生物的基因组通常包含多条染色体。

神经嵴（Neurocrist）：胚胎发育早期起源于神经沟两旁隆起部位的干细胞团，随后将向腹侧迁移并分化为多种组织和器官。

五行学说（Five Element Theory）：五行是中国古代的一种物质观，多用于哲学、中医学和占卜方面。五行指金、木、水、火、土。该学说认为大自然由五种要素构成，随着这五种要素的盛衰，大自然产生变化，不但影响到人的命运，而且使宇宙万物循环不已。

信号通路（Signal Pathways）：在细胞内部，各种信号转导分子相互识别和作用，对信号进行转换和传递所构成的路径。

咽弓（Pharyngeal Arch）：在低等动物中又称为鳃弓（Brachial Arch），指发育早

期在胚体头部两侧出现的成对的柱状弓形隆起，相邻咽弓之间的凹陷称为咽囊（Pharyngeal Pouch）。

易位（Translocation）：染色体之间发生的片段交换。

涌现（Emergence）：多个要素组成系统之后，将出现单一要素所不具备的性质，这种性质在系统从低层次构成高层次时才可能表现出来。

藏象理论（*Zang* and *Fu* Theory）："藏"指藏于体内的内脏，"象"指表现于外的生理、病理现象。藏象包括各个内脏实体及其生理活动和病理变化表现于外的各种征象。

综合征（Syndrome）：亦称症候群，指同时出现于某个患者（尤其是新生儿）中的一组症状。

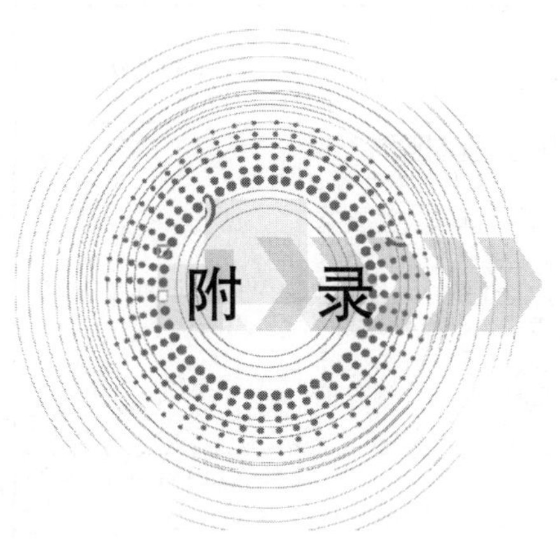

附录

附表 1　表现为先天综合征的 22q11.2 缺失病例——一份仍在增长的名单

综合征（孟德尔人类遗传分类号）	临床表现	参考文献
DiGeorge 综合征（MIM 188400）	后天性身材矮小、宽眼距、窄眼裂、低置耳、耳廓折叠异常、中耳异常、钝鼻头、短人中、高腭弓、鼻音、悬雍垂裂、小颌、室间隔缺损、永存动脉干、法洛四联征、主动脉弓离断/右位、动脉导管未闭、轻至中度学习障碍、甲状旁腺发生不良/缺如、手足抽搐、副甲状腺组织、胸腺发生不全/不良、T 细胞免疫缺陷	见正文
腭一心一面综合征（MIM 192430）	身材矮小、小头、长脸、窄眼裂、小视盘、视网膜血管蜷曲、角膜青年环、耳廓轻度异常、方鼻根、管状鼻、球状鼻头、鼻翼发生不良、腭裂、腭咽部功能不全、咽部低张力、鼻咽部淋巴组织减少、鼻音、小张口、后缩颌、Pierre一Robin 综合征、室间隔缺损、法洛四联征、右位主动脉弓、异常左锁下/颈内动脉、脐/腹股沟疝、细长手/指、学习困难、智力障碍、行为/精神症状、迟钝/情绪失当、精神异常、初生期低血钙（少见）、T 细胞功能异常（少见）、频繁感染、原发性肺发育不良（单侧）	见正文
锥干异常一面综合征（MIM 217095）	面容异常、心脏锥干畸形、右心室双出口、永存动脉干、大动脉转位	见正文
CHARGE 综合征（MIM 214800）	吞咽困难、出生后生长缓慢、青春期发育滞后、小头、方脸、面部不对称、面瘫、扁平颧骨、宽眼距、下斜眼裂、睑下垂、无眼、虹膜/脉络膜/视网膜/视盘/视神经缺损、唇/腭裂、后鼻孔闭锁、小颌、小/垂耳、Mondini 内耳缺陷、神经或混合型耳聋、智力障碍、生长激素缺陷、甲状旁腺发生不良、房间隔缺损、右心室双出口、法洛四联征、肋骨异常、脐膨出、脐疝、食管气管瘘、肛门闭锁/狭窄、马蹄肾、肾积水、隐睾、小阴茎、阴唇发生不良	Emanuel et al.，1992

续附表1

综合征 （孟德尔人类遗传分类号）	临床表现	参考文献
Noonan 综合征 （MIM 163950）	生长缓慢、后天性身材矮小、三角脸、宽眼距、下斜眼裂、内眦皮赘、睑下垂、近视、蓝绿色虹膜、深人中、上唇缘凸峰、高腭弓、小颌、咬合不正、低置后旋耳、神经性聋、低后发际、颈蹼、水囊瘤、先天性心脏病、室间隔缺损、房间隔缺损、肺动脉狭窄、动脉导管未闭、盾状胸、上部鸡胸、下部漏斗胸、椎骨异常、肘外翻、弯/短指、钝指尖、淋巴性水肿、羊毛样发、构音困难、智力障碍、巨核细胞缺乏性血小板减少、Von Willebrand 血管性血友病、出血倾向、隐睾、性腺机能减退（偶见）、不育、恶性施万细胞瘤	Wilson et al.，1993
不对称哭样面容（Cayler）综合征 （MIM 125520）	各种小头畸形、单侧面瘫、室间隔缺损、口角降肌发生不良、不对称下唇/哭样面容	Giannotti et al.，1994； Rioja—Mazza et al.，2005； Pawar et al.，2015
Kousseff 综合征	畸形面容、神经管缺陷、心脏锥干缺陷	Nickel et al.，1994； Canda et al.，2012
眼—耳—椎骨发育不良 （又称 Goldenhar 综合征） （MIM 164210）	单侧的颅面部短小、眼部皮样囊肿以及脊椎异常，罕见的症状还包括耳周皮赘以及外耳畸形	Xu et al.，2008； Digilio et al.，2009； Lafay—Cousin et al.，2009； Balcı and Engiz，2011
Bernard—Soulier 综合征 （MIM 231200）	巨型血小板、血小板轻度减少、出血时间延长、出血倾向、鼻出血、胃肠道出血、月经过多、紫癜	Budarf et al.，1995
Opitz G/BBB 综合征 （MIM 145410）	发育滞后、低张力、声音微弱、哭声嘶哑、头盖骨不对称、凸额、前发际中点向下成尖、后旋耳、传导性耳聋、宽眼距、内眦皮赘、斜视、宽扁鼻梁、高腭弓、腭裂、悬雍垂裂、扁平人中、薄上唇、唇裂、短舌系带、小颌、先天性心脏病、室间隔缺损、动脉导管未闭、食管气管瘘、食管裂孔疝、吞咽困难、误吸、肺发生不良、脐疝、腹股沟疝、胆囊发生不全、腹直肌分离、肛门闭锁、尿道下裂、阴囊两裂、阴唇后部张开、隐睾、肾脏异常、尿道异常、胼胝体发生不全、小脑蚓部发生不良、大脑皮质萎缩、巨脑室、透明隔腔增宽、智力障碍	McDonald—McGinn et al.，1995
肺动脉瓣缺如综合征	圆锥部室间隔缺损、肺动脉瓣尖缺如或残迹、动脉导管缺如、肺动脉显著扩张	Johnson et al.，1995
颅—小脑—心综合征* （MIM 220210）	宫内发育迟缓、低张力、发育滞后、高阔额、凸枕、宽眼距、下斜眼裂、眼球缺损、塌鼻、腭裂、低置耳、小颌、肾积水、尿道下裂、肾上腺发生不良、小脑蚓部发生不良、后颅窝囊肿、Dandy—Walker 畸形、脑积水、生长激素缺陷、半锥体、肋骨缺如、并指、室间隔缺损、房间隔缺损、法洛四联征、右心室双出口、左心发生不良、主动脉/肺动脉狭窄、单脐动脉、肛门闭锁	Butler and Mowrey，1996
MURCS 关联征* （MIM 601076）	身材矮小、面部不对称、腭裂、唇裂、小颌、外耳缺陷、传导性耳聋、肾发生不全/异位、子宫缺如或发生不良、双角子宫、近端 2/3 阴道缺如、无精症、颈胸部椎骨（尤其是 C_5～T_1）缺陷、Klippel—Feil 短颈畸形、肋骨异常、上肢缺陷、Sprengel 肩胛畸形、小脑囊肿	Devriendt et al.，1997； Uliana et al.，2008
Potter 序列征* （MIM 191830）	宽眼距、压扁鼻、低置大耳、后缩颌等	Devriendt et al.，1997

续附表1

综合征（孟德尔人类遗传分类号）	临床表现	参考文献
VACTERL 关联征（MIM 192350）	生长缓慢、出生前/后生长不足、大囟门、后鼻孔闭锁、喉管狭窄、气管发生不全、食管闭锁、食管气管瘘、室间隔缺损、法洛四联征、大动脉转位、动脉导管未闭、肾脏发生不全/不良、异位肾/输尿管、输尿管盆腔交界点堵塞、膀胱输尿管反流、肾积水、尿道下裂、肛门闭锁、永存脐尿管、单脐动脉、椎骨异常、脊柱侧弯、脊髓拴系、脊髓神经管闭合不全、脑膨出、胸/肋骨异常、桡骨线发生不全/不良、桡骨一尺骨骨性联结、轴前型多指、并指、拇指发生不良/三指节	Digilio et al.，1997
Kenny—Caffey 综合征（MIM 244460）	宫内发育迟缓、出生身长第 3 百分位、体重<2500 克、成比例性矮小身材、前囟闭合延迟、宽颊、宽眼距、龋齿、细长锁骨、细肋骨、小手足、低骨龄、颅骨硬化、头骨骨板间隙消失/钙化不良、细长骨、骨皮质内层增厚、管状骨髓腔缩窄、初生期甲状旁腺功能减退、低钙性抽搐、手足抽搐、贫血、频繁感染	Sabry et al.，1998
Duane 回缩综合征*（MIM 126800）	眼裂缩窄、先天性斜视、眼外展不能、眼内收减弱、内收时眼球回缩并偏离	Versteegh et al.，2000
Klinefelter 综合征*	面部和躯体毛发稀疏、四肢细长、肌肉发育差、睾丸小而硬、睾丸纤维化及玻璃样变性、性腺功能低下、乳房发育、智力及性功能障碍	Velagaleti et al.，2000
眼—耳—脊柱范畴（MIM 164210）	面部不对称、面部肌肉发生不良、扁平颧骨、上下颌发生不良、窄眼裂、上睑缺损、眼球外/脂肪皮样囊肿、小眼、无眼、斜视、唇/腭裂、软腭功能异常、咽裂残迹、大口、单侧外耳畸形、外耳道闭锁、小耳、无耳、耳前皮丘/瘘管、传导性耳聋、室间隔缺损、法洛四联征、主动脉缩窄、动脉导管未闭、主动脉体缺如、肺发生不良、异位肾、肾脏发生不全、多囊性肾发育不良、输尿管盆腔交界处阻塞、膀胱输尿管反流、椎骨异常/发生不良、半椎、椎骨融合、Arnold—Chiari 后脑畸形、枕部脑膨出、胼胝体发生不全、透明隔发生不良、脑积水、智力障碍	Derbent et al.，2003；Digilio et al.，2009
Evans 综合征	合并血小板减少的自身免疫性溶血性贫血	Kratz et al.，2003；Colarusso et al.，2010
Brown 综合征	眼球无法于外展时上旋，通常合并上睑回缩	Chang et al.，2004
Gilles de la Tourette 综合征*（MIM 137580）	睡眠障碍、模仿语言、秽语症、自残、攻击性行为、强迫症、多动症、语言与发声抽动	Robertson et al.，2006
Mayer—Rokitansky—Küster—Hauser 综合征（OMIM 277000）	苗勒氏管发育异常所导致的先天性阴道发育不全与始基子宫	Devriendt et al.，1997；Ledig et al.，2011；Morcel et al.；2011
van Den Ende—Gupta 综合征†	睑裂狭小、面颊/颧骨发育不良、窄钩形鼻、下唇外翻、蜘蛛指、弯指、特殊的骨骼畸形	Anastasio et al.，2010；Bedeschi et al.，2010
Baller—Gerold 综合征（OMIM 218600）	桡骨线发育不全、颅缝早闭	Rojnueangnit and Robin，2013
Fahr 综合征（OMIM 213600/606656）	基底节钙化	Rizvi et al.，2018
特殊病例†	发育滞后、小头畸形、永存动脉干	Breckpot et al.，2012

注：第二列内容为 OMIM（http://www.ncbi.nlm.nih.gov/entrez/query.fcgi?db=OMIM）所列临床总结。下划线部分为 22q11.2 缺失携带者提示诊断的表现。*：个案报道；†：非典型 22q11.2 缺失。

附表2　22q11.2缺失的临床表现[†]

受累部位	发病率	常见症状（＞5%）	少见症状（1%～5%）	偶见症状（＜1%）
智力/精神	85%	心智及语言发育滞后、智力障碍、行为及精神问题	精神分裂症	—
心血管	80%	法洛四联征、室间隔缺损、B型主动脉弓离断、肺动脉闭锁—室间隔缺损—大型体肺动脉侧支、永存动脉干	包括血管环在内的其他主动脉弓异常、房间隔缺损、肺动脉瓣狭窄、右心室双出口	锁下动脉异常、动脉导管未闭、大动脉转位、房室导管缺陷、主动脉瓣异常、左心发生不全、内脏异位、心房异构*、二尖瓣脱垂*、三尖瓣发生不全
耳鼻喉	60%	宽眼距、短眼裂、内眦皮赘、遮式眼睑、塌鼻、球茎状鼻头、小鼻翼、鼻头小凹或两裂、小口、腭咽部功能不全、腭裂、外耳异常	两裂悬雍垂、唇裂合并或未合并腭裂、喉蹼、喉软化	—
泌尿生殖	20%	肾缺如、单肾、复肾、小肾、马蹄肾、肾发育不良、多囊肾、肾积水、输尿管积水	膀胱输尿管反流、隐睾、尿道下裂、小阴茎	肾结石、肾小管酸中毒、膀胱壁增厚、慢性肾衰竭*、扁平阴囊*
骨骼	15%	矮小身材、轴前或轴后型多指、轴后型多趾、畸形足、叠趾、2～3趾并趾	半椎、蝶状椎、椎体冠裂、脊柱侧弯、神经管缺陷、多余或融合肋骨、并指、牙釉质发育不良、龋齿	颅缝骨性连结、肩胛骨发生不全、异常髋关节、过长/发生不全或畸形手指、2～3手指叠指
神经/肌肉	常见	耳聋、喂食困难、抽搐	大脑萎缩、小脑发生不全或血管异常、透明层囊肿、脑积水、脑室及顶颞沟扩大、垂体异常、细小脑回、巨型枕骨大孔、面瘫、不对称哭样面容、共济失调	胼胝体缺如或发生不全、遗尿、腿痛、半膈瘫痪*、上肢瘫痪*
眼	常见	角膜青年环、视网膜血管蜷曲、视网膜深隙、小视神经、睑下垂、斜视	—	异常眼位、眼球缺损、复睫*、斜视盘*、角膜硬化*、白内障*
内分泌	常见	低血钙，继发于甲状旁腺功能减退	甲状腺功能减退、垂体异常	Grave突眼型甲状腺肿、色素异常、非胰岛素依赖型糖尿病*
免疫	常见	胸腺缺如、免疫缺陷（通常轻微）、T细胞减少或功能缺陷、体液免疫缺陷、IgA低下、频繁感染（中耳炎、鼻窦炎等）	增殖腺炎、多关节性类风湿关节炎	Grave突眼型甲状腺肿、甲状腺功能减退、溶血性贫血、脑脓肿、心内膜炎*、脑膜炎*
发育	常见	早产、极低出生体重、严重发育滞后、过早夭折	—	—
血液	少见	—	血小板减少（包括Bernard—Soulier综合征）	全血细胞减少、贫血、高脂血症*
消化	少见	—	肛门闭锁或前置、巨结肠、便秘、腹股沟及脐疝	副脾、肝硬化*

注：[†]，数据源自Ryan et al.，1997；Matsuoka et al.，1998；McDonald—McGinn et al.，1999；Greenhalgh et al.，2003.

附表 3 42 例 22q11.2 缺失胎儿的产前表型*

	超声发现	发生率
心血管异常	法洛四联征	21% (9/42)
	法洛四联征伴肺动脉闭锁	21% (9/42)
	主动脉弓离断	24% (10/42)
	永存动脉干	17% (7/42)
	室间隔缺损	7% (3/42)
	大血管环	5% (2/42)
	变异型的左心室发育不良综合征	2% (1/42)
心外发现	中枢神经系统	38% (16/42)
	侧脑室不对称	31% (5/16)
	显著的透明隔腔	37.5% (6/16)
	巨枕大池	12.5% (2/16)
	神经管缺陷	25% (4/16)
	胃肠道	9.5% (4/42)
	食管气管瘘（1 例合并肛门闭锁）	50% (2/4)
	脐疝	25% (1/4)
	脐静脉变异	25% (1/4)
	泌尿生殖道	17% (7/42)
	肾盂扩张	71% (5/7)
	双侧输尿管囊肿	14% (1/7)
	单肾多囊性发育不良	14% (1/7)
	肺部	7% (3/42)
	先天性膈疝	67% (2/3)
	先天性肺囊腺瘤	33% (1/3)
	颅面畸形	21% (9/42)
	双侧唇腭裂	10% (1/10)
	小耳	60% (6/10)
	小颌	10% (1/10)
	眼距过窄	10% (1/10)
	球状鼻	10% (1/10)
	骨骼异常	19% (8/42)
	双侧马蹄内翻足	25% (2/8)
	椎骨异常	50% (4/8)
	胸廓畸形	12.5% (1/8)
	长骨偏短	12.5% (1/8)
	胸腺小/发育不良	26% (11/42)
	羊水过多	31% (13/42)
	单脐动脉	2% (1/42)

注：*，数据源自 Schindewolf et al.，2018。

附表 4 13 例 DiGeorge 综合征（22q11.2 缺失阳性）的病理检查发现*

类别	发生率	具体表现
死因	—	心脏缺陷（8 例）、气管缺如（1 例）、早熟（1 例）
甲状旁腺	12/13	缺如（5 例）、1~3 个腺体（7 例）
胸腺	10/13	缺如（3 例）、发生不良/异位（7 例）
心血管	>9/13	主动脉弓离断（>1）
肺	4/13	异常分叶（2 例）、非对偶肺叶（2 例）

续附表4

类别	发生率	具体表现
生殖器	3/13	双侧睾丸未降合并 Leydig 间质细胞增生（1 例）、单角子宫（1 例）、双侧苗勒氏管缺如（1 例）
大脑	3/13	弥漫型大脑发育不良合并右颞叶区动静脉畸形（1 例）、局部小脑发育不良（1 例）、颅骨骨缝融合（1 例）
喉部	2/13	气管缺如合并食管瘘（1 例）、喉部畸形合并甲状软骨异常（1 例）
横膈	2/13	膈疝（2 例）
泌尿系统	2/13	巨肾（1 例）、右肾/输尿管/膀胱三角区缺如（1 例）
甲状腺	2/13	峡部缺如（1 例）、形状异常合并囊肿（1 例）
肠道	1/13	小肠系膜过短（1 例）
其他	1/13	内脏逆位（1F 脾型）（1 例）

注：数据源自 Huff et al.，2001；*：11 例为完全病检。

附表 5　表现为 DiGeorge 综合征、腭—心—面综合征的孪生双胞胎

临床表现	22q11.2 缺失	参考文献
异常面容，心血管畸形，低血钙，免疫缺陷；其中一人具有初生期甲状旁腺功能减退	未查	Miller et al.，1983
典型面容，鼻音；较小者患有法洛四联征、语言发育严重滞后以及腭咽部功能不全	阳性	Goodship et al.，1995
孪生子 1：典型面容、鼻音；女儿具有类似的面容及学习困难 孪生子 2：腭咽部功能不全、轻度学习困难、房间隔缺损；女儿死于法洛四联征合并肺动脉瓣缺如、永存动脉干、肺周动脉狭窄、左肺动脉异常起源；另一名后代心脏正常 二者及孪生子 1 的女儿均具有拇指异常，孪生子 1 亦具有轴后型多指	阳性	Fryer，1996
典型面容，儿童期学习困难；一人亦具有室间隔缺损及腭咽部功能不全	阳性	Fryer，1996
同卵孪生；典型面容、鼻音、智力障碍；母亲（亦为携带者）具有类似症状，表现为腭裂、法洛四联征、低血钙以及妊娠期血小板减少	阳性	Matsuoka et al.，1998
双羊水囊、双绒毛膜囊同卵孪生；均表现为不对称性哭样面容（Cayler）综合征	阳性	Rauch et al.，1998
典型面容；较小者患有法洛四联征、吞咽困难、肛门闭锁、身材矮小、智力障碍等——孪生子输血综合征？	阳性	Yamagishi et al.，1998
仅一人具有心脏缺陷	阳性	Vincent et al.，1999
典型面容，包括短眼裂、方鼻尖、小口、凸额等；胸腺发生不良、CD3+T 细胞显著增加、低甲状旁腺激素性低血钙、发育滞后、缺少活动；二者在协调能力、运动技能方面具有轻微差异；一人具有小型房间隔缺损（自动闭合），另一人则具有房间隔缺损、室间隔缺损、动脉导管未闭以及 B 型主动脉弓离断	阳性	Hillebrand et al.，2000

续附表5

临床表现	22q11.2 缺失	参考文献
肺动脉闭锁、法洛四联征，但大动脉结构不一致	阳性	Lu et al.，2001
一人具有 DiGeorge 综合征，另一人仅具有轻微的面容异常以及发育滞后	阳性，但范围不一致	Halder et al.，2012
仅一人具有永存动脉干；二人均具有轻度的面容异常、运动及语言发育迟缓、注意力缺陷以及边缘性智力障碍；有精神病症状者未从中性面容中感知到情绪，而无症状者则能够感知	阳性	Favre et al.，2019

附表 6　发现于 22q11.2 缺失关键区或附近的基因

名称	位置与结构	与表型之间的关系	参考文献
ARVCF（*Armadillo—like proteins deleted in VCFS*）	DGCR Ⅰ内，产物包含一个卷曲结构域以及 10 个犰狳状串联重复，类似于小鼠 catenin p120CAS；在细胞连接中可能具有功能；与 RhoA、Rac 及 cadherin 在发育中存在联系；与 *TBX 1* 具有协同作用	广泛表达于胚胎及成体组织中，以人胚端脑神经节突起中为甚；表达减弱将破坏原肠胚形成及神经轴突的延伸，影响头部神经嵴细胞的迁移；基因内部的 SNP［rs165815（C/T）］和 rs165849 与精神分裂症显著关联	Sirotkin et al.，1997；Ulfig and Chan，2004；Fang et al.，2004；谢林等，2004；Sanders et al.，2004；Tran et al.，2011
BCR（*Breakpoint cluster region*）	DGCR Ⅰ远侧，编码一种在神经细胞突起生长及轴突导向过程中扮演重要角色的 Rho GTPase 酶激活蛋白	SNP 及单倍型分析提示与双相型精神障碍及重症抑郁存在关联	Hashimoto et al.，2005
CDC 45 L（*Cell division cycle—45 like*）	DGCR Ⅰ内，产物为真核细胞启动 DNA 复制所必需；紧靠 *UFD1L* 的远侧，但转录方向相反	表达于小鼠及人类的胚胎发育时期；半合性 *Ufd1l* 小鼠表型正常；在非缺失型患者中未发现突变	Saha et al.，1998；McKie et al.，1998；Wadey et al.，1999
CLDN 5（*Claudin 5*）	22q11 区；产物为形成屏障紧密连接的主要成分之一，在机体对生理及病理状态的反应中扮演重要角色	3'端的 rs10314 与精神分裂症相关	Sun et al.，2004
CLTCL 1（*CLTD*/*CLTCL*/*CLH 22*，*Clathrin heavy chain*）	DGCR Ⅰ内，编码一个与人、鼠类及果蝇 clathrin 重链高度相似，并在细胞吞噬和信号转导中扮演关键角色的蛋白	低强度表达于多种组织中，但在骨骼肌、睾丸以及心脏中强烈表达；存在可变剪接现象；似乎为一个脑膜瘤抑癌基因	Sirotkin et al.，1996；Kedra et al.，1996；Long et al.，1996
COMT	见正文	—	—
CRKL（*Crk—like*）	DGCR Ⅰ内。编码与 *CRK* 基因产物密切相关的 SH2—SH3—SH3 连接蛋白；在神经嵴细胞中，TGFβ 信号是 CrkL 磷酸化的充分及必要条件；与 *TBX1* 存在剂量依赖性相互作用	纯合型突变小鼠表现涉及颅部及心脏神经嵴衍化结构的缺陷，涉及颅部神经结、主动脉弓及大动脉、心室流出道、胸腺、甲状旁腺以及颅面部；在 Df1 鼠胚中表达下调；在肺癌中高表达	Dunham et al.，1999；Guris et al.，2001；Wurdak et al.，2005；Prescott et al.，2005；Guris et al.，2006；Kim et al.，2010
CTP（*Citrate transport protein*）	DGCR Ⅰ内，产物类似于鼠类承担柠檬酸盐跨线粒体内膜转运的线粒体三羧酸转运蛋白	在成人肝、睾丸、卵巢、肠道以及胎儿大脑、肺、肝、肾中强烈表达；可能与智力障碍有关	Kaplan et al.，1993；Goldmuntz et al.，1996

续附表6

名称	位置与结构	与表型之间的关系	参考文献
DGCR 14（*DGSI*、*ES 2*）	DGCRⅠ最短区内，高度保守	表达于所有受检组织中；在非缺失患者中存在序列变异，但该序列变异亦见于正常个体中；特定的启动子单倍型与精神分裂症发病存在显著关联；纯合型缺失可干扰快眼动睡眠	Gong et al.，1996；Rizzu et al.，1996；Wang et al.，2006；Funato et al.，2010
DGCR 2 / IDD（*Intergral membrane protein deleted in DGS*）	距ADU/VDU易位断端约10 Kb，可能编码一个黏附性跨膜受体	表达于多种组织中，但在患者中却未发现任何该基因的缺失或重组	Demczuk et al.，1995；Wadey et al.，1995
DGCR 6	DGCRⅠ内，距ADU/VDU易位断端约115 Kb，在远端重复区拥有功能性拷贝；可抑制*TBX*1与*UFD1L*的表达，假定产物与果蝇性腺及生殖细胞发育相关蛋白gdl具有同源性	表达于多种人类组织中；在鸡胚发育最初阶段广泛表达，之后集中于心血管中神经嵴衍化部分；表达减弱将导致类似于DiGeorge综合征的心血管异常，但在非缺失患者中未发现突变；在乳腺癌转移细胞中表达上调；*PRODH*2/*DGCR*6的特定基因型与精神分裂症发病存在关联	Demczuk et al.，1996；Edelmann et al.，2001；Liu et al.，2002；Hierck et al.，2004；Pfuhl et al.，2005
DGCR 7	ADU/VDU易位断端附近；编码一段见于若干转录因子中的活性区、富含脯氨酸的细胞核内的酸性多肽	表达于所有受检的胚胎及成体组织中，以胚胎期肝及肾为甚；在成体心、骨骼肌、肝以及肾中亦存在强烈表达	Kim et al.，2001
DGCR 8	DGCRⅠ内，产物与Drosha在人类细胞中相互作用并存在于一个功能性pri－miRNA加工复合体中，为miRNA初级转录产物成熟所必需	在人类以及小鼠胚胎与成体中普遍表达，以胚胎发育期大脑神经上皮、肢芽、血管、胸腺、硬腭等部为甚	Shiohama et al.，2003；Gregory et al.，2004；Landthaler et al.，2004
DGCR 8（*N 41*）	DGCRⅠ外	表达于人类心、肝、大脑以及胎盘组织	Emanuel et al.，1993
DVL1L 1（*DVL*－22，*dishevelled segment－polarity－like*）	DGCRⅠ内，果蝇基因同源体的人类cDNA（*DVL*－22）	表达于特定的胎儿及成体组织中，以胸腺与心脏为甚；存在可变剪接现象；dsh在果蝇发育中扮演关键角色；在哺乳动物中，Wnt－Dishevelled信号转导级联被证实与神经嵴细胞增殖及早期迁移有关	Pizzuti et al.，1996
GNB 1 L（*Guanine nucleotide binding protein*，*beta polypeptide 1－like*）（*WDR 14*，*WD 40 repeat－containing gene deleted in VCFS*）	*DGCR*Ⅰ内，产物类似于*G*蛋白*β*亚基多肽，其中包含若干*WD*40重复	在多种人类及小鼠胚胎/成体组织中表达，以成体胸腺及心脏为甚；其突变与前脉冲抑制减弱（与*TBX 1*相似）以及自闭症有关；在精神分裂症患者大脑前额叶中表达下降	Gong et al.，2000；Funke et al.，2001；Paylor et al.，2006；Ishiguro et al.，2010；Chen et al.，2012
GpIbβ（*Glycoprotein Ibβ*）	编码血小板表面von Willebrand因子（GPⅠb－Ⅸ－Ⅴ复合体）受体的重要成分、糖蛋白Ib的亚基之一	在心脏及大脑中具有丰富表达，二次突变将导致Bernard－Soulier综合征（血小板减少所致的出血）	Yagi et al.，1994；Budarf et al.，1995；Tang et al.，2004

续附表6

名称	位置与结构	与表型之间的关系	参考文献
GSCL（*Goosecoid*—*like*）	DGCRⅠ内，产物类似于同源结构域转录调控因子家族；5'端上游具有由果蝇前体形态决定基因 *bicoid* 所包围的DNA序列特异性识别位点TAATCCC，提示可调节自身的转录	表达于特定人类早期胚胎及成体组织，以及早中期鼠胚前肠喙状区、大脑、脑桥以及第四脑室脉络丛，为颅面部、肋骨以及四肢发育所必需；但纯合型突变小鼠发育正常，在非缺失患者中亦未发现突变；纯合型缺失可干扰快眼动睡眠	Budarf et al.，1997；Gottlieb et al.，1997；Pragliola et al.，1997；Funk et al.，1997；Saint—Jore et al.，1998；Funato et al.，2010
HIC2（*HRG22*，HIC1—related gene on chromosome 22）	为17p13.3区的 *HIC1* 基因的同源基因；高度保守；全长的HRG22与HIC1蛋白可形成异源二聚体，为自主性转录抑制结构域，对Trichostatin A不敏感	在斑马鱼胚胎中，与HIC1具有部分重叠的表达区域，表达以脑部以及神经组织为甚	Deltour et al.，2001；Bertrand et al.，2004
Lymphocyte G—*protein kinase*（*GRK*）*3*（*ADRBK2*）	淋巴细胞G蛋白受体激酶3；其5'端启动子区的两种变异与双相型精神异常存在关联；患者GRK蛋白水平下降，并与病情的严重程度成正比	患者与对照之间未见 *GRK3* mRNA水平的差异，但家族史阴性者较阳性者显著偏低	Shaltiel et al.，2005
LZTR—*1*（*Leucine*—*zipper*—*like transcriptional regulator*）	DGCRⅠ内，包含一个具有若干DNA结合蛋白特征的开放读码框	可能为一个转录调控因子；其产物属于BTB—kelch超蛋白家族，定位于Golgi体浆膜上，在诱导凋亡的过程中发生降解	Kurahashi et al.，1995；Nacak et al.，2005
MIF（*Macrophage migration inhibitory factor*）	22q11.2区	为T细胞、巨噬细胞以及垂体所释放的一种整合外周与中心炎症反应的细胞激酶；所具有的广泛表达以及发育调控提示其具有免疫系统之外的功能	Budarf et al.，1997
MRPL40（*NLVCF*，*Nuclear localization signal protein deleted in VCFS*）	DGCRⅠ内，产物包含两个细胞核定位信号的一致性结构，可能与 *HIRA* 拥有共同的调控元件，表达于线粒体中	表达于不同发育阶段的多种胎儿及成人组织，以及早期鼠胚的大多数结构中，以头部及第一、二咽弓中为甚	Funke et al.，1998；Maynard et al.，2008
N25	DGCRⅠ内	在成体骨骼肌中表达	Emanuel et al.，1993
PCQAP（*PC2 glutamine/Q*—*rich*—*associated protein*）	DGCRⅠ内，产物拥有富含脯氨酸的区域，为转录活化相关的中介复合体PC2的成分之一；5'端包含多个转录因子结合部位，是胚胎发育过程中基因表达强度依赖性扰动的候选基因	表达于所有受检的人体组织中；存在可变剪接现象；在鼠胚不同发育阶段具有广泛表达，但以额鼻部、咽弓以及肢芽中为甚；精神分裂症患者似乎具有该基因编码区三核苷酸重复的扩增，但存在争议	De Luca et al.，2003；Sandhu et al.，2004
PIK4CA	22q11区；磷酸肌醇4—激酶家族成员	启动子区—31位置的不同基因型在双相型精神异常与对照之间存在显著差异	Saito et al.，2003
PRODH	见正文	—	—

续附表6

名称	位置与结构	与表型之间的关系	参考文献
RanBP1（*Ran-binding protein 1*）	Ran GTP酶的一种主要调控因子，参与调控细胞核—胞质转运以及细胞周期的进展；对细胞内微管核化及纺锤体的形成具有调节作用	表达于间充质/上皮相互感应区，包括腭鼻突起、咽弓、主动脉弓、肢芽等；此外亦表达于前脑与后脑中神经嵴间充质细胞所涉及的区域	Maynard et al.，2002
RTN4R（*Nogo-66 receptor*）	DGCRⅠ内，编码涉及神经元轴突生长抑制、拥有多个富含亮氨酸重复的细胞表面受体的亚基之一	在精神分裂症患者中存在导致强抗药性的突变；未见其中的4个SNP与汉族精神分裂症发病相关；其变异可阻断神经元轴突生长的髓鞘抑制	Sinibaldi et al.，2004；Meng et al.，2006；Budel et al.，2008
SCARF2（*Scavenger receptor class F，member 2*）	产物与*SCARF1/SREC-I*相似，为一种清道夫受体蛋白，可介导乙酰化的低密度脂蛋白的结合与降解；存在可变剪接	主要表达于人类心脏、肺、卵巢以及胎盘中；突变可导致Van Den Ende-Gupta综合征	Ishii et al.，2002；Anastasio et al.，2010
SEPT5（*hCDCrel-1*，*Cell division cycle related gene 1*），亦称*PNUTL1*（*Peanut-like 1 gene*）	DGCRⅠ内，*septin*基因家族成员，产物具有GTPase活性，与胞质分裂有关；与*GpIBβ*共同拥有一个多聚腺苷酸化位点；与白血病相关基因*MLL*存在同源序列；将断奶大鼠孤饲可导致类似于精神分裂症的行为及神经化学改变；在人类中，触突前区中CDCrel-1蛋白通过与SNARE蛋白syntaxin结合调控多巴胺神经传递	在心脏及大脑中表达；在小鼠后根神经节、颅神经节以及分化末期神经元所分布的神经管外层中存在早期表达。低强度的表达亦见于额鼻板块以及肢芽间充质、神经组织以及眼球的神经层中；与群养大鼠相比，孤饲大鼠CDCrel-1蛋白的免疫活性在纹状体中显著偏低，在海马中则略微增高	McKie et al.，1997；Zieger et al.，1997；Maldonado-Saldivia et al.，2000；Megonigal et al.，1998；Barr et al.，2004
SERPIND1（*Serpin peptidase inhibitor，clade D*（*heparin cofactor*），*member 1*）	产物为丝氨酸蛋白酶抑制剂，在硫酸皮肤素或肝素存在时可快速抑制凝血酶；有5个外显子，与抗凝血酶Ⅲ以及其他α1抗胰蛋白酶超家族成员具有同源性	突变与肝素辅助因子Ⅱ缺陷相关；启动子区的单倍型与基因表达强度有关	Herzog R et al.，1991；Hoogendoorn et al.，2004
SLC2A11（*GLUT11*，*glucose transporter 11*）	人类葡萄糖转运蛋白Ⅱ基因	在心脏及骨骼肌中特异性表达	Doege et al.，2001
SLC25A1（*CIC*）	DGCRⅠ内，编码线粒体枸橼酸转运蛋白	维持线粒体的完整性以及能量转换，敲除后可导致类似于DiGeorge综合征的表型	Heisterkamp et al.，1995；Maynard et al.，2008；Catalina-Rodriguez et al.，2012
SLC7A4（*Soluble carrier family 7 member 4*）	DGCRⅠ内，编码阳离子氨基酸CAT-4转运蛋白（y+系统）之一	在大脑、睾丸以及胎盘中存在丰富表达	Sperandeo et al.，1998
SNAP29（*Snare protein 29*）	常见缺失区，为SNARE蛋白中SNAP-25家族成员	启动子区的一个SNP与精神分裂症存在中等强度的关联	Saito et al.，2001
T10	22q11区内，产物为富含丝氨酸/苏氨酸的线粒体蛋白	在小鼠及人类胚胎组织中存在表达	Halford et al.，1993；Maynard et al.，2008
TBX1	见正文	—	—

续附表6

名称	位置与结构	与表型之间的关系	参考文献
TMVCF (*Transmembrane protein deleted in VCFS*)	DGCRⅠ内，产物中可能包含两个跨膜区	在人类肺、心、骨骼肌以及早期鼠胚中存在强烈表达	Sirotkin et al.，1997
TSK—1（*Threonine/serine kinase*）	DGCRⅠ内，产物中有两个区与小鼠丝氨酸/苏氨酸激酶Tsk—1高度相似，其中一个包含睾丸特异性基因，另一个则可能为假基因	丝氨酸/苏氨酸激酶在早期胚胎发育中存在表达并可能具有调控功能	Gong et al.，1996；Goldmuntz et al.，1997
TUPLE—1（*Tup—like enhancer of split/DGCR1/HIRA*	DGCRⅠ内，产物包含4个涉及蛋白质相互作用的WD40基序，可调节细胞周期依赖性组蛋白基因的转录；第1内含子中包含一个未知的非翻译基因*22k48*；与转录调控因子*PAX3*存在相互作用	广泛表达于小鼠生命的各个阶段，以胚胎期颅部神经折叠，额鼻部，第一、二咽弓，咽周神经嵴组织以及肢芽为甚；在鼠胚发育的关键时间表达于心室流出道、上胸部以及神经嵴衍化的面部结构中；禽类同源体表达于发育早期的神经板、神经管、神经嵴、头部原生质以及咽弓结构中，表达下降可导致永存动脉干；但*Hira*半合性鼠胚可能并不表现任何异常	Halford et al.，1993；Lamour et al.，1995；Pizzuti et al.，1999；Wilming et al.，1997；Magnaghi et al.，1998；Scambler et al.，1999；Roberts et al.，1997；Farrell et al.，1999
TXNRD2	编码线粒体蛋白	表达于大脑中，尤其是出生后不久前脑的突触发生阶段	Maynard et al.，2008
UBE2L3	定位于22q11.2—13.1(D22S446附近)，产物（泛素结合酶）与14q24.3区的*UBE2L1*几乎完全相同，但具有3个较大的内含子；长57Kb；存在可变剪接现象；与兔*E2'E2—F1'*同属一个较大的基因家族	表达于多种组织中；参与人乳头瘤病毒介导的p53降解、c—Fos降解以及转录因子NF—kappaB的成熟等；启动子不包含TATA或CCAAT盒，但具有AP2和Sp1的结合位点	Moynihan et al.，1996，1998；Ardley et al.，2000
UFD1L	见正文	—	—
USP18（*UBP43*，*Usp18*，*ubiquitin—specific proteases 43*）	22q11.2区，泛素特异性蛋白酶家族的新成员	在人类肝及胸腺中存在强烈表达	Schwer et al.，2000
YPEL1	与果蝇*yippee*基因高度同源；为一类新发现的核蛋白，可诱导成纤维细胞发生上皮样转化	细胞间期定位于中心粒与核仁，分裂期定位于纺锤体附近（细胞分裂相关）；表达于早期胚胎的腹侧，包括涉及面部发生的咽弓	Farlie et al.，2001；Hosono et al.，2004
ZDHHC8（*Zinc finger*，*DHHC domain containing 8*）	DGCRⅠ内，编码一个假定的神经元蛋白跨膜棕榈酸酯转移酶，表达于线粒体	基因敲除小鼠具有性别特异性前脉冲抑制缺陷、剂量依赖性探索行为减少，对拟精神病药物敏感度下降；在精神分裂症患者中rs175174位点的变异在不同性别中存在传递偏倚；未发现其中3个SNP与精神分裂症或双相型精神异常相关；活性酶可预防小鼠海马神经元的谷氨酸能突触以及树突的发育异常	Mukai et al.，2004；Chen et al.，2004；Saito et al.，2004；Otani et al.，2005；Maynard et al.，2008；Mukai et al.，2008

续附表6

名称	位置与结构	与表型之间的关系	参考文献
ZNF 74（*Zinc finger 74*）	DGCRⅠ内，存在4个拷贝，编码一组见于若干转录调控蛋白中、含有串联重复性锌介导折叠结构的蛋白	在人类神经嵴衍化组织以及前肠内胚层上皮中表达；D22S264位点附近的3个SNP与精神分裂症及发病年龄显著相关	Aubry et al.，1992；Ravassard et al.，1999；Takase et al.，2001

附表7　25例DiGeorge综合征的病理检查发现*

受累器官/组织	发病率	具体表现
主诉	—	平均出生体重2646g，心脏杂音10例、充血性心力衰竭4例、发绀2例、早熟2例、心脏杂音合并发绀1例、多发性异常合并发绀1例、多发性异常1例、低血钙1例、脓疱疮1例、足月小样儿1例、面容异常1例
心血管缺陷	25/25	主动脉弓异常（包括动脉导管未闭）21例、锥干异常10例、室间隔缺损5例
胸腺	24/24	胸腺缺如10例、颈部胸腺8例、颈部部分胸腺1例、胸腺部分缺如1例、单结节1例、双结节2例、四结节1例
甲状旁腺	15/17	甲状旁腺缺如6例、1～3个腺体9例（包括3例异位）
肾及输尿管	7/25	双侧输尿管积水2例、左侧肾/输尿管积水1例、双侧肾/输尿管积水1例、肾发生不良合并微小囊肿1例、肾髓质囊肿/双侧肾积水1例、肾积水1例
胃/肠	6/25	胃窦错构瘤1例、胃憩室1例、Meckel憩室2例、小肠旋转不良1例、大肠旋转不良1例
大脑	5/25	简单脑回1例、严重性无脑回1例、嗅束部分缺如1例、胼胝体发生不良1例、嗅脑缺如2例
唇/腭	4/25	双侧唇腭裂1例、软腭裂1例、悬雍垂裂1例、右侧唇裂及黏膜下腭裂1例
甲状腺	3/25	右叶未发生1例、峡部缺如1例、左叶发生不良1例
横膈	3/25	左横膈穹隆下游离肺组织1例、横膈缺陷1例
头面部	3/25	小头畸形2例、左下面瘫1例
眼	2/25	左眼角膜浑浊1例、双侧虹膜缺损1例
肝/脾	2/25	肝叶发育不良1例、副脾1例
直肠肛门	1/25	肛门闭锁1例
生殖器	1/25	小阴茎及隐睾1例

注：*，22q11.2缺失情况未知。摘自Conley et al.，1978。

附表8　中医的五行系统

	属性	自然界						人体						
		五方	五季	五气	五色	五味	生物周期	五脏	五腑	五体	五官	五液	五志	五症
木	柔顺	东	春	风	青	酸	生	肝	胆	筋	目	泪	怒	握
火	炎上	南	夏	暑	赤	苦	长	心	小肠	脉	舌	汗	喜	忧
土	化育	中	长夏	湿	黄	甘	化	脾	胃	肌肉	口	涎	思	哕
金	肃杀	西	秋	燥	白	辛	收	肺	大肠	皮毛	鼻	涕	悲	咳

续附表8

	属性	自然界						人体						
		五方	五季	五气	五色	五味	生物周期	五脏	五腑	五体	五官	五液	五志	五症
水	润下	北	冬	寒	黑	咸	藏	肾	膀胱	骨	耳	溺、带	恐	栗

附表 9　22q11.2 缺失携带者所表现的骨骼异常

类别	Ming et al.，1997	其他研究者		参考文献
		多例报道	单例报道	
颅骨	未提及	唇腭裂（见耳鼻喉部分）、小头畸形、颅缝早闭、颅底异常、颅骨一颈椎结合部异常(包括 Chiari 畸形、寰椎枕骨化、枕骨大孔缩窄等)	脑脊膜膨出	Lindsay et al.，1995；Dean et al.，1998；Chow et al.，1999；Hultman et al.，2000；Ricchetti et al.，2004；Palacios et al.，1993
上肢	6%，轴前/轴后型多指、小指蜷曲、手指尺侧偏移	纤细手掌及手指、(拇指) 远端指节缩短、轴前型多指、畸形手、拇指及第一掌骨畸形、桡骨发育线缺陷	肱骨外髁骨骺发育不良、龙虾钳手、上肢畸形、短/并指	De Silva et al.，1995；Cormier—Daire et al.，1995；Digilio et al.，1997；Pollard et al.，1999；Wilson et al.，1993；Shalev et al.，1996；Devriendt et al.，1997
下肢	15%，轴后型多趾、马蹄足、弓形跖骨、脚外翻、2～3 趾并趾、大脚趾侧向偏移、脚趾倒转/挛缩	下肢疼痛（>53.7%）马蹄足	股骨头骨骺脱离、股骨头/外髁骨骺发育不良	McDonald— McGinn et al.，1999；Schmidt and Kuhnle，1993；Pollard et al.，1999
脊柱及肋骨	30%，多余/融合肋骨、蝶形椎、颈椎发生不良、半椎体、椎骨冠状裂、脊柱侧弯、椎间盘狭窄	脊柱侧弯（5%～15%）、腰骶部脊髓脑脊膜膨出、头一颈一肩相对位置异常	脊柱裂、骶尾部凹陷	Goldberg et al.，1993；Nickel et al.，1994；Morava et al.，2002；Digilio et al.，2003；Seller et al.，2002；Derbent et al.，2003
其他	34%具有骨骼异常，8%为多处；20%表现为身材矮小；肩胛骨发生不良（个案）	身材矮小（39%～67%)、普遍性骨骼发育不良、类似于青少年型类风湿关节炎的慢性侵蚀性多发关节炎、全身性韧带松弛（以膝关节为甚)、Sprengel 肩胛畸形	远端关节弯曲、多发性神经性关节弯曲	Lipson et al.，1991；Adachi et al.，2003；Rasmunssen et al.，1996；Verloes et al.，1998；Weinzimer et al.，1998；Pollard et al.，1999；Devriendt et al.，2004；Castro—Gago et al.，2005

附表10 一些涉及特殊类型心或肾脏畸形的先天综合征的临床总结

OMIM分类号	先天综合征	临床总结
208530	脾缺如及心血管异常	胼胝体缺如、骶尾发育缺陷、外周血 *Heinz* 及 *Howell*－*Jolly* 小体、败血症、异常肺分叶、复杂先天性心脏病、肺动脉狭窄、室间隔缺损、房间隔缺损、房室通道缺陷、脾缺如/发生不全、多脾、腹腔器官异位
270100	内脏逆位	宫内发育迟缓、右肺异构、先天性心脏病、永存动脉干、室间隔缺损、房间隔缺损、房室通道缺陷、右位心、大动脉转位、右位脾、内脏逆位
190685	21三体综合征	矮小身材、短头、扁平面部、上斜眼裂、内眦赘皮、虹膜刷斑、外伸舌、小耳、折叠耳廓、传导性耳聋、后颈赘皮、甲状腺功能减退、寰枢关节不稳定、髂翼发生不全、浅髋臼、短宽掌、通贯掌、小指中指节发生不全、超常关节活动、低张力、弱 *Moro* 反射、智力障碍、*Alzheimer* 病、白血病样反应、白血病、先天性心脏病、房室通道缺陷、十二指肠闭锁/狭窄、巨结肠、肛门闭锁
188400	DiGeorge综合征	矮小身材、宽眼距、窄眼裂、上/下斜眼裂、球茎状鼻、方鼻头、短唇上沟、小口、唇裂、黏膜下/开放型腭裂、鼻音、低位短耳、折叠耳廓、耳聋、甲状旁腺发生不全/功能减退、抽搐/手足搐搦、轻中度学习障碍、各种精神病症状、恐惧型精神分裂症、重症抑郁、胸腺发生不全、T细胞缺陷、心室流出道缺陷、永存动脉干、法洛四联征、室间隔缺损、主动脉弓离断、右侧主动脉弓、异常右锁下动脉
192430	腭－心－面综合征	矮小身材、小头、长脸、窄眼裂、眼球前房间隔缺损、小视神经盘、视网膜血管蜷曲、方形鼻根、突出的柱状鼻、小鼻翼、球状鼻尖、腭裂、腭咽部狭窄、咽部低张力、鼻音、小张口、小后收下颌、轻微耳廓异常、初生期低血钙、细长手掌及指、学习障碍、迟钝/反应异常、智力障碍、精神病、鼻咽部淋巴组织减少、T细胞缺陷、法洛四联征、室间隔缺损、右侧主动脉弓、异常左锁下动脉、颈内动脉异常、腹股沟疝、脐疝
225500	Ellis－van Creveld综合征	先天性矮小身材、上唇缺陷、部分兔唇、牙槽缺陷、乳牙晚出、尿道上/下裂、隐睾、窄胸、鸡胸、发育不良的短肋、低髂翼、髋臼骨刺、短且增厚的管状骨、向心型短肢、腕（头、钩）骨融合、握拳困难、第二到第五指锥状指骨骺、膝外翻、马蹄足、轴后型多趾/指、指甲发育不良、Dandy－Walker综合征、低张力、偶见智力障碍、房间隔缺损、单心房、其他先天性心脏病
142900	Holt－Oram综合征	海豹型上肢、突出的肱骨中隆凸、额外的腕骨、拇指缺如/三指节、并指、先天性心脏病、房间隔缺损、肺动脉高压、室间隔缺损、左心发生不全综合征、二尖瓣脱垂、主动脉瓣狭窄、主动脉弓缩窄、动脉导管未闭

续附表10

OMIM 分类号	先天综合征	临床总结
154700	Marfan 综合征	长头、长窄脸、下斜眼裂、眼球内陷、眼球前后径增长、扁平角膜、虹膜发生不全、晶状体异位、视网膜脱落、近视、早发性青光眼/白内障、高而窄的硬腭、磨牙发生不全、牙齿过挤、小后收下颌、脊柱后/侧弯、胸椎后凸、脊椎前移、腰骶部硬脑膜膨出、凹胸、鸡胸/胸廓不对称、髂臼骨突、细长指/趾、蜘蛛指、反弯膝、平足、关节挛缩/活动性超常、早发性关节炎、肺大泡、气胸、肺气肿、牵拉性皮纹、复发性/手术切口疝、肺动脉扩张、主动脉根部扩张、主动脉瓣及二尖瓣反流、升主动脉瘤、夹层动脉瘤、二/三尖瓣脱垂、早发性二尖瓣瓣环钙化、充血性心力衰竭
214800	后鼻孔狭窄(CHARGE 联合征)	发育迟缓、方脸、面瘫、无眼症、虹膜/脉络膜/视网膜/视盘/视神经缺损、扁频、鼻孔狭窄、腭裂、后鼻孔狭窄、小下颌、吞咽困难、外耳异常、耳聋、隐睾、生殖器发生不全、小阴茎、智力障碍、先天性心脏病、肺动脉狭窄、法洛四联征、室间隔缺损、动脉导管未闭、房间隔缺损
263200	多囊肾及肝病 1 型	严重羊水过少、Potter 面容、塌鼻、小下颌、大扇形低位耳、大/海绵状肾、肾结核、肾衰竭、先天性心脏病、肺动脉狭窄、室间隔缺损、脾功能亢进、肝/胰囊性纤维化、先天性肝纤维化、胆管外生、门静脉高压
194072	WAGR 联合征	虹膜缺如、Wilm 肾母细胞瘤、生殖器异常、智力障碍
115470	猫眼综合征	宽眼距、下斜眼裂、小眼球、虹膜/脉络膜/视网膜缺损、腭裂、小下颌、低位耳、耳前小凹/皮丘、外耳道狭窄、肾/子宫缺如、桡骨缺如、轻度智力障碍、先天性心脏病、全肺静脉异常、胆管狭窄、肠旋转不良、肛门闭锁、肛瘘
120330	肾一眼球缺损综合征	视盘缺损、肾病
223340	MURCS 联合征	肾缺如、苗勒氏管发育不良、颈胸体节发育不良
163950	Noonan 综合征	发育停滞、后天性矮小身材、三角脸、宽眼距、下斜眼裂、内眦赘皮、睑下垂、蓝绿色虹膜、近视、深唇上沟、高上唇峰际、深穹隆状硬腭、小下颌、发音困难、低位后旋耳、神经性聋、低后发际、颈蹼、颈部水囊瘤、隐睾、性腺功能减退（偶见）、脊椎畸形、胸廓畸形（上凸下凹）、肘外翻、短/弯曲指、钝圆指端、牙釉质缺陷、智力障碍、恶性 *Schwann* 细胞瘤、淋巴性水肿、羊毛状头发、无巨细胞型血小板减少、先天性心脏病、肺动脉狭窄、室间隔缺损、动脉导管未闭、房间隔缺损
118450	Alagille 综合征	发育停滞、宽额、深眼眶、眼球前房异常、脉络丛及视网膜萎缩、视网膜色素聚集、脉络丛皱襞、异位/异常视盘、斜视、近视、长鼻、圆鼻头、突下颌、肾发育不良、肾小球膜脂肪化、肾髓质囊性化、甲状腺乳头状细胞癌、脊椎及肋骨异常、蝶状椎弓、半椎、短尺骨、短远端指节、深反射消失、学习困难、轻度智力障碍、肺周动脉狭窄、室间隔缺损、主动脉弓缩窄、房间隔缺损、肝内外胆管狭窄、胆淤、肝细胞癌、高血脂

续附表10

OMIM 分类号	先天综合征	临床总结
214100	Zellweger 综合征	出生前生长缓慢、弱吮、发育停滞、早亡、长塔形颅、大囟门、高额、**扁平圆脸**、**宽眼距**、上斜眼裂、**内眦赘皮**、肥睑、角膜浑浊、虹膜刷斑、白内障、视网膜色素病、视神经发育不良、**腭裂**、**小下颌**、低位耳、异常耳廓、**多囊肾**、**隐睾**、**巨前庭**、肘外翻、掌横纹、弯指、脚掌骨外翻、**马蹄足**、斑点状软骨钙化、低张力、无反射、*Moro* 反射消失、抽搐、智力障碍、呼吸暂停、**胸腺发生不全**、先天性心脏病、肝大、肝内胆管发育不良、黄疸
193300	Von Hippel－Lindau 综合征	视网膜血管瘤、**多囊肾、肾细胞癌、功能亢进型肾肿瘤、肾上腺血管瘤、嗜铬细胞瘤、双侧精索/阔韧带乳突状腺细胞瘤、精索细胞间质杂合瘤、小脑血管母细胞瘤、脊髓血管瘤、蛛网膜下腔出血**、多细胞血症、**高血压、高钙、低钾及高肾素型高雄性激素血症、肝和肺血管瘤、多囊胰、胰外分泌不足、胰腺癌**、Langerhan **细胞瘤**
107480	Townes－Brocks 综合征	外耳异常、听骨畸形、神经性耳聋、**肾发生不全**、桡骨发育不良、拇指重复/三指节/发生不全/分叉/远端指节偏移、并/弯曲指、趾骨融合/缺如、第三趾发生不全、**室间隔缺损、肛门闭锁/狭窄、会阴嵴突出、直肠阴道瘘/会阴瘘**
192350	VACTERL 联合征	**肾发育不良、椎骨异常**、肢体缺陷、桡骨发育不良、先天性心脏病、食管气管瘘、**肛门闭锁**

注：①以黑体注出的症状代表沿与肾相连的四条经脉的异常发育；②以下划线注出的症状代表沿与肾相连的四条经脉的异常发育很可能构成一部分病因；③以斜体注出的症状代表脏腑学说所定义的肾的功能的异常（详见正文）。

附表 11　心、肾相关经脉与先天综合征的对应

类别	经脉	经络区段或发育学机制	先天综合征
肾	肾经	小趾－下肢－腰骶部脊椎－肾	并发的肾脏畸形、小趾重复、马蹄内翻足、脊柱裂、尾端发生不全、直肠肛门畸形等（22q11.2 缺失综合征等）
		肾－膀胱	堵塞性泌尿道畸形如肾或输尿管积水等（22q11.2 缺失综合征等）
		肾－肝脏－肺－心脏	并发的肾、胰腺及肝脏畸形（多囊肾及肝病Ⅰ型）
	膀胱经、督脉	脊柱－脑－额鼻部－上腭	与肾脏畸形并发的腭裂、额鼻部异常、中枢神经系统及神经管畸形等（22q11.2 缺失综合征等）
	任脉	肾－内外生殖器－躯体前中线－眼	WAGR 联合征（Wilm 肾母细胞瘤、虹膜缺如、生殖器异常、智力障碍等）、猫眼综合征及肾－眼球缺损综合征
肾	肾经－肺经	肾－肝脏－肺－上肢桡侧	椎骨异常、肛门闭锁、先天性心脏病、食管气管瘘、肾脏及桡骨发育线畸形等（Townes－Brocks 综合征、VACTERL 联合征等）

续附表11

类别	经脉	经络区段或发育学机制	先天综合征
心	肾经	外胚层间充质迁移异常	心脏锥干（心室流出道）缺陷，甲状旁腺、胸腺、呼吸道以及肺畸形（22q11.2 缺失综合征等）
	心经、小肠经	细胞外基质异常	房室导管缺陷与十二指肠闭锁或狭窄（21 三体综合征）、心脏缺陷与小肠旋转不良（内脏异位征）
	脾经	盘曲过程异常	脾缺如—右心房异构，或者多脾—左心房异构（内脏异位征，可涉及肺以及其他腹腔器官）
	心经	心—咽部—目	心血管与眼部畸形（唐氏综合征、Mafan 综合征、猫眼综合征、CHARGE 联合征等）
		心—上肢尺侧—小指	心脏缺陷与尺骨发育线畸形（Ellis—van Creveld 综合征，21 三体综合征等）
		心—小肠	心脏缺陷与尺骨发育线畸形（Ellis—van Creveld 综合征，21 三体综合征等）
	心经—肺经	心—肺—上肢桡侧	心房、肺脏、上肢桡侧畸形（Holt—Oram 综合征等）

附表 12　心血管畸形机制分类

外胚层间充质迁移异常

心圆锥-动脉干分隔缺陷
- 室间隔缺损（圆锥-心室型，动脉下型，未对齐型）
- 右心室双出口
- 法洛四联征
- 肺动脉闭锁合并室间隔缺损（法洛四联征合并肺动脉闭锁）

心圆锥-动脉干垫位置异常
- D 型大动脉转位

咽弓动脉缺陷
- B 型主动脉弓离断
- 双主动脉弓
- 右位主动脉弓及镜像分支
- 异常锁下动脉

异常心内血流

室间隔缺损（Ⅱ型，膜周型）

左心异常
- 双叶型主动脉瓣
- 主动脉瓣狭窄
- 主动脉弓缩窄
- A 型主动脉弓离断
- 左心发生不全（主动脉闭锁及/或二尖瓣闭锁）

右心异常

继发孔型房间隔缺损
- 肺动脉瓣狭窄
- 肺动脉瓣闭锁合并完整室间隔
- 三尖瓣闭锁
- 动脉导管未闭

续附表12

细胞死亡
室间隔缺损（Ⅲ型，肌部型） Ebstein 畸形（三尖瓣瓣叶近附着处由房室瓣环下移）
细胞外基质
房室导管缺陷 原发孔型房间隔缺损 室间隔缺损（Ⅲ型，流入型） 完全型房室导管缺陷 单心房 瓣膜发育不良
异常靶向生长
肺静脉畸形引流 部分型肺静脉畸形引流 完全型肺静脉畸形引流 三房心
心位及盘曲缺陷
右位心，孤立型 内脏异位 完全型内脏逆位、右心房异构（脾缺如复杂征） 左心房异构（多脾复杂征） 盘曲缺陷 L 型大动脉转位
其他
单心室 连体双胞胎

注：*，摘自 Clark et al.，1995。

附表 13 大鼠耳、肾和肝组织差异表达的基因分类

基因功能分类	表达变化	耳	肾	肝
免疫反应	↑	*Alb*、*Bst 2*、*C 1 qa*、*C 2*、*C 4—2 ///C 4 b*、*Camp*、*Ccl 5*、*Cd 74*、*Clec 4 a 3*、*Cxcl 10*、*Cxcl 11*、*Ddx 58*、*Ddx 60*、*Fcgr 3 a*、*Gbp 2*、*Gbp 4*、*Herc 6*、*Ifi 27 l 2 b*、*Ifi 44*、*Ifi 44 l*、*Ifit 1*、*Ifit 2*、*Ifit 3*、*Igtp*、*Irf 7*、*Irf 9*、*Irgm*、*Isg 15*、*Igsf 7*、*Lgals 3 bp*、*Ly 6 c*、*Ly 6 e*、*Ly 86*、*Mx 1*、*Mx 2*、*Parp 14*、*Parp 9*、*RT 1 —A 2 /// RT 1 —A 3 /// RT 1 —EC 2*、*RT 1 —Ba*、*RT 1 —CE 5*、*RT 1 —Da*、*RT 1 —Db 1*、*RT 1 —EC 2*、*RT 1 —N 1 /// RT 1 —N 2*、*RT 1 —S 3*、*RT 1 —T 24 —3*、*RT 1 —T 24 —4*、*Slfn 3*、*Ube 2 l 6*、*Usp 18*	*Aif 1*、*Bst 2*、*Bcl 2 a 1 d*、*C 1 qa*、*C 2*、*Ccl 5*、*Ccl 6*、*Cd 74*、*Clec 4 a 3*、*Cxcl 10*、*Cxcl 11*、*Cd 68*、*Cd 69*、*Cd 74*、*Ctss*、*Cxcl 9*、*Ddx 58*、*Ddx 60*、*Fcgr 3 a*、*Fcer 1 g*、*Gbp 2*、*Gbp 4*、*Herc 6*、*Hck*、*Ifi 27 l 2 b*、*Ifi 44*、*Ifi 44 l*、*Ifit 2*、*Ifit 3*、*Igtp*、*Irf 7*、*Irf 9*、*Irgm*、*Isg 15*、*Igsf 7*、*Klrb 1 a*、*Lgals 3 bp*、*Ly 86*、*Mx 1*、*Mx 2*、*Parp 14*、*Parp 9*、*Psmb 8*、*Psmb 9*、*Ptprc*、*RT 1 —A 2 /// RT 1 —A 3 /// RT 1 —EC 2*、*RT 1 —Ba*、*RT 1 —CE 5*、*RT 1 —Da*、*RT 1 —Db 1*、*RT 1 —EC 2*、*RT 1 —N 1 /// RT 1 —N 2*、*RT 1 —S 3*、*RT 1 —T 24 —3*、*RT 1 —T 24 —4*、*Slfn 3*、*Slpi*、*Tap 1*、*Ubd*、*Ube 2 l 6*、*Usp 18*	*Aif 1*、*Bst 2*、*Bcl 2 a 1 d*、*C 4 —2 /// C 4 b*、*Ccl 5*、*Ccl 6*、*Cd 74*、*Clec 4 a 3*、*Cxcl 10*、*Cd 68*、*Cd 69*、*Cd 74*、*Ctss*、*Cxcl 9*、*Ddx 58*、*Ddx 60*、*Fcgr 3 a*、*Fcer 1 g*、*Gbp 2*、*Gbp 4*、*Herc 6*、*Hck*、*Ifi 27 l 2 b*、*Ifit 1*、*Ifit 2*、*Ifit 3*、*Igtp*、*Irf 7*、*Irf 9*、*Irgm*、*Isg 15*、*Igsf 7*、*Klrb 1 a*、*Lgals 3 bp*、*Ly 6 c*、*Ly 6 e*、*Ly 86*、*Mx 1*、*Mx 2*、*Parp 9*、*Psmb 8*、*Psmb 9*、*Ptprc*、*RT 1 —A 2 /// RT 1 —A 3 /// RT 1 —EC 2*、*RT 1 —Ba*、*RT 1 —CE 5*、*RT 1 —Da*、*RT 1 —Db 1*、*RT 1 —EC 2*、*RT 1 —N 1 /// RT 1 —N 2*、*RT 1 —S 3*、*RT 1 —T 24 —3*、*RT 1 —T 24 —4*、*Slfn 3*、*Slpi*、*Tap 1*、*Ubd*、*Ube 2 l 6*、*Usp 18*
	↓	*Elk 3*、*Igh —6*	*Alb*、*Elk 3*	*Camp*、*Elk 3*、*Igh —6*
凋亡	↑		*Dkk 2*、*S 100 a 8*	
	↓	*Nab 2*、*S 100 a 8*、*Stfa 2 l 3*、*S 100 a 9*、*Stfa 3*		*Dkk 2*、*Nab 2*、*S 100 a 8*、*S 100 a 9*、*Stfa 2 l 3*、*Stfa 3*
细胞周期、生长	↑	*Stat 1 /// Stat 4*、*Rarres 1*	*Pkib*、*Slfn 2* *Fgl 2*、*Stat 1 /// Stat 4*	*Pkib*、*Rarres 1*、*Slfn 2* *Fgl 2*、*Stat 1 /// Stat 4*
	↓	*Pou 2 af 1*	*Ccnd 2*	*Ccnd 2*、*Pou 2 af 1*
蛋白功能	↑	*Ms 4 a 7*、*Psmb 9*、*Rtp 4*、*Zbp 1*	*Dtx 3 l*、*Epsti 1*、*Gpnmb*、*Lcn 2*、*Ms 4 a 11*、*Ms 4 a 7*、*Ms 4 a 6 b*、*Psmb 9*、*Phf 11*、*Rtp 4*、*Zbp 1*	*Dtx 3 l*、*Epsti 1*、*Gpnmb*、*Lcn 2*、*Ms 4 a 11*、*Ms 4 a 6 b*、*Psmb 9*、*Phf 11*、*Rtp 4*、*Zbp 1*
	↓	*Mfhas 1*、*Slbp*	*Apc 2*	*Apc 2*、*Mfhas 1*、*Slbp*
其他	↑	*Oas 1 a*、*Oasl*、*Rnf 213*、	*Gpatch 4*、*Oas 1 a*、*Oasl*、*Oas 1 i*、*Rnf 213*、*Srpx 2*	*Oas 1 a*、*Oasl*、*Oas 1 i*、*Rnf 213*、*Spink 1*、*Spink 3*、*Srpx 2*
	↓	*Smc 4*	*Spink 1*、*Spink 3*	*Gpatch 4*、*Smc 4*

附表 14　与耳、肾损伤相关的基因表达情况

基因名	基因全称	给药后耳组织基因表达变化	给药后肾组织基因表达变化	给药后肝组织基因表达变化
C4-2 /// C4b	complement component 4, gene 2 /// complement component 4B (Chido blood group)	2.39794	1.04468	2.55039
Myh2 /// Myh4	myosin, heavy chain 2, skeletal muscle, adult /// myosin, heavy chain4, skeleta	0.364914	0.828609	1.12638
Slc22a4	solute carrier family 22 (organic cation transporter), member 4	0.493138	1.11154	0.95215
Slc7a3	solute carrier family 7 (cationic amino acid transporter, y + system), member 3	2.09505	0.851065	1.1901
C3	complement component 3	1.43977	2.81718	1.0377
Cldn4	claudin 4	1.28234	2.69899	1.161
Clrn3	clarin 3	0.92288	2.05922	1.07675
Fcgr2a /// LOC498276	Fc fragment of IgG, low affinity IIa, receptor (CD32) ///Fc gamma receptor IIb	1.35799	2.07936	1.0695
Ptprc	protein tyrosine phosphatase, receptor type, C	0.912359	4.08511	2.25584
Serpinc1	serine (or cysteine) peptidase inhibitor, clade C (antithrombin), member 1	0.944405	5.39077	0.919628
Slc13a1	solute carrier family 13 (sodium/sulfate symporters), member 1	1.42152	2.22815	0.868693
Tinag	tubulointerstitial nephritis antigen	1.10944	6.73103	0.973018
Tnfrsf12a	tumor necrosis factor receptor superfamily, member 12a	1.06514	10.5383	1.4404
Pcdh18	protocadherin 18	0.887139	1.09181	0.465066
Tmprss8	transmembrane protease, serine 8 (intestinal)	1.34915	0.842969	2.05266
Fcgr3a	Fc fragment of IgG, low affinity IIIa, receptor	10.2774	9.7963	5.77318
Rdx	radixin	0.641082	1.18658	0.493147
Cldn11	claudin 11	1.12637	1.04521	2.12179
Cdh11	cadherin 11	1.04188	1.08158	0.449139
C6	complement component 6	1.06401	1.01694	3.35617
Ddit3	DNA - damage inducible transcript 3	1.2743	4.09264	1.3675

附表 15 耳、肾组织中表达发生变化而肝组织中未变化的基因

基因名	基因全称	给药后内耳组织基因表达变化	给药后肾组织基因表达变化	相关的分子通路
Alb	albumin	2.18318	0.302159	
C1qa	complement component 1, q subcomponent, A chain	2.69487	2.69487	rno05322: Systemic lupus erythematosus rno04610: Complement and coagulation cascades rno05020: Prion diseases
C2	complement component 2	2.63888	2.46093	rno05322: Systemic lupus erythematosus rno04610: Complement and coagulation cascades
Cxcl 11	chemokine (C－X－C motif) ligand 11	2.37037	16.2157	rno04062: Chemokine signaling pathway rno04620: Toll － like receptor signaling pathway rno04060: Cytokine － cytokine receptor interaction
Ifi 44	interferon－induced protein 44－like	3.2915	2.59079	
Ifi 44 l	interferon－induced protein 44－like	2.9228	2.59079	
Ms 4 a 7	membrane－spanning 4－domains, subfamily A, member 7	2.58608	4.65696	
Parp 14	poly (ADP － ribose) polymerase family, member 14	2.10233	2.81713	

附表 16 DiGeorge 综合征、腭一心一面综合征患者的颅面部异常*

表型	特征	发生率
腭部异常	明显腭裂	7%～11%
	黏膜下腭裂	5%～23%
	悬雍垂分叉	5%～10%
	腭咽闭合不全	27%～92%
牙异常	先天性牙缺如	15%
	乳牙发育不良	32%
	恒牙发育不良	10%
	乳牙釉质矿化不良	39%
	恒牙釉质矿化不良	41%

续附表16

表型	特征	发生率
耳鼻喉异常	听觉丧失	33%～39%
	中耳炎伴渗出	2%
	气管软化/喉软化	2%
	喉蹼	1%
眼部异常	上睑遮挡	41%
	睑下垂	9%
	下睑遮挡	6%
	内眦赘皮	3%
	双睫	3%
颅底异常	扁平颅底	50%～91%
	颅底压痕	3%
颈椎异常	寰椎异常	75%
	枢椎异常	59%
	寰枢椎融合	34%

注：*，数据源自 Funato，2022。

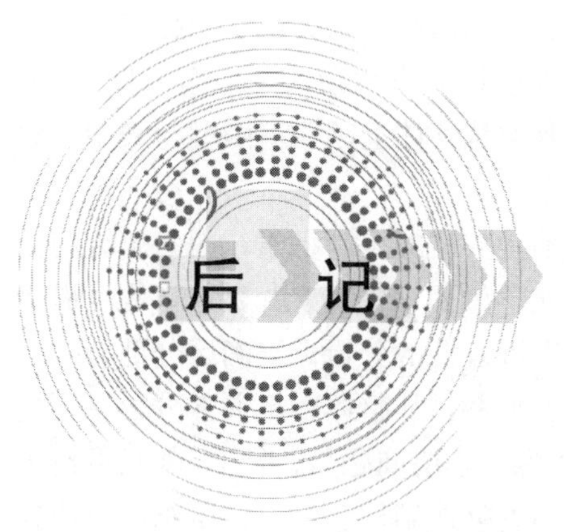

后记

由 A、T、C、G 四种碱基拼就的基因组被比作生命的“天书”，其无穷的字母组合蕴藏着物种进化和个体生老病死的奥秘。

随着技术的快速发展，最新的设备在数小时内即能完成一个人的基因组测序，其成本亦降至数百美元。利用大数据来分析人类 DNA 序列，其结果将为生物医学研究和临床治疗提供基础素材，而个体化医疗的时代也不再遥远。

尽管存在诸多疑点，但近 90% 的 DiGeorge 综合征、腭－心－面综合征涉及 22q11.2 缺失，22q11.2 缺失是人类常见的微缺失。对于这一基因型与表型关联的深入探索，将为从事临床医学、遗传学、胚胎发育学、生物信息学等相关专业的读者提供一个了解该领域前沿问题的切入点。

在正常情况下难以观察的经络与藏象，较为明显地体现在了先天综合征的症状关联中。可以推测，中医理论正确地总结了人体发育/基因组活动的规律，因此是一种高深的知识体系。采用现代方法来研究中医药，将有望开发出新的治疗手段和增进健康的方法。与西医相比，中医更强调通过合理的生活方式来预防疾病，即“治未病”。颇具讽刺意味的是，在许多人看来，预防疾病似乎远不如高风险的手术来得先进。

本书略微强调了整体观的重要性，目的是让读者用更为均衡的眼光来观察基因与疾病之间的关系。本书的目的并非否定遗传学研究的诸多发现，同样也无意于将中医神化。尽管实际的发现与最初的设想存在较大的差距，但仅仅消极地认为基因研究不可为，对疾病采取束手无策的态度也是无益的。

在 *Theoretical Foundation of Chinese Medicine*（《中医的理论基础》）一书中，德国著名的医学哲学家 Manfred Porkert 指出：“我们应当始终牢记：西方科学并不比中国科学更合理，而仅仅是更具有解析性。”西医研究正是由于太“实”、太专注于细节而容易失去对整体的把握。而中医理论又因为太“虚”且缺乏证据而难以被普遍接受。借助中医理论对围绕 22q11 缺失的谜团进行分析，二者相互印证，结果似乎相得益彰。

进化论与“DNA－RNA－蛋白质”中心法则是现代生物学最伟大的发现，二者分别从宏观和微观对生命现象进行了概括。然而，在中观层次，即细胞、组织、胚胎发育、器官、系统水平，目前尚缺乏规律性的认识。笔者相信，由中医理论所总结的人体构成以及活动规律正好填补了这一空白。这种层次的认识最符合人类观察的特点，因此也具有最大的实践指导价值。另外，通过总结先天综合征的发生模式，了解基因（组）的表达规律，仔细推敲进化与胚胎发育的路径，则有望从整体上阐明基因型与表型的对应关系，建立从分子到生物表型的“统一场理论”。

一位哲人曾经说过，人类知识的进步，靠的并不是数据的点滴积累，而是思维的偶然飞跃。在《钱学森的科学观和方法论刍议》中，钱学敏回忆道：“钱学森总是习惯于把相互关联的事物作为一个完整的、有机的体系，进行系统的分析；正确区分部分与整体、微观与宏观、特殊与普遍、具体与抽象等的辩证关系，从整体中把握部分，又不把整体视为部分的简单叠加。他常说，‘要从整体上考虑并解决问题’，否则，你只见树木不见森林，只拣些零碎的瓦片、木椽、窗格子，看不见整体结构和大厦，将难以形成独具创见的智慧。”

对本书内容的一个重要引申就是，能否将当前基因研究所面临的难题转换为对中医谜团的破解？如果中医理论是正确的，我们就应当修改现有的知识体系，为学生讲解这一理论，借鉴中医理论来调整我们的研究策略，并将中医的诊疗手段引入临床实践中，将重点从“研究”与“诊断”转移到“预防”和“治疗”上来。

如果说知识的进步是螺旋式的上升，我们对疾病的观察似乎又回到了表型这边。对于先天综合征的观察与思考，让我们提出了以下问题：是尊重基因表达/胚胎发育的规律，还是继续沿用陈旧的解剖学/生理学定义？如果说在探索基因型与表型对应关系中所遭遇的种种不确定性曾经给我们造成迷惑、痛苦和缺乏成就感，那么，古老的中医理论则为我们跨越从 DNA 到表型之间的鸿沟提供了坚实可靠的基石。从这里，我们终于能够对现有的基因和胚胎发育学知识进行整合，获得对疾病发生机制更好的理解，并开始模糊地辨认由成千上万个基因所构成的人类基因组的功能面貌。

尽管有别于传统的家系-基因研究，本书的内容仍属于医学遗传学范畴，其不同之处则在于：①不再依赖大型的家系研究，而是重视每一个病例；②不再追求发现个别的关键基因，而是力图阐明胚胎发育与基因调控的机制；③研究结果将不限用于罕见病的诊疗，而可能惠及更广大的人群。

中医虽然古老，但其理念并不落后。“中医之道、西医之术”应当是未来医学的发展方向。

在新的千年中，医学将向何处去？诸多的问题在催促我们去思考并寻求解决之道。未来就在你我手中。